La dieta personalizada

La dieta personalizada

El nuevo paradigma nutricional para diseñar un plan de salud a tu medida

Dr. Eran Segal y Dr. Eran Elinav

Con la colaboración de Eve Adamson

Traducción:
Laura Lecuona

Grijalbovital

Este libro contiene consejos e información relacionados con el cuidado de la salud. Debe utilizarse para complementar más que sustituir los consejos de tu doctor u otro profesional de la salud. Si sabes o sospechas que tienes algún problema de salud, es recomendable que consultes la opinión de tu médico antes de iniciar cualquier programa o tratamiento. Se han hecho todos los esfuerzos por verificar la exactitud de la información contenida en este libro a la fecha de publicación. El editor y el autor no serán responsables de cualquier efecto adverso que ocurra como consecuencia del uso o la aplicación de la información contenida o los métodos sugeridos en este libro.

La dieta personalizada
El nuevo paradigma nutricional
para diseñar un plan de salud a tu medida

Título original: *Th Personalized Diet*
The Pioneering Program to Lose
Weight and Prevent Disease

Primera edición: enero, 2019

D. R. © 2017, Eran Segal, PhD, and Eran Elinav, MD, PhD
Publicado por acuerdo con Grand Central Life & Style, un sello de Grand Central Publishing,
una división de Hachette Book Group, Inc.

D. R. © 2019, derechos de edición mundiales en lengua castellana:
Penguin Random House Grupo Editorial, S. A. de C. V.
Blvd. Miguel de Cervantes Saavedra núm. 301, 1er piso,
colonia Granada, delegación Miguel Hidalgo, C. P. 11520,
Ciudad de México

www.megustaleer.mx

D. R. © 2018, Laura Lecuona, por la traducción
Face Out Studios, por el diseño de cubierta.
Tamara Staples, por las fotografías de cubierta.
D. R. © 2017, Hachette Book Group, Inc., por la cubierta
D. R. © Noa David, Design, Photography & Printing Branch,
Weizmann Institute of Science, por las ilustraciones de interiores

ISBN: 978-607-317-198-4

Impreso en México – *Printed in Mexico*

El papel utilizado para la impresión de este libro ha sido fabricado a partir de madera procedente
de bosques y plantaciones gestionadas con los más altos estándares ambientales, garantizando
una explotación de los recursos sostenible con el medio ambiente y beneficiosa para las personas.

Penguin
Random House
Grupo Editorial

A nuestros maestros, colegas y estudiantes, por hacer de nuestro viaje conjunto en busca de la verdad una experiencia gozosa y conmovedora

Índice

Introducción

Bienvenidos al futuro de las dietas

Imagina que no hubiera ningún alimento malo para todos ni bueno para todos: ni el chocolate, ni la col rizada, las galletas, una gran ensalada, el plátano o incluso el café. Imagínate que algo que te fascina comer (algo que te parece una pésima elección alimenticia pero cuya tentación no puedes evitar, como un filete grande y jugoso o unas bolas de helado de menta y chispas de chocolate) en realidad no representa un problema para ti y no tendrá un impacto negativo sobre tu salud. ¿Y si un alimento que odias (algo que te comes a la fuerza porque crees que es beneficioso y te ayudará a bajar de peso o evitar problemas de salud, por ejemplo unas tortitas de arroz o un pescado al vapor) es exactamente lo que tú no debes comer? ¿Y si supieras que comer una pasta repleta de carbohidratos antes de practicar deporte de resistencia te perjudica y te hace más lento? ¿O que los refrescos de dieta contribuyen directamente a tu aumento de peso, y que el sushi podría ser la razón de esos picos de glucosa en tu organismo que aumentan tu riesgo de diabetes?

Imagina que ya no tuvieras que padecer dietas desagradables con demasiadas restricciones alimentarias. O que nunca tuvieras que volver a pasar por otra limpia, otra "fase de inducción", otro ayuno, otra dieta de hambre. Imagina poder comer otra vez carbohidratos, grasa, carne, si es lo que anhelas. E imagina no tener que prestar atención a la interminable corriente de información dietética confusa y contradictoria que te dice qué comer o qué no comer para perder peso o para combatir una enfermedad crónica. Imagina que la ciencia finalmente empezara a comprender la compleja pregunta de cuál es la dieta ideal y que ya no tuvieras que averiguar qué alimentos te hacen bien, porque finalmente entiendes que no hay una sola filosofía dietética correcta que funcione para todo mundo. ¿Y si cada persona necesita una dieta distinta adaptada a su composición corporal? ¿Y si la ciencia apenas está empezando a descubrir una metodología que permitirá a cada persona determinar exactamente cómo debería ser su dieta? ¿Y si finalmente entendieras cómo y por qué la nutrición ideal debe y puede ser personalizada?

¿Y si pudieras usar ahora mismo esa información por el bien de tu salud y para bajar de peso?

Somos los doctores Eran Segal y Eran Elinav, investigadores y colegas del Instituto Weizmann de Ciencias, un renombrado organismo internacional de investigación multidisciplinaria dedicado al fomento de la ciencia para beneficio de la humanidad. Colaboramos en una investigación ambiciosa y de gran alcance llamada Proyecto de Nutrición Personalizada, que en nuestra opinión tiene la posibilidad de cambiar los mismísimos fundamentos de la ciencia de la nutrición.

En *La dieta personalizada* explicamos cómo llegamos a nuestras conclusiones; presentamos la auténtica ciencia dura detrás de nuestras sorprendentes afirmaciones y te enseñamos cómo puedes aprovechar desde ahora esos cambios e introducirlos en tu vida, para bien de tu salud, aplicando nuestra propuesta de nutrición personalizada a tu manera de comer y a tus decisiones de estilo de vida. Gracias a nuestros estudios y a los nuevos datos a gran escala que hemos reunido llegamos a entender qué puede ser vital y transformador para ti, e incluso te hará ver tus decisiones alimenticias de una manera completamente nueva. Es muy probable que mucha de la comida que te encanta pero evitas porque crees que no debes comerla, en realidad no sea dañina para ti, y es posible que muchos de los alimentos que creías saludables en realidad no lo sean tanto para ti. Y hablamos de ti no en general sino *en lo personal*: de ti, lectora o lector de este libro. ¿Cómo puedes saberlo con certeza? Éste es el futuro de la dieta. Lo que descubrimos en nuestra investigación, pionera y mundialmente conocida, tiene el potencial de cambiar tu salud, tu peso, tu nivel de energía y tu calidad de sueño. En otras palabras, tu vida.

Todos quieren bajar de peso, ser más saludables, sentirse mejor y en general controlar su apetito y reducir el riesgo de contraer alguna enfermedad crónica. Por eso los científicos y las instituciones de investigación han dedicado innumerables horas y miles de millones de dólares a investigar y a publicar estudios que responden una pregunta muy sencilla: ¿Cuál es la mejor dieta para los seres humanos?

Tal vez creas que ya lo sabes. Quizá ya estás en el bando de la dieta baja en carbohidratos, en el de los veganos o en el de la dieta mediterránea, o has trabajado con un nutriólogo que te ha indicado qué comer. En todo caso, quizá estás seguro de que la ciencia tiene la respuesta. Después de todo, la pregunta es bastante clara. Con todos los avances científicos que se han hecho a lo largo de los siglos, por supuesto que a estas alturas debemos tener la respuesta a esta pregunta aparentemente simple.

Lo cierto es que, aunque hay muchos libros, artículos y sitios web convincentes, escritos por gente que dice conocer la verdad, muchos de ellos con citas de decenas y a veces centenas de estudios científicos para demostrar sus teorías, no hay una respuesta definitiva. Algunos de los que apoyan una dieta por encima de otra son médicos, dietistas, nutriólogos o entrenadores; otros han logrado bajar mucho de peso y desean contar su secreto a los demás. Cada uno asegura saber lo que *de verdad* funciona, la verdad *absoluta*. No es de extrañar que tanta gente escuche esa clase de información y la crea, aunque después cambie constantemente de opinión y estrategias según sus últimas lecturas. Cuando una dieta o filosofía no funciona, brincan a la siguiente, y luego a otra y a otra, creyendo que lo hacen con algún criterio porque están escuchando la voz de los expertos.

El problema es que estos libros, artículos y sitios web parecen defender información completamente distinta y con frecuencia de plano contradictoria. Incluso las investigaciones bien construidas acerca de algún principio nutritivo o una estrategia alimenticia pueden casi siempre refutarse con otras investigaciones acerca de otro principio nutritivo o estrategia alimenticia. Hay gran cantidad de estudios que apoyan todas y cada una de las intervenciones dietéticas disponibles, y gran cantidad de estudios que se oponen.

Entonces ¿cuál es la verdadera respuesta a la pregunta sobre la mejor dieta? Quizá la ciencia ya habría revelado una respuesta irrefutable si no fuera por una realidad cada vez más ineludible que la ciencia apenas ahora empieza a revelar: no hay respuesta a la pregunta sobre la dieta perfecta porque *ésa es la pregunta equivocada*.

Pero antes de pasar a la pregunta correcta —la verdaderamente importante, la que puede transformar tu vida—, quisiéramos presentarnos.

La historia del doctor Segal

Antes de que yo siquiera concibiera la idea de la nutrición personalizada, era un científico y corredor de maratones casado con una nutrióloga clínica. Dada la profesión de mi esposa, estaba bastante seguro de saber cómo alimentarme de manera saludable y pensaba que las decisiones sobre mis comidas eran acertadas. Sin embargo, hace pocos años me interesé en maneras de mejorar mi rendimiento como atleta y en mi tiempo libre me dio por investigar fisiología del deporte. Esto me hizo ponerme a pensar cómo podría mejorar mi rendimiento a través de mi dieta. Me preguntaba si ajustar lo que comía podía darme más energía para aguantar mis largas carreras o permitirme ser más veloz. Si encontraba buenas demostraciones de que ciertos cambios a la dieta podían aumentar mi velocidad y resistencia, estaba dispuesto a probarlos.

Como soy científico, no me interesan tanto los libros de divulgación sobre dietas y modas pasajeras para estar en forma, así que mejor busqué libros de inclinación más científica, cuyas afirmaciones estuvieran respaldadas en sólidas investigaciones. Quería saber lo que la ciencia dura y real tenía que decir sobre el asunto de una dieta para el rendimiento atlético, específicamente el mío. Respeto la ciencia y por lo tanto confiaba en que me diría la verdad, así que me concentré en este nuevo proyecto personal con energía y grandes expectativas, esperando encontrar algo interesante y útil para mi vida.

Sin embargo, mientras más investigaba de qué forma la dieta podría abonar al rendimiento atlético, o bien entorpecerlo, más me daba cuenta de que los consejos alimenticios ampliamente disponibles para deportistas (y para todo mundo) eran muchas veces contradictorios. Algunos sonaban incluso sospechosamente inexactos. Seguí investigando y descubrí, para mi sorpresa, que los supuestos fundamentos científicos de estos consejos no siempre tenían el nivel requerido, dependían de estudios muy pequeños que estudiaban apenas a un puñado de sujetos, habían sido malinterpretados por escritores y periodistas o eran obsoletos. Lo que de entrada sonaba a ciencia seria resultaba, en muchos casos, cuando estudiaba sus ideas con más atención, ser poco científica. Lo que más me impactó fue descubrir que los consejos alimenticios que yo siempre había seguido casi religiosamente, porque confiaba en que tenían una base científica, en realidad carecían de ella. ¿Cómo era posible? ¿Cómo podía haberlo pasado por alto? ¿Cómo era que las materias de Nutrición en los planes de estudios, las directrices gubernamentales para las dietas y el consejo nutricional de la ciencia del deporte se basaran en algo que cada vez más me parecía reducirse a nada? Había dado por sentado que los consejos alimenticios prevalecientes eran verdaderos, es decir, se basaban en principios científicos demostrados. Mientras más leía, más me daba cuenta de que no era así.

Muchas de las contradicciones, malinterpretaciones y sobre todo lo que me parecía una ausencia de fundamento científico tenían que ver con los carbohidratos dietéticos. Es decir, los azúcares, almidones y fibra en los alimentos que el cuerpo descompone, en distintos grados, en glucosa para alimentar las células. Los atletas piensan mucho en los carbohidratos. Muchos nos "cargamos" de carbohidratos la noche anterior a un gran acontecimiento deportivo, como un maratón, y no nos preocupa mucho comerlos porque nos han enseñado que nos dan energía. También quienes están a dieta suelen centrarse en los carbohidratos: o bien recalcan que pueden ser sustitutos de la grasa (como en muchas dietas vegetarianas o bajas en grasas) o bien los eliminan debido a la creencia de que son responsables del aumento de peso y problemas de salud (como sostienen muchas variantes de dietas bajas en carbohidratos). Mientras más investigaba, más veía que hay abundancia de pruebas tanto a favor como en contra de los carbohidratos, así como muchos enfoques, entre ellos algunos que consideraban a todos de la misma manera y otros que creen que algunos son "buenos" y otros "malos". ¿Cómo se supone que un científico debía interpretar toda esa información aparentemente con buen sustento científico y numerosas investigaciones que la respaldaban, pero contradictoria?

Con todo, por razones personales yo seguía interesado en los carbohidratos, principalmente en lo que respecta al ejercicio, así que decidí concentrarme en eso. Por ejemplo, leí un estudio (esto fue hace mucho y no recuerdo la fuente) en el que la gente comía dátiles entre 30 y 60 minutos antes de correr o hacer mucho ejercicio, pues éstos contienen carbohidratos "simples" o que se digieren rápido. Al principio parecía que el efecto de comer estos dátiles no era concluyente: algunos se llenaban de energía tras comer dátiles y tenían mejores sesiones de entrenamiento, pero otros se sentían exhaustos, al punto de que tras pocos minutos de iniciar la carrera ya no tenían energía y debían parar. Recuerdo que me quedé pensando en eso. ¿Por qué la gente respondía de manera tan distinta a los mismos alimentos cuando realizaban la misma actividad y más o menos con la misma intensidad? Me preguntaba si eso podía estar relacionado con diferencias en la respuesta de los niveles glucémicos de la gente a los dátiles, porque las caídas de glucosa se asocian con una baja energía. Si comer dátiles le daba a una persona un aumento moderado de la glucosa, eso sí podía darle energía durante una actividad vigorosa. Pero si otra persona tenía un gran pico glucémico y luego una inminente caída, eso podía traducirse en agotamiento. Pensé en mi propia vida. En ocasiones sentía que los carbohidratos me daban energía pero a veces era justo lo contrario. Quizá tú has observado algo parecido en tu propia experiencia: ¿ciertos alimentos ricos en carbohidratos te dan energía mientras que otros parecen socavar tu fuerza? Mientras más lo pensaba, más me daba cuenta de que algunos de los alimentos que más energía parecían darme *no siempre estaban cargados de carbohidratos*. A veces eran alimentos más ricos en proteína o grasa. Interesante.

Decidí que era momento de hacer un experimento, conmigo como sujeto de prueba. Lo primero que intenté fue cambiar lo que comía antes de mis largas carreras (de aproximadamente 30 kilómetros). Quería ver qué pasaba si en lugar de llenarme de carbohidratos comía proteína y grasa. La razón por la que hice este experimento específico es que había oído a cada vez más "atletas de pocos carbohidratos" afirmar que ellos podían quemar grasa en vez de carbohidratos para obtener energía y que eso era incluso más eficiente. Sonaba extraño, pero me dio suficiente curiosidad para intentarlo. Quería saber cómo podía afectar mi hambre física y mi motivación, así como mi rendimiento. Dudé un poco en hacerlo porque siempre me llenaba de carbohidratos antes de hacer ejercicio: me comía tres o cuatro grandes tazones de pasta la noche anterior a una carrera y a la mañana siguiente me comía algunos dátiles o unas barritas energéticas 30 o 60 minutos antes de correr. Casi siempre me sentía sumamente hambriento 15 o 30 minutos después de la carrera, pero suponía que era porque había agotado todos esos carbohidratos útiles y estaba listo para más. Después de una carrera siempre comía alimentos todavía más ricos en carbohidratos, creyendo que así respondía a las necesidades de mi cuerpo. Siempre había creído que era necesario para obtener la energía necesaria para correr esa distancia, pero ¿qué tal si estaba en un error (junto con todos esos otros atletas y entrenadores y profesionales del *fitness* que conocía)?

Así, una noche, en vez de atiborrarme de carbohidratos me comí una gran ensalada con muchas fuentes de grasa, como pasta de ajonjolí, aguacate y nueces. En la mañana salí a correr mis 30 kilómetros sin comer nada (en contra de lo que aconsejan muchos entrenadores profesionales).

Me sorprendió el efecto positivo que tuvo esa cena sobre mi nivel de energía y también sobre mi rendimiento. Mientras corría tuve tanta energía, si no más, como cuando ingería muchos carbohidratos. Y eso no era todo, pues el hambre voraz que me daba después de correr desapareció por completo. No podía creer que después de la carrera no tuviera hambre. Supuse que mi cuerpo habría hecho el cambio a quemar grasa y no carbohidratos y que a eso se debían esos cambios significativos en mi hambre y mi nivel de energía.

Luego pensé en lo que sabía sobre el funcionamiento del cuerpo humano. Cuando ingerimos carbohidratos almacenamos una parte de esa energía en el hígado en forma de glucógeno, para usarlo durante una actividad agotadora. Sin embargo, sólo podemos almacenar lo equivalente a entre 2 500 y 3 000 kilocalorías (lo que normalmente llamamos calorías) de glucógeno. A lo largo de una carrera de 30 kilómetros es fácil quemar 2 500 calorías o más, así que si obtienes combustible del glucógeno, es claro que esas reservas se vaciarán rápidamente. Y eso sin duda provocará fatiga y hambre después de correr.

Hasta la gente delgada tiene aproximadamente 60 000 kcal (calorías) de grasa disponibles para energizarse. Eso es un almacén de energía mucho más grande, así que tiene sentido que quemar grasa y no carbohidratos sea más eficiente para un ejercicio duradero. Si agotamos 2 500 calorías de grasa, consumimos sólo un pequeño porcentaje de las reservas disponibles de esa energía, y la necesidad de reaprovisionamiento será menos apremiante.

Para mí todo eso tenía sentido. Hacer un cambio para que mi cuerpo quemara glucógeno en vez de grasa en una carrera podía ser la respuesta que había estado buscando. Como atleta de resistencia, aquello fue para mí como un momento de revelación. Seguí comiendo pocos carbohidratos en mi vida cotidiana y observé que tenía más energía, incluso cuando no estaba haciendo ejercicio. Eso fue un beneficio inesperado. También bajé unos kilos que me sobraban y lo mejor de todo fue que mi rendimiento atlético mejoró a un ritmo constante hasta que alcancé mi objetivo de correr un maratón en menos de tres horas: en 2013 terminé el Maratón de París en 2:58. Luego, en 2017 volví a romper ese récord de tres horas en un maratón en Viena.

Seguí adelante con mi vida y mis ocupaciones deportivas y algo que no podía evitar notar era que algunos atletas exitosos con los que me encontraba —así como amigos y colegas— no comían como yo. A pesar de mi proselitismo de los pocos carbohidratos, algunos de ellos les tenían mucha fe a sus dietas ricas en ellos y parecía irles muy bien y hasta maravillosamente, incluso a algunos veganos que tenían buen rendimiento en un nivel atlético muy alto después de cargarse de carbohidratos. Tal vez mi momento de revelación no era universal sino personal. A lo mejor no todo mundo reaccionaría como yo a esa clase de ajuste dietético. Quizá había encontrado la *dieta Eran Segal* ideal, no la *dieta universal* ideal. Basándome en las observaciones que había hecho hasta entonces, no podía estar seguro.

Empecé a pensar más seriamente en los carbohidratos dietéticos. ¿Eran, como pensaba antes, la principal y más deseable fuente de energía para el atleta, la mejor fuente de combustible general para el cuerpo y el cerebro, o una dieta basada en carbohidratos (incluso del tipo complejo que siempre había creído que eran tan valiosos, como la avena, la pasta y los panes integrales) inhibiría mi rendimiento atlético, mis niveles de energía, mi crecimiento muscular y mi función cerebral?

Creía aún que una dieta basada en carbohidratos complejos como fuente principal de energía era buena, neutral o mala para el cuerpo humano, pero no paraba de volver a todas esas investigaciones contradictorias. No era posible que los carbohidratos fueran buenos y malos a la vez.

¿O sí?

Fue entonces cuando pensé: *¿Por qué a algunas personas les sientan de maravilla las dietas ricas en carbohidratos, mientras que otras suben pronto de peso o tienen poca energía? ¿Por qué algunas de esas personas que comían los dátiles se llenaban de energía y otras quedaban agotadas?* Conocía, por ejemplo, a vegetarianos que sólo comían fruta, verduras y alimentos vegetales como leguminosas y arroz integral, y que vivían principalmente de alimentos ricos en carbohidratos con niveles relativamente bajos de proteína y grasa. A algunos parecía irles muy bien, otros aseguraban que su cardiopatía se había revertido y otros más tenían músculos y fuerza considerables. Otros no parecían muy sanos y siempre estaban pálidos y cansados.

Por otro lado, también conocía a algunas personas de "bajos carbohidratos" que no consumían ningún alimento basado en cereales ni legumbres y rara vez comían fruta. Se alimentaban de vegetales verdes, carne, nueces y semillas, y grasa añadida como aceite de oliva, de coco e incluso manteca de cerdo. Muchos de ellos eran atletas excepcionalmente vigorosos y de gran resistencia, y muchos eran bastante delgados. Otros adquirían un exceso de grasa corporal y tenían un colesterol peligrosamente alto.

¿Cómo era posible? O bien algunas de esas personas mentían sobre lo que comían —el vegano tramposo comiendo carne a escondidas o el aficionado a la paleodieta que come galletas y pan tostado cuando nadie lo ve—, o bien algunas en lo personal no respondían positivamente a la filosofía alimentaria que habían adoptado. No creía que la gente que conocía mintiera sobre lo que comía. Muchos eran gente lista que sabía de dietas, y era probable que sí eligieran fuentes de carbohidratos, proteína y grasa de alta calidad y muy nutritivas.

¿Qué más podía estar pasando?

Tal vez, como ya empezaba a sospechar, no se trataba nada más de la comida: tal vez también se trataba de la persona que la comía. Eso me llevó a una línea de pensamiento completamente nueva, mientras me preguntaba:

¿Qué efectos tienen los distintos alimentos sobre las distintas personas?

Eso sí era una pregunta interesante, y mucho más compleja de lo que había pensado en un principio, mientras buscaba los mejores alimentos para mi rendimiento deportivo. Mientras empezaba a aplicarme a esta nueva pregunta consideré cuántos factores podían influir en la reacción de una persona cualquiera a los alimentos. Por ejemplo:

- Como científico, mi investigación se centraba en el estudio del genoma humano —el mapa genético de los humanos—, así que ya sabía que las diferencias genéticas pueden afectar la manera como algunas personas responden a la comida. Por ejemplo, a algunos les faltan las piezas de ADN que producen enzimas particulares para digerir ciertos alimentos, como la leche. A lo mejor había muchas más condiciones con base genética que se relacionaban con la digestión que aún no comprendíamos. ¿Era eso lo que estaba observando en la gente a la que le iba bien o no con diferentes dietas?
- También había estado leyendo sobre el campo científico de reciente aparición que estudia el microbioma, el grupo de miles de bacterias distintas que todos tenemos en el tracto gastrointestinal. Sabía que las nuevas tecnologías de secuenciación han abierto nuevas vías para explorar la influencia de estos microbios sobre

la digestión y el metabolismo (la manera como el cuerpo extrae energía de los alimentos). Me preguntaba si diferentes grupos de microbios intestinales podrían también influir en cómo alguien reacciona a los diversos tipos de dieta o incluso a alimentos en lo individual. Eso también parecía un área de estudio fascinante y prometedora.

- ¿Y qué decir del estilo de vida? ¿Podría el nivel de actividad física influir sobre la reacción del cuerpo a los alimentos? ¿Y los hábitos de sueño, los niveles de estrés, la disciplina mental? ¿Podría ser que los procesos patológicos preexistentes, la edad, el peso y la estatura o nuestra dieta durante la infancia tuvieran un impacto?

Si la persona, más que la comida, era el comodín, quizá la pregunta de cómo reaccionará una persona dada a un alimento determinado era demasiado difícil de responder. Entonces ¿cómo iba a saber qué comer para ser un mejor maratonista? Mientras más volvía a mis primeras razones personales para investigar estas preguntas más sentía que el científico en mi interior se iba intrigando y comprometiendo.

Pero mientras más leía, más cuenta me daba de que no había suficientes datos sobre el tema. Sabía que un enfoque orientado a los datos, sin prejuicios o sesgos, era la única manera de responder mis preguntas. Si de verdad quería averiguar más y nadie tenía aún la respuesta, quizá simplemente tendría que hacerlo yo mismo. Necesitaría encontrar algo capaz de medir la respuesta de un individuo a los alimentos, que incluyera y abarcara la genética personal, el microbioma individual, parámetros clínicos como exámenes de sangre, peso y edad, y factores de estilo de vida como la actividad física, el sueño y el estrés. Era mucho a tener en cuenta. ¿Sería siquiera posible un experimento así?

Como tengo formación en ciencias de la computación, tenía sentido abordar este problema usando técnicas de aprendizaje automático o *machine learning* y algoritmos. Para este tipo de investigaciones tomamos grandes cantidades de datos y tratamos de que las computadoras identifiquen en ellos regularidades y normas. Lo interesante de esto es que, cuando se les dan grandes cantidades de datos, estos algoritmos pueden identificar regularidades que las personas no podrían encontrar porque como humanos no podemos asimilar y procesar tanta información. La capacidad de una computadora para ver regularidades y derivar normas, mucho mayor que la nuestra, explica por qué ahora las computadoras son mejores que la gente en juegos como el ajedrez y el juego chino, go.

Nunca había visto un enfoque similar con datos aplicados a la investigación nutricional, pero pensé *¿por qué no? La nutrición es un asunto complejo con muchas variables. ¿Qué mejor manera de solucionarlo todo que con datos masivos y un algoritmo computacional?* Pensé que esto podría ser exactamente la manera de enchufar los datos correctos en los lugares correctos para averiguar con certeza qué alimentos aumentarían el rendimiento atlético y cuáles no, además de ayudar a cualquiera a controlar el peso y a mejorar su salud. No tenía idea de qué información podría arrojar un planteamiento así, pero ya estaba impaciente por descubrirlo cuando conocí al doctor Eran Elinav.

La historia del doctor Elinav

Llegué al mundo de la nutrición personalizada desde un ángulo completamente distinto al de mi colega, el doctor Segal. Desde que tengo memoria me ha intrigado la complejidad de las máquinas. Cuando era niño una vez abrí el radio de transistores de mi abuelo y lo desmonté sin pedir permiso. Lo mismo hice con el tocadiscos de mis padres, sólo para descubrir una multitud de componentes metálicos de formas raras y maravillosamente coloridos. Estaba asombrado y encantado por la complejidad creada por seres humanos como yo. Por supuesto, después de desmantelar muchos aparatos me quedaba con un puñado de partes olvidadas tras mis intentos de reconstruirlos.

Eso sí, a mi juicio ninguna máquina se comparaba con el misterioso cuerpo humano. Incluso de niño pensaba en él como la máquina compleja primordial, que contenía partes ocultas aparentemente infinitas las cuales, aunque no pudiera verlas, eran fácilmente perceptibles: el latido de mi corazón; los silbidos que producían mis pulmones al respirar cuando tenía gripa; incluso los sentimientos, sueños y sensaciones que surgían de mi cerebro y sistema nervioso. El cuerpo era una máquina que, por supuesto, no podía desmontar (al menos no hasta que llegara a la Facultad de Medicina), pero ocupaba gran parte de mi pensamiento e imaginación. Cuando encontré la vieja enciclopedia del cuerpo humano de mis abuelos estaba eufórico. Pasé horas hojeándola, mirando los órganos, tubos y estructuras de diferentes formas y colores que encajaban a la perfección unos con otros. Los cuerpos eran todavía más complejos de lo que creía. Me preguntaba si algún día llegaría a entenderlos de verdad.

Ni a mí ni a nadie a mi alrededor le sorprendió que la biología se convirtiera en mi pasión y el centro de mis estudios. Tras un servicio militar de cuatro años en un submarino (otra máquina fascinante), me inscribí en la Facultad de Medicina de la Universidad Hebrea de Jerusalén y finalmente encontré un sitio donde podía obtener respuestas a los muchos años de preguntarme sobre el funcionamiento y los intrincados secretos del cuerpo humano. Aproveché al máximo mis estudios y consumí con voracidad los miles de detalles anatómicos que finalmente pude ver directamente en las clases de disección, las interminables estructuras celulares que descubrí viendo a través del microscopio óptico en mis clases de histología y la multitud de extraños términos médicos que me enseñaron en las clases de patología. La máquina humana se revelaba poco a poco frente a mis ojos.

Sin embargo, descubrí que mientras más aprendía, menos claro resultaba el panorama completo. Mientras más me enfocaba en las complejidades del cuerpo humano, más reglas de su funcionamiento iban quedando borrosas y fuera de foco. Mientras más respuestas recibía, más preguntas tenía. Sentía que algo me faltaba. Cuando desmontas un tocadiscos, en algún punto llegas a entenderlo por completo. ¿Por qué el cuerpo humano es tan esquivo?

Mis cursos favoritos eran los de microbiología. Mis profesores de microbiología y enfermedades infecciosas revelaron un mundo lleno de enemigos ocultos. No puedes ver un virus o bacteria, pero ellos pueden conquistar a un ser humano, a veces en cuestión de días. Un mundo viviente de criaturas diminutas de formas y nombres extraños —ordenadas en familias y grupos, como las bacterias, los virus, los fungi u hongos y las arqueas (microbios sin núcleo celular)— estaba empezando a revelarse ante mis ojos. Esto ya era anatomía de otro nivel y era un mundo emocionante: hostil, mortal y oscuro. Mis maestros eran como la caballería entrando a combatir en esta guerra invisible contra nuestros máximos adversarios, enseñándonos a los estudiantes de medicina cómo empuñar sofisticado armamento antibiótico contra nuestros enemigos, aunque ellos adquirieran mayor resistencia y surgieran con más fuerza y potencial mortífero que nunca.

Después entré en una fase de práctica clínica y les di un uso práctico a todas esas horas de estudiar, memorizar y ensayar. En esos duros años como interno y residente de medicina interna con subespecialidad en gastroenterología tuve una revelación: incluso más complejos que los secretos del cuerpo humano son los principios de su batalla interna contra las disfunciones.

En ese tiempo estuve expuesto al sufrimiento humano en su máxima gravedad. Era especialmente preocupante un conjunto de enfermedades colectivamente llamadas el *síndrome metabólico*, entre ellas la obesidad mórbida, la diabetes del adulto, la hiperlipidosis, el hígado graso y todas las complicaciones que surgen de esas afecciones. Tuve que tratar con las asociadas a la diabetes: amputaciones de miembros, ceguera, insuficiencia renal y la consiguiente necesidad de hemodiálisis diaria, infartos, insuficiencia cardiaca, derrame cerebral y paro cardiorrespiratorio. La inmensa mayoría de los pacientes que ingresaban en el departamento de medicina interna donde trabajaba sufría de este síndrome común y las enfermedades relacionadas con él solían causar debilitamiento severo y en ocasiones la muerte. La necesidad de dar reanimación cardiopulmonar de emergencia se convirtió para mí en algo casi rutinario. Si no lo hubiera visto con mis propios ojos, no habría podido imaginar esos niveles de sufrimiento. ¿Qué le estaba pasando a la gente? Con todo, me sorprendía y perturbaba que los tratamientos que ofrecíamos a todos esos pacientes, a todas luces en agonía, se centraban en tratar sus muchas complicaciones en vez de hacer algo que influyera sobre el curso de la enfermedad principal. Mis colegas y yo nos sentíamos cada vez más frustrados por nuestra incapacidad de hacer algo contra la enorme epidemia y sus horribles consecuencias. En vez de prevenir los desastres antes de que ocurrieran, limpiábamos los desechos.

Fue esta sensación de que no cumplía con mi tarea de ayudar a los pacientes lo que me impulsó, a pesar de mis años de estudio concentrado, a cambiar de dirección. Si quería ayudar a evitar que la gente llegara a los extremos de las disfunciones de salud, necesitaba ahondar en las profundidades de la biología humana, más allá del estudio de la medicina y la práctica médica. Aunque ya no era un primerizo, decidí inscribirme a un posgrado en el Instituto Weizmann de Ciencias, la institución académica más selecta de Israel y centro de investigación científica básica de renombre mundial. Sería para mí un nuevo comienzo.

Allí, en el laboratorio del profesor Zelig Eshhar, científico de fama internacional, inventor de una nueva y prometedora inmunoterapia contra el cáncer, términos como *cuidado del paciente, tablas de fluidos* y *dosis del medicamento* fueron reemplazados por palabras nuevas como ADN, *epigenética, citocinas* y *quimiocinas*. Este nuevo mundo me resultaba intrigante y desconcertante pero me emocionaba lo que veía como la posibilidad de entender más a fondo muchas de las enfermedades que como médico había considerado "incurables". Aquí no trabajaba con pacientes humanos, sino con tubos de ensayo, microscopios y modelos animales. Poco a poco aprendí a combinar el pensamiento clínico orientado a los problemas propios de un médico con la profunda curiosidad mecanicista y el empuje propios de un científico. Me sentía cada vez más seguro de que mi "caja de herramientas" se iba ampliando mientras yo alcanzaba un nuevo nivel de madurez profesional.

Decidí sumergirme aún más en la ciencia y acepté un puesto posdoctoral en Yale, en el laboratorio del profesor Richard Flavell, uno de los mejores y más importantes inmunólogos y biólogos celulares del mundo. Ahí estuve expuesto a una nueva revolución en la ciencia y la medicina que al final me envolvió profesionalmente en los años siguientes: el estudio de los microbios.

Fue entonces cuando empecé a pensar en mis futuras aportaciones a la ciencia y la medicina. ¿A qué preguntas y temas me dedicaría como futuro investigador independiente? Por muchos años, mis profesores, colegas y yo habíamos considerado a los microbios los máximos enemigos de la salud humana y la causa invisible de la mayor parte de las enfermedades, si no es que productos de desecho sin trascendencia para nuestra fisiología humana. Ahora estaba aprendiendo que esos microbios internos hacían muchísimo más. Eso era una nueva y emocionante frontera de la ciencia y la medicina, y allí estaba yo, en primera línea. Nuevas tecnologías, que alguna vez fueron pura ciencia ficción, nos permitieron investigar profundamente la naturaleza de los billones que viven adentro de cada cuerpo humano.

Me intrigaba la obra de pioneros como Jeffrey Gordon y Rob Knight, que crearon modos de conectar ese mundo microbiano dentro de otro, ahora llamado el *microbioma*, con prácticamente cualquier rasgo de nuestra existencia humana. Empecé a reconocer que el microbioma es una fuente de salud importante e incluso ayuda a la prevención o a la cura de las enfermedades. Aprendí que el microbioma es indispensable para digerir los alimentos y extraer sus nutrientes, es una parte fundamental del sistema inmunitario humano e influye sobre muchos otros sistemas biológicos. El cuerpo humano es increíblemente complejo, y cuando vi que dentro del cuerpo hay un universo entero de microbios decidí que eso se convertiría en mi mundo, mi misión y el origen de mis aportaciones a la ciencia. Sería un explorador de ese universo recién descubierto y buscaría respuestas para resolver nuestras afecciones de salud más comunes y debilitantes.

Finalmente, llegó el momento de crear mi propio grupo de investigación. Tuve la fortuna de que me ofrecieran un puesto independiente en la institución donde había hecho mis estudios de posgrado, el Instituto Weizmann de Ciencias. Era hora de volver a casa. Fundé el primer laboratorio de investigación completamente dedicada al microbioma en el instituto y en Israel, establecí la infraestructura especial indispensable para esa investigación interdisciplinaria y recluté a un grupo de estudiantes y posdoctorandos de todo el mundo, inteligentes y con mucho empuje, que se unieron a mí en este viaje definitorio para mi carrera por los siguientes años. Nuestra meta era entender cómo nuestras interacciones con nuestros microbios internos afectan nuestra salud y nuestro riesgo de contraer enfermedades.

Fue durante mi vuelta al Instituto Weizmann, en un día lluvioso durante un viaje que hice para despedirme de Manhattan, cuando tuve una conversación telefónica trascendental. Un amigo, el profesor Eran Hornstein, biólogo molecular del Instituto Weizmann, sugirió que conociera a un futuro colega, el profesor Eran Segal, matemático y biólogo computacional también del Instituto Weizmann. Hornstein me dijo: "Créeme, es un gran tipo que ha adquirido intereses muy cercanos a los tuyos". Confiando en la intuición de mi amigo fijé una llamada telefónica con el doctor Eran Segal para hablar sobre nuestros intereses comunes y las preguntas y proyectos que podríamos emprender cuando yo llegara a Israel.

Mi amigo estaba en lo cierto: mientras más platicábamos Segal y yo, más evidente era todo lo que tenemos en común. Aunque nuestras personalidades son muy diferentes, descubrimos que nuestros conocimientos, nuestras experiencias de vida y nuestros métodos para resolver los problemas se complementaban a la perfección. Mirábamos las preguntas de investigación desde diferentes ángulos, usábamos distintas técnicas y nuestros puntos de vista no eran iguales, pero ambos estábamos interesados en las mismas preguntas: cómo la nutrición humana, las exposiciones ambientales, la genética y la función inmunológica impactan el microbioma interno y cómo esos misteriosos y mal entendidos pero enormemente importantes vínculos entre la gente y sus microbios influyen en el curso de su salud. Ese día lluvioso en Nueva York nos hicimos socios.

Nuestra investigación evoluciona

Como ambos teníamos un fuerte interés en la nutrición y el metabolismo y como nuestras áreas de conocimiento se complementaban, casi desde nuestra primera reunión concebimos la idea de un gran estudio sobre nutrición personalizada. Aunque todavía no sabíamos cómo, ambos estábamos convencidos de que la nutrición muy probablemente debía ajustarse de acuerdo a la composición singular de cada persona, así como su microbioma y su genética. Imaginamos un estudio de nutrición personal enorme y de gran alcance, que abarcara y controlara una multitud de variables para descubrir por qué diferentes personas responden de manera distinta a los mismos alimentos. Sabíamos que sería difícil de proyectar, como debe ser con todos los buenos estudios de nutrición. Pensamos mucho tiempo en los detalles: ¿qué preguntas haríamos?, ¿qué medidas de salud consideraríamos? Queríamos medir un resultado que fuera importante. Bajar de peso tras una dieta parecía una elección obvia; sin embargo, nos dimos cuenta de que un estudio que se concentrara únicamente en la pérdida de peso como objetivo principal para valorar los efectos de la nutrición personalizada tendría algunos problemas:

1. Modificar el peso es algo que toma semanas y meses.
2. El peso es una única medida, lo que podría hacer perder otras evaluaciones importantes de reacción a los alimentos.
3. En el peso influyen muchos otros factores aparte de los efectos de los alimentos recomendados en una dieta, como cumplimiento de la dieta, cantidad de ejercicio o nivel de estrés.

Si te pones a dieta es muy difícil aislar la razón exacta por la cual bajaste de peso. ¿Fue porque agregaste ciertos alimentos, o porque te faltaron otros, o por otros cambios en el estilo de vida o por una combinación de todo esto? ¿Qué factores fueron determinantes en la pérdida de peso y cuáles fueron superfluos, quizá porque se añadieron o se quitaron innecesariamente de la dieta? Como científicos que somos, nos gusta proyectar estudios que nos permiten aislar el efecto de las variables individuales sobre un resultado de interés. Necesitábamos algo que se relacionara más directamente con los alimentos consumidos, con una respuesta más inmediata pero también cuantitativa, que pudiera medirse. Queríamos un sistema de medida que repercutiera en la pérdida de peso pero también en la enfermedad metabólica (relacionada con la dieta). Era necesario que con él pudiera medirse fácilmente y con exactitud a todo un gran grupo de estudio. Todos estos parámetros nos llevaron a considerar los niveles de glucosa en la sangre, específicamente después de comer. Llamamos a esto una *respuesta de glucosa a la alimentación* o *respuesta de glucosa posprandial* o, en un lenguaje menos técnico, respuesta del azúcar en la sangre después de comer.

Comparación del peso y de los niveles de glucosa después de comer como medidas de una nutrición sana

Peso 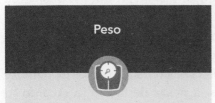	Niveles de glucosa después de comer
Medida imperfecta de los efectos de los cambios en la dieta, pues lo afectan otros muchos factores aparte de la dieta (por ejemplo, cumplimiento de la dieta, cantidad de ejercicio, nivel de estrés)	Medida directa de los efectos de cada comida
Se mide semanas o meses después de un cambio en la dieta	Se mide dos o tres horas después de cada comida
Se obtiene una medición varias semanas o meses después de un cambio en la dieta	Se pueden obtener 50 mediciones en tan sólo una semana
Factor de riesgo para muchas enfermedades (por ejemplo, diabetes, enfermedades cardiovasculares, cáncer)	Factor de riesgo para muchas enfermedades (por ejemplo, diabetes, enfermedades cardiovasculares, cáncer)
	Importante para el manejo y mantenimiento del peso

Una razón por la que nos gustaba la idea de medir la glucosa después de las comidas era que los grandes picos de azúcar en la sangre después de comer potencian el aumento de peso y el hambre. Después de que comemos, nuestro cuerpo digiere los carbohidratos de los alimentos, los descompone en azúcares simples y los libera al torrente sanguíneo. Desde ese momento, con ayuda de la insulina, la glucosa se mueve y entra en las células y el hígado, donde se usa para sintetizar glucógeno, que más adelante se usará en forma de energía. Pero la insulina también les manda a las células la señal de convertir el exceso de azúcar en grasa y almacenarla. Este almacenamiento adicional del azúcar es una de las principales razones del aumento de peso. Por otra parte, si en la sangre entra demasiada glucosa procedente de los alimentos, eso puede hacer que el cuerpo reaccione con una sobreproducción de insulina, lo cual puede provocar un descenso considerable de los niveles de glucosa, incluso más abajo que antes de comer. Esto hace que nos dé hambre y da lugar al impulso de comer más, a pesar de haber ya comido lo suficiente (o más que suficiente) para cubrir nuestras necesidades de energía.

También sabíamos que los picos de glucosa marcados después de una comida son un factor de riesgo para diabetes, obesidad, enfermedades cardiovasculares y otros desórdenes metabólicos. Un estudio reciente (uno de muchos) que dio seguimiento a 2000 personas por más de 30 años descubrió que las mayores respuestas de glucosa a la comida eran predicción de una mayor mortalidad global durante el estudio.[1]

Finalmente —y esto es importante—, recientes avances tecnológicos nos permitieron medir niveles de glucosa en sangre constantemente durante una semana entera. Como la persona promedio hace más o menos 50 comidas a la semana, esta tecnología nos dio la oportunidad de medir 50 respuestas de la glucosa a la comida en una semana. Eso mide directamente el efecto de todas y cada una de las comidas, en contraste con la práctica más común de medir una vez el azúcar en la sangre de una persona —por ejemplo, en la mañana tras una noche de no haber cenado— como resultado de su dieta en general. (Esta tecnología no es accesible ni está ampliamente disponible para todo mundo, pero en el programa de este libro te mostraremos cómo medir tus niveles de azúcar en sangre después de comer sin tener que usar constantemente un monitor de glucosa.)

Por supuesto, sabíamos que hay muchos factores, más allá de los niveles de glucosa, que influyen sobre el peso y la salud, pero también sabíamos que éste era importante, y usarlo como sistema de medición para determinar las respuestas a los alimentos parecía prometedor y posiblemente informativo.

Una vez que decidimos qué sistema usar para la medición, había que resolver muchos detalles pequeños pero decisivos y nos tomó un par de años levantar la infraestructura. Tuvimos la suerte de contar con estudiantes de posgrado estelares e investigadores asociados para llevar a cabo las investigaciones. También contratamos gente para el trabajo logístico, que incluía invitar a distintas personas a enrolarse en el estudio, reunirse con ellas y sacarles sangre. Nosotros explicábamos cómo usar nuestra app, anotar sus comidas y recolectar sus muestras, y contratamos a programadores para que desarrollaran las apps para teléfono móvil que los sujetos experimentales usarían para anotar sus comidas.

También teníamos que encontrar sujetos dispuestos a participar en el estudio. Les mencionamos el proyecto informalmente a algunos amigos, y a muchos les intrigaban nuestros planes y les interesaba el resultado. Algunos se mostraban un poco escépticos, pero nos topamos con más interés que escepticismo. El Instituto Weizmann también se interesó en nuestro proyecto, así que armamos un seminario para explicar nuestras investigaciones y también nuestros objetivos y motivaciones. Anunciamos el seminario con correos electrónicos para la gente del instituto. Esperábamos al menos un pequeño público. El salón tenía 300 asientos, pero la gente se registró tan rápido que tuvimos que cerrar el registro, algo que no previmos. Después del seminario, alrededor de 100 personas se registraron en nuestro sitio web para participar en el estudio, y después de eso se corrió rápido la voz sobre éste, sin ningún tipo de anuncio. Mandamos algunas invitaciones para que la gente se registrara, pero tantos les dijeron a sus amigos y parientes que cuando quisimos darnos cuenta ya habíamos reclutado a 1 000. A lo largo del estudio la gente siguió registrándose en el sitio web, y al final del estudio teníamos a 5 000 personas inscritas e interesadas en participar.

Este nivel de respuesta es muy poco común para un ensayo clínico. Lo normal en estos ensayos es que los investigadores trabajen arduamente para reclutar participantes, y con frecuencia tienen que pagar como incentivo. Desde que proyectamos el estudio sabíamos que no queríamos pagar a los involucrados, pues no queríamos que el dinero fuera la motivación. La verdad es que la respuesta nos sorprendió muchísimo: descubrimos que la gente estaba deseosa de aprender sobre sí misma. La naturaleza de nuestro estudio requería muchas pruebas de laboratorio y mediciones, y los participantes estaban encantados de conocer esos aspectos ocultos de sus cuerpos y su salud. Nos resultó grato enterarnos de que el interés, aparte de estar generalizado, era genuino.

Más adelante en el libro explicaremos cómo montamos el estudio, la clase de resultados que obtuvimos y cómo la app que usamos puede ayudarte, pero por el momento saltémonos esa parte. Cuando concluimos el estudio transcribimos los resultados en un artículo que se publicó en *Cell*, una de las revistas científicas más prestigiosas del mundo, la cual organizó una conferencia de prensa virtual a la que invitó a varios periodistas. Los editores de *Cell* sospechaban que habría un gran interés en la investigación, pero aunque nuestros trabajos anteriores habían recibido una cobertura internacional muy amplia, nada nos preparó para la respuesta a este artículo.

Unas horas después de que el artículo estuvo disponible para un público internacional empezaron a aparecer notas informativas sobre él tanto en la prensa en línea como en la impresa. Al cabo de un día se habían publicado 100 artículos en distintas partes del mundo para hablar del estudio y especular sobre nuestros resultados. Un equipo de la BBC vino una semana a Israel para filmarnos. Hicimos pruebas a la reportera y a un miembro de su equipo, las mismas que habíamos hecho a los participantes de nuestro estudio, y les dimos recomendaciones dietéticas personales basándonos en sus resultados. Nuestras recomendaciones sorprendieron a la reportera, pero se sorprendió aún más cuando bajó mucho de peso después de seguir sus recomendaciones personalizadas. Los resultados se emitieron en el Reino Unido en horario de máxima audiencia. En el momento de escribir esto, más de 1 000 artículos han aparecido en importantes medios de comunicación de todo el mundo, entre ellos CNN, la revista *Time*, *The New York Times*, *Forbes*, CBS News, el *Atlantic* y el *Independent*, así como en las revistas científicas más prestigiosas, como *Science*, *Nature* y *Cell*.

Esta avalancha de publicidad que tanta agitación causó en esos medios no fue una mera casualidad: fue una respuesta significativa y entusiasta al hecho de que ya hemos demostrado de manera clara, definitiva y por primera vez en una gran cantidad de personas, que *la gente en lo individual reacciona de manera diferente a los mismos alimentos*. Hemos demostrado, específicamente, que los alimentos que crean una respuesta saludable en algunas personas producen un efecto física y metabólicamente perjudicial en otras. Nuestro estudio nos permitió:

1. descubrir exactamente cómo reacciona la gente en lo individual a los mismos alimentos;
2. crear un algoritmo capaz de predecir con exactitud, a partir del estudio del microbioma y de pruebas de sangre de un individuo cualquiera, su respuesta personal a alimentos particulares, incluso antes de que los haya probado, y
3. usar nuestro algoritmo para proporcionar dietas personalizadas a la gente, incluso a algunas personas que resultaron ser prediabéticas. Las dietas diferían de acuerdo con el individuo y, en la mayoría de los casos, normalizaban los niveles de glucosa de quienes las seguían.

Esto cambió todo lo que creíamos saber de nutrición. Las implicaciones de nuestros descubrimientos son amplias y ofrecen pruebas contundentes de que los consejos dietéticos generales siempre estarán limitados, pues sólo toman en cuenta los alimentos y no a las personas que los consumen.

Creemos que esto abre una nueva frontera en la ciencia y hace necesario un nuevo paradigma nutricional: concentrarse en la nutrición *personalizada*, adaptada no a todo mundo sino al individuo. Ahora, por primera vez, una investigación amplia y rigurosa respalda este concepto. Ya no es una teoría o algo que has observado pero no has podido demostrar, y eso es significativo porque ahora este concepto finalmente puede abrirse paso a la práctica y a las normas nutricionales dominantes.

Ésta es la nueva frontera de la ciencia nutricional y queremos mostrarte la delantera.

Lo que nuestra investigación significa para ti

Desde luego, la investigación nos emociona; después de todo, somos científicos. Y la idea de que nuestro trabajo pudiera terminar influyendo sobre la ciencia de la nutrición y las políticas públicas nos anima mucho. Pero ¿eso qué tiene que ver contigo?

El propósito de *La dieta personalizada* es presentarte nuestra investigación de una manera en que puedas usar sus resultados para tu beneficio. A través de la lente de nuestra investigación te mostraremos cómo y por qué las actuales directrices dietéticas, así como los libros y la información sobre alimentación disponibles, no están en lo cierto, y por qué tú, como individuo, quizá no puedas confiar en esa información para alcanzar una vida y una dieta saludables. Te explicaremos cómo la ciencia detrás de esas recomendaciones no te puede proporcionar información útil y por qué, de hecho, *no puede haber* una dieta o conjunto de reglas generales que sean lo mejor para todo mundo. Te presentaremos un plan para que puedas determinar exactamente qué alimentos puedes comer y qué alimentos podrían estarte dificultando bajar de peso o mantenerte sano. La información que obtengas funcionará con cualesquiera principios dietéticos que en la actualidad estés practicando. Independientemente de que seas omnívoro o sigas una dieta paleolítica, una baja en carbohidratos o en grasas o una vegana, esta información personalizará tu plan de una manera que te atañe a ti y a nadie más. ¿Qué carbohidratos te funcionan y qué carbohidratos no? Pronto lo sabrás, así como nosotros ahora lo sabemos gracias a que nosotros mismos seguimos este plan. Por ejemplo, después de hacerse las pruebas, el doctor Segal descubrió que, si bien se beneficiaba de un estilo de vida bajo en carbohidratos, había ciertos carbohidratos que a él le caían bien, el helado entre ellos, y que podía incorporarlos en su dieta sin subir de peso o sufrir efectos adversos en su rendimiento atlético. El doctor Elinav ahora necesita evitar el pan pero puede comer mucho sushi sin que le suba la glucosa. ¿Puedes comer helado impunemente? ¿Te va mejor sin los plátanos? ¿Puedes seguir disfrutando tu té acompañado de pan tostado con mantequilla? Pronto lo sabrás.

Creemos que *La dieta personalizada* plantea una nueva manera de pensar en la comida, valorarla y beneficiarse de ella, y ofrece un nuevo juego de herramientas para saber cómo comer para bajar de peso y tener una buena salud. La comida y los grupos de alimentos ya no son "buenos" o "malos" para todos: ese *croissant* y ese café que te encantan podrán ser el desayuno perfecto para ti, pero el arroz integral que comes con tu guiso de verduras tal vez sea tu perdición. Ese bistec un poco grasoso puede estar bien, pero no los jitomates de tu ensalada. Es posible que te sorprendas mucho con lo que debes o no debes comer. Puede ser también que finalmente entiendas por qué cierta dieta que probaste funcionó para alguien que conoces pero para ti no. Quizá también te aliviará saber que tus supuestos fracasos al intentar bajar de peso no son en absoluto culpa tuya sino de la información engañosa que recibiste.

La dieta personalizada es ciencia accesible que presenta una nueva manera de pensar sobre la orientación nutricional y ofrece herramientas prácticas que puedes usar para determinar tu propio camino, así que puedes empezar a crear un plan de alimentación singular e individual que te ayude a lograr el restablecimiento de tu salud y de tu peso normal.

En este libro:

- **Conocerás la ciencia que explica la actual crisis de salud que enfrenta el mundo desarrollado.** Te mostraremos qué está pasando, te demostraremos que en efecto está pasando y te mostraremos cómo te afecta a ti y a tu familia.
- **Descubrirás que algunas cosas que creías saber son falsas y verás por qué.** Muchas creencias comunes sobre la nutrición y la sana alimentación no se basan en la ciencia y son perjudiciales para mucha gente. Nosotros explicaremos cómo puede ser cierto esto y cuáles son las confusiones comunes.
- **Sabrás por qué se habla tanto del microbioma y verás por qué esa atención es justificada.** Explicaremos exactamente en qué consiste este ecosistema interno y por qué es tan importante para tu salud, tu peso y tu bienestar.
- **Aprenderás cómo funciona la glucosa.** La glucosa y la insulina forman un sistema complejo que responde a todos los alimentos que decides comer, a las actividades de rutina como el ejercicio y al estrés. Este sistema es responsable de mantener estables los niveles de glucosa, algo fundamental para bajar de peso y tener un metabolismo sano. Explicaremos cómo funciona la glucosa, por qué no hacerle caso puede llevar a una enfermedad crónica y cómo puedes usarla para mejorar tu salud.
- **Sabrás cómo personalizar tus comidas.** Aprende a medir directamente tu glucosa para determinar tu respuesta personal a tus alimentos favoritos usando un sencillo equipo para muestras de sangre que se consigue en farmacias o en línea. Obtendrás un sistema para dar seguimiento, acceso a nuestra app gratuita para teléfono móvil y ayuda para el análisis de tus resultados, para que entiendas exactamente qué te dicen sobre los alimentos adecuados y no adecuados para ti.
- **Aprenderás a manipular tus niveles de glucosa con ajustes en la dieta y el estilo de vida.** Cuando sepas cómo reaccionas a ciertos alimentos podrás lidiar con la respuesta de tu glucosa con ayuda de los cambios de dieta y estilo de vida que aquí te expondremos. Quizá vuelvas a disfrutar el pan con algo tan simple como cambiar

el momento del día en que lo comes, comer menos o comerlo con mantequilla.

- **Podrás crear tu propia dieta personalizada.** Basándote en todo lo que descubrirás con tus pruebas de glucosa y lo que aprenderás en este libro, puedes elaborar una estrategia de nutrición específica y dirigida, especial para tu cuerpo, tus preferencias y tu estilo de vida. En un sentido no será una dieta, pues no estarás contando calorías ni sentirás que estás comiendo poco. Será más bien una manera sensata de comer basándote en tus propias respuestas singulares a los alimentos. Ahora se trata nada más de ti. Qué alivio y cuánta libertad sentirás cuando superes todos esos dogmas dietéticos del pasado y encuentres tu propio camino para alcanzar tu peso ideal y una buena salud.

Todavía hay mucho que aprender en este emocionante nuevo campo de la nutrición personalizada. Si bien todavía no tenemos todas las respuestas —acabamos de empezar apenas una gran exploración de esta nueva frontera—, éste es el futuro para quienes quieran perder peso y mejorar la salud. Las últimas investigaciones de nutrición se concentran ahora mismo en las dietas personalizadas, y quienes están listos para adoptar este concepto estarán a la vanguardia de una manera completamente nueva de entender cómo se debe comer.

Y como somos científicos, puedes tener la seguridad de que la información de este libro no se basa en una ciencia suave o mal construida, sino en una investigación bien fundamentada que tiene algo legítimo que decir sobre la nutrición. A diferencia de algunos libros de dietas que quizá has leído, aquí no señalaremos nada de lo que no tengamos las pruebas que lo respalden. Si no lo hemos estudiado y no tenemos opiniones informadas, no trataremos de adivinar la respuesta. Nos interesa lo que la ciencia dice sobre la nutrición personal, y la ciencia tiene mucho que decir para movilizarnos a todos para avanzar hacia el futuro de las dietas, donde ya no hay más reglas que las que tú crees para ti mismo a partir de los datos duros que te enseñaremos a recabar.

Así, volviendo a esa pregunta original, ¿cuál es la mejor dieta para los seres humanos?… resulta que ya no viene al caso. La pregunta que vale la pena responder ahora es ¿cuál es la mejor dieta para ti? Si entiendes cómo responde tu cuerpo a los alimentos, finalmente entenderás cómo calibrar tu dieta para tener más energía, mejor salud y un menor riesgo de enfermedades, además de que bajar de peso se volverá más fácil de lo que jamás imaginaste.

PRIMERA PARTE

Una epidemia del siglo XXI y el remedio de la nutrición personalizada

Capítulo 1

Una historia sobre el pan

¿Cómo decides qué comer cada día? A lo mejor lo piensas mucho o a lo mejor no, pero probablemente tienes razones para escoger un alimento y no otro. Quizá es cuestión de preferir un sabor u otro. Te encantan las zanahorias pero no el brócoli. Disfrutas la avena pero te parece que los huevos revueltos son asquerosos. No puedes dejar de comer galletas con chispas de chocolate, pero si tienen nueces ni te les acercas. O tal vez decides qué comer basándote en la salud. Tratas de seguir las directrices generales, comer más frutas y vegetales, preferir las carnes magras a las grasas y los cereales integrales a los refinados. O quizá sigues un plan alimenticio muy específico porque quieres adelgazar o sentirte mejor o crees que te ayudará a superar alguna afección crónica. A lo mejor tienes una dieta vegana o paleo, baja en grasas o en carbohidratos.

Probablemente la mayoría tomamos nuestras decisiones alimentarias basándonos en algo más que las puras preferencias de gusto. Nos preocupamos mucho por el exceso de peso, los asuntos de salud, el nivel de energía o el rendimiento atlético. Podrías ser como ese 75% de estadounidenses que dicen "comer saludablemente".[1] Pero ¿tu dieta es tan sana como supones? A lo mejor estás siguiendo una dieta específicamente concebida para tratar tu afección crónica o que responde a tus principios alimenticios, pero ¿estás seguro de que es la mejor dieta que podrías haber elegido? ¿Qué pensarías si te dijéramos que la alimentación saludable probablemente no es lo que crees?

De todas formas, lo más probable es que no puedas estar siempre cien por ciento seguro de que tus decisiones alimenticias impactarán sobre cuánto pesas. ¿Puede la comida influir sobre cuánta energía tienes, cuán resistente a las enfermedades serás o qué tan probable es que contraigas alguna afección relacionada con la dieta? Probablemente sospeches que sí puede, pero ¿cómo sabes si estás tomando las decisiones que tendrán esos efectos? Si tus intentos de hacer dieta no han tenido éxito en el pasado, puede ser que pierdas la fe en todo el sistema.

Como nosotros investigamos la nutrición, oímos a muchas personas desilusionadas con las dietas que han probado. Piensan que nada les funciona, que no pueden cumplir con lo planeado, o se vuelven escépticas de cualquier promesa de salud. Si te identificas con esto, creemos que te interesará mucho lo que recientemente aprendimos en nuestras investigaciones sobre lo que deberías comer o podrías comer.

Las preguntas sobre la dieta y su efecto en la salud se han convertido en impulsoras de nuestras investigaciones más sorprendentes e inauditas. Pero antes de que brinquemos a nuestros resultados demos un pequeño rodeo. Hablemos de pan.

El pan: pasado y presente

A lo mejor comes pan casi todos los días o al menos unas veces por semana. A lo mejor lo comes porque te gusta o porque crees que te hace bien. A lo mejor lo comes a pesar de que piensas que te hace mal. A lo mejor no comes nada de pan pero quisieras poder hacerlo. ¿Está el pan pasado de moda? ¿Merece volver a la escena? Independientemente de lo que pienses del "pan nuestro de cada día", la verdadera pregunta es: ¿el pan te hace bien o te hace mal *a ti*, y hay modo de que conozcas con certeza la respuesta a esa pregunta?

En primer lugar, el pan es probablemente el alimento más importante del planeta, así que antes de que de plano lo descartes, piensa que por 10 000 años los seres humanos han molido cereales y los han usado para hornear pan. Hoy en día, miles de millones de personas en el mundo consumen alguna forma de pan (por ejemplo, hogazas, sin levadura, pita, bagels, etcétera), a menudo todos los días.[2] El pan representa aproximadamente 10% de las calorías que la gente consume.[3] En algunas regiones del mundo, como el Oriente Medio, el consumo de pan (sobre todo en la forma del económico pan pita) puede superar 30% de la ingesta calórica de una persona. Independientemente de lo que pienses del pan (ya sea que te encante, lo odies o creas que es un buen o un mal alimento), no puedes negar su omnipresencia o su influencia en el mundo.

El trigo, el cereal más usado para hacer pan, últimamente ha sido vilipendiado en algunos populares libros sobre salud, pero el cultivo del trigo fue un acontecimiento fundamental en la revolución agrícola del Neolítico[4] y actualmente es el cereal que más se cultiva en el mundo. Tan sólo en los Estados Unidos se producen anualmente cerca de 750 millones de toneladas métricas de trigo.[5]

Sin importar lo que pienses o sepas sobre el pan, es cierto (como muchos sostienen) que el que se hacía hace 10 000 años, o apenas hace 100, era muy diferente del que se produce hoy. Es fácil distinguir estas diferencias:

1. Siglos de hibridación han hecho del trigo un cultivo cada vez más exitoso y han aumentado su resistencia al tiempo y a las plagas, pero estos cambios en la planta también influyen sobre todo lo que ahora hacemos con el trigo, principalmente el pan. Además, el pan moderno tiene un mayor contenido de gluten y almidón, un manejo deliberado para hacerlo más propicio para la elaboración del pan.

2. Hoy en día, a diferencia del pasado, en casi todas las cosechas de trigo se usan fertilizantes y pesticidas químicos.

3. Hubo un tiempo en que el trigo y otros cereales se molían para retener gran parte del salvado y todo el germen, así que la harina para pan contenía muchos más nutrientes —entre ellos fibra, vitaminas B, hierro, magnesio y zinc—[6] que la refinadísima harina blanca que con más frecuencia se usa en el horneado moderno.

4. La técnica que se usa para leudar el pan es completamente distinta de lo que alguna vez fue. Ahora casi todo se eleva con levadura de panadería, práctica que empezó hace apenas 150 años.[7] Ésta es una manera mucho más rápida de hacer que la masa suba que los métodos tradicionales, que empleaban cultivos naturalmente fermentados que contenían levadura silvestre (presente en el aire y el medio ambiente, no salida de un empaque), junto con bacterias lácticas y acetobacterias.[8] Esto daba por resultado un pan exclusivo de su entorno, con propiedades bacteriales beneficiosas de que el pan moderno carece. Lo más parecido que tenemos hoy en día es el pan de masa madre, naturalmente fermentado, y algunas investigaciones muestran que consumir masa madre hace que para el cuerpo sea más fácil absorber minerales,[9] algo interesante porque también hay investigaciones que muestran que el pan moderno disminuye la absorción de minerales.[10]

Tomando en cuenta estas diferencias, no es de extrañar que por lo común se suponga que el pan antiguo era mucho mejor para la salud,
dada su mayor proporción de cereales integrales ricos en vitaminas y
sus agentes leudantes naturalmente fermentados. También existe la suposición de que el pan refinado barato, producido industrialmente con
harina blanca refinada y levadura de panadería, es nutritivamente inferior al pan de masa madre de cereales enteros de producción artesanal.

También hay quienes creen que cualquier pan, o de hecho cualquier
producto hecho de cualquier cereal (pero sobre todo de los cereales
que contienen una proteína común de mala fama llamada *gluten*, que se
encuentra en el trigo, la cebada y el centeno), es dañino para la salud.

Pero los opositores al pan están perdiendo. Aun con su calidad su-
puestamente comprometida y con las modas dietéticas que tratan de
derrocarlo, el pan sigue siendo un alimento omnipresente y popular.
Muchas personas que conocemos siguen comiéndolo como placer cul-
poso, aun si creen que no deberían, simplemente porque les encanta.
Algunos dicen que, aunque una ensalada sería más saludable, prefieren
un sándwich, o piensan que un desayuno de huevos, fruta o tocino es
nutritivamente superior pero de todas formas se comen un pan tostado.
Otros más abogan por el pan pero dicen que para que sea sano debería
ser germinado o estar hecho de cereales integrales o sin gluten, o que
debe leudarse de manera natural.

Entonces ¿quién tiene razón? ¿Qué es lo cierto? ¿Unos panes son
mejores que otros o todos deberíamos superar nuestra fijación global
con el pan?

Como científicos, a menudo consideramos preguntas como ésta y
buscamos cómo planear experimentos que revelen las respuestas. Hemos hecho investigaciones sobre muchas preguntas relativas a la nutrición (que conocerás en este libro), pero una de las más interesantes
trata del pan. Queríamos saber:

1. ¿Qué pasa cuando la gente come pan en general?
2. ¿Qué pasa cuando la gente come pan blanco de producción industrial y qué pasa cuando esa misma gente come la misma cantidad
   de pan artesanal de masa madre de trigo integral?
3. ¿Es el pan un alimento saludable o su alto contenido de carbohidratos causa un aumento poco saludable de la glucosa y contribuye
   al riesgo de obesidad y diabetes?

El primer paso de este experimento era revisar los estudios en ese momento disponibles. Resultó que la investigación sobre muchas de estas preguntas acerca del pan es variada.

Lo que ya sabemos sobre el pan

Hay varios estudios sobre el pan y han llegado a conclusiones interesantes. Uno señala que su consumo redujo el riesgo de muerte por la causa que fuera durante el estudio.[11] Parece una promesa bastante grande: come pan y tal vez vivirás más años. Pero eso era sólo un estudio; necesitábamos seguir buscando.

Otros estudios sobre el pan han indicado que comerlo puede reducir el riesgo de una variedad de enfermedades y problemas de salud, entre ellos:

- Cáncer[12]
- Enfermedades cardiovasculares[13]
- Diabetes mellitus tipo 2[14]
- Síndrome metabólico[15]

También se ha demostrado que el pan mejora:

- El control de la glucosa[16]
- Los niveles de colesterol[17]
- La presión sanguínea[18]
- La inflamación[19]
- La función hepática[20]

Antes de que corras a la cocina a tostar una rebanada o le pidas al mesero que traiga de vuelta la desterrada canasta de pan, examinemos más críticamente la información. Estos estudios varían desde el punto de vista de su calidad y del rigor de sus fundamentos científicos. Hay otros estudios que han demostrado que el pan tiene, si acaso, muy pocos efectos positivos o negativos en los marcadores clínicos de salud,[21, 22, 23, 24, 25] entre ellos varias pruebas a gran escala que no mostraron absolutamente ningún efecto beneficioso significativo sobre los marcadores de enfermedades.[26, 27, 28, 29, 30]

Entonces ¿en qué quedamos? ¿El pan es beneficioso o no? Nos empezamos a concentrar en el efecto que el pan podría tener sobre el microbioma —la comunidad de bacterias que viven en el intestino— porque sabemos que el estado del microbioma influye sobre el estado de salud. Esto es un área de especial interés para nosotros (en el capítulo 5 hablaremos más del microbioma) y queríamos saber qué revelaba la investigación. No había mucho disponible, pero un estudio mostraba que los emulsionantes usados para mantener suave y con sabor a recién hecho el pan moderno de producción industrial alteraban el microbioma del intestino de los ratones, de manera que inducía inflamación y obesidad.[31] Un estudio con ratones difícilmente será una buena razón para condenar el pan, y reconocimos que a esta área le haría bien una mayor investigación.

También encontramos investigaciones específicas sobre el pan de masa madre. Decía que este pan no sólo tiene un efecto positivo sobre la absorción de minerales sino que también puede ayudar al cuerpo a metabolizar mejor la glucosa.[32] En términos generales, sin embargo, tampoco había mucha información específicamente sobre el pan de masa madre,[33] e incluso si hubiera más sería sospechosa porque el pan naturalmente fermentado es muy variable según las bacterias y hongos particulares del ambiente donde se hornee. Sería muy difícil aislar qué propiedades de cualquier hogaza dada de pan de masa madre tuvieron un buen o mal efecto. Pero, una vez más, no había mucha investigación al respecto. ¿Cómo es que sabemos tan poco de un producto alimenticio tan omnipresente y apreciado? La cancha parecía abierta a más jugadores, así que decidimos hacer algunos experimentos y hacer equipo con un colega, el profesor Avraham Levy, experto en trigo y aficionado al pan del Instituto Weizmann de Ciencias, para ayudar a llenar los vacíos de conocimiento sobre el pan y su efecto sobre la salud.

El proyecto de intervención con pan

A nuestra investigación la llamamos el proyecto de intervención con pan. Nuestro objetivo era ver qué le haría el pan a la gente en un ambiente controlado y, más específicamente, ver cómo reaccionaría el cuerpo de la gente al pan blanco de producción industrial en contraste con el pan de masa madre de trigo integral de producción artesanal. Creíamos que esto respondería algunas de nuestras preguntas y arrojaría cierta luz sobre el estatus nutritivo del pan y su mérito como el alimento más popular del mundo.

Lo primero que hicimos fue elegir a 20 personas sanas: nueve hombres y 11 mujeres entre los 27 y los 66 años. Ninguno de ellos llevaba en ese momento ninguna clase de dieta, ninguna mujer estaba embarazada, nadie estaba tomando medicamentos ni en ese momento ni lo había hecho durante los tres meses previos al estudio, y nadie tenía diabetes ni ningún otro problema de salud importante.

A continuación asignamos aleatoriamente a los participantes del estudio a dos grupos diferentes: uno comería pan blanco de producción comercial (el pan de caja como el que suele conseguirse en cualquier supermercado) todos los días durante una semana. El otro grupo comería pan de masa madre integral todos los días durante una semana. Ningún grupo comería ningún otro producto hecho de trigo que no fuera el pan, y ambos grupos desayunarían puro pan para luego agregar pan a sus otras comidas al gusto. Entonces ambos grupos harían una pausa de dos semanas y comerían de manera normal. Por último, los grupos se intercambiarían: el que había estado comiendo pan blanco por una semana comería pan de masa madre integral por una semana, y viceversa. Durante el estudio tomaríamos mediciones múltiples para saber cómo estaba respondiendo la gente, química y bioquímicamente, al pan que comía. Registraríamos su glucosa, su respuesta inflamatoria, su absorción de nutrientes y otras medidas de salud.

Para el pan blanco le dimos a la gente del estudio uno popular y estándar, para asegurarnos de que todo mundo comía del mismo. Para hacer el pan de masa madre contratamos a un molinero experto para que moliera con piedra un trigo de la clase conocida en los Estados Unidos como trigo duro rojo y cerniera la harina para eliminar únicamente las partículas de salvado más grandes. También contratamos a un panadero artesanal experto para que hiciera hogazas de pan usando únicamente una harina de molido especial, agua, sal y un cultivo de masa madre madura sin ningún otro aditivo. La masa se dividió y se le dio forma, se levantó y se coció en un horno de piedra. Cada dos días llevábamos de ese pan de masa madre integral recién horneado a nuestros laboratorios para darles a los participantes del estudio. El olor era tan tentador que costaba mucho impedir que los miembros del equipo se acercaran. Como sabemos reconocer una batalla perdida, después del segundo reparto de pan empezamos a encargar hogazas adicionales para nuestros compañeros del laboratorio.

Cada persona del estudio comía aproximadamente 140 gramos de pan de masa madre o 115 gramos de pan blanco cada mañana (esto se traducía exactamente en 50 gramos de carbohidratos disponibles para cada comida, sólo para mantenerlo igual y que no pudiera considerarse un factor de confusión). A todo mundo se le indicó también que añadiera pan a sus otras comidas tanto como fuera posible. La mitad de las mañanas todos comían el pan solo; la otra mitad de las mañanas le ponían mantequilla.

La cantidad de pan que le dábamos a la gente del estudio no era excesivamente grande ni era más de lo que algunas personas podrían comer, pero sí era más pan del que la gente del estudio estaba acostumbrada a comer: el porcentaje promedio de calorías por el consumo de pan para el grupo antes del estudio era de aproximadamente 11%, pero esta intervención elevó ese promedio a más de 25%. Sin embargo, el total de calorías en las dietas de todos siguió siendo el mismo.

Lo que el pan le hace a la gente

Cuando completamos el periodo de prueba teníamos muchos datos que analizar. Lo primero que miramos fue cómo el pan en general, independientemente de su tipo, afectó las pruebas de sangre y el microbioma de todos los participantes del estudio. La siguiente figura es una representación de los resultados del microbioma. Cada grupo representa el microbioma de una persona; están desplegados a lo largo de la gráfica porque cada individuo tiene una singular configuración de microbioma. Las bacterias de tu intestino son muy diferentes de las bacterias del intestino de cualquier otra persona, y esto no es más que un modo de mostrar ese hecho. Dentro de cada grupo, la línea representa cómo cambió el microbioma de cada persona. Como puedes ver, no hay ninguna regularidad. El particular microbioma de cada quien respondió al pan de una manera única; hubo algunos más parecidos entre sí que otros, pero no hubo ninguno idéntico. Además, los cambios en el microbioma de cada persona estaban presentes y eran medibles, pero no eran tan significativos como para cambiar la tendencia general del microbioma de esa persona. En otras palabras, el pan afecta el microbioma pero no lo altera demasiado. Al comer pan cambiarás tus bacterias intestinales, pero no al grado de transformarlas en las de alguien más: conservarás tu "firma" personal de microbioma.

Una regularidad que vimos fue que, basándonos en datos que ya teníamos sobre consumidores de pan de largo plazo, después de tan sólo una semana los microbiomas de los participantes de nuestro estudio se inclinaron en la dirección de los microbiomas de gente que ha estado comiendo mucho pan por mucho tiempo. Esto implica que el efecto de los cambios alimenticios a corto plazo sobre el microbioma es un buen indicador del efecto que tendrían esos cambios en la dieta a largo plazo. Mientras más tiempo comas así, más se adaptará tu microbioma en consecuencia y de manera más permanente. Pero ¿eran buenos o malos los cambios? Eso no estaba tan claro.

La información principal obtenida de ese análisis fue la confirmación de algo que ya sabemos: podemos modular el microbioma basándonos en lo que comemos. Saber exactamente cómo alteran el microbioma alimentos específicos es información útil. Cuando sepamos qué configuraciones de microbioma son las más sanas podremos aprender a cambiar nuestros propios microbiomas en una dirección más sana usando alimentos específicos. Esto a su vez nos permitirá prescribirnos a nosotros mismos dietas que podrían mejorar nuestra salud tan sólo alterando nuestros microbiomas. Creemos que esto seguirá siendo una emocionante área de investigación y de nueva información, así como un foco para la personalización.

Representación de dimensiones bajas de la composición del microbioma intestinal de 20 participantes

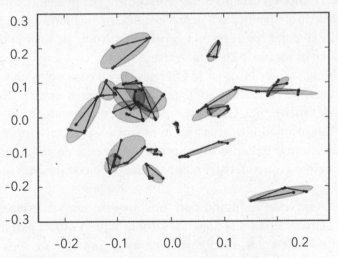

Los ejes son arbitrarios y no tienen unidades. No es más que una representación matemática de una composición de un microbioma muy complejo que consta de cientos de especies diferentes como una representación en dos ejes. Cada elipse expresa cuatro muestras (cuatro puntos) de cada participante a lo largo del estudio sobre el pan, antes y después de comer el pan 1 y antes y después de comer el pan 2. Obsérvese que todos los puntos de cada elipse (es decir, todas las muestras de cada participante) se agrupan, lo que muestra que la gente por lo general conservó su particular microbioma a lo largo del estudio y de la intervención dietética con el pan.

Sin embargo, en este momento, en cuanto a determinar si el pan en general mejoraba o degradaba la salud del microbioma, el jurado sigue deliberando. Los resultados eran demasiado diversos para sacar una conclusión definitiva, aunque, como pronto verás, esa variabilidad tuvo un papel central en nuestras conclusiones finales.

Los ejes son arbitrarios y no tienen unidades. No es más que una representación matemática de una composición de un microbioma muy complejo que consta de cientos de especies diferentes como una representación en dos ejes.

Pan blanco frente a pan de masa madre

Lo siguiente que hicimos fue analizar los datos que mostraban cómo respondía la gente al pan blanco industrial y cómo respondía al pan de masa madre integral. Como nosotros, probablemente supones que comer pan de masa madre integral es mejor que el pan blanco para la glucosa, la absorción de minerales, la inflamación y otros indicadores de salud.

Nuestra suposición estaba equivocada. El resultado más sorprendente que observamos en esta investigación fue que, en promedio, no había *ninguna diferencia significativa* entre lo que el pan blanco y el pan de masa madre integral hacía para la gente: en *ninguno* de los marcadores clínicos ni en ninguna de las características del microbioma que examinamos. Ni en el colesterol, en los niveles de glucosa en ayunas, en la presión sanguínea ni en el peso. Cuando observamos nuestros resultados generales fueron prácticamente idénticos para ambos tipos de pan. *Idénticos.* Los resultados de nuestra investigación parecían implicar que todo el pan era más o menos lo mismo y no importa de cuál comas, así que bien podrías comer del que más te guste o ahorrar dinero comprando el más barato.

Sin embargo, este resultado para nosotros no tenía sentido. Creíamos que estábamos pasando algo por alto. Sabíamos que el pan integral contiene más nutrientes, menos sustancias químicas y aditivos y más cultivos beneficiosos que el pan blanco de producción industrial lleno de conservadores y subido con levadura. ¿Cómo era posible que eso no se reflejara en los indicadores de salud? Si bien sabíamos que nuestro estudio no daba seguimiento a la gente por un largo periodo, de verdad creíamos que veríamos por lo menos alguna regularidad en los marcadores clínicos apuntando en una buena dirección para el pan de masa madre integral y en una mala dirección para el pan blanco.

Descubrimos que, en efecto, estábamos pasando algo por alto. Habíamos analizado los promedios, pero los promedios no expresan la variedad de respuestas. Cuando nos fijamos en la manera como cada participante respondía nos dimos cuenta de que los promedios estaban ocultando la historia verdaderamente interesante sobre el pan. Persona por persona, había una profunda diferencia entre las reacciones a estos dos tipos de pan: una diferencia aparentemente impredecible pero sobre todo completamente individual. La manera como cualquier persona dada reaccionaba al pan blanco de producción industrial contra el pan de masa madre integral era sumamente personal y, curiosamente, no concordaba con lo que *ninguna teoría general de la nutrición dijera sobre el pan*, ni siquiera teorías que dicen que el pan es bueno o teorías que dicen que el pan es malo. A la hora de verlo de cerca y en lo individual, nada de eso parecía importar.

Tras un análisis más detenido descubrimos, tal como esperábamos, que algunas personas mostraban más beneficios cuando comían el pan de masa madre integral y efectos más adversos cuando comían el pan blanco, pero otras personas tenían *exactamente la respuesta contraria* y mostraban más beneficios con el pan blanco y más efectos adversos con el pan de masa madre integral. Algunas mostraban efectos muy drásticos frente uno en contraste con el otro, o frente a ambos, mientras que otras mostraban muy poca diferencia en sus reacciones ante los dos. Nos dimos cuenta de que no podíamos hacer ninguna generalización.

Siempre es confuso cuando los resultados de la investigación no son para nada lo que esperabas que fueran, y al principio no estábamos seguros de qué hacer con estos datos. Pero también había una cosa que los datos aparentemente aleatorios y escurridizos sí apoyaban: apoyaban nuestro nuevo concepto de nutrición personalizada.

El efecto personalizado

Si la nutrición personalizada es cierta, eso significa que un grupo de personas puede comer un producto específico rico en carbohidratos como el pan —que la creencia popular nos dice que le hace ciertas cosas al cuerpo según su contenido de carbohidratos, vitaminas y minerales y la calidad de sus ingredientes— y reaccionar de maneras completamente singulares. Cuando el alimento es constante pero los resultados no —cuando una persona tiene un marcado pico de azúcar por un alimento que a otra persona le provoca apenas una leve reacción—, queda sólo una variable: la persona que come el alimento.

Esto pone en duda todo lo que creíamos saber sobre la nutrición. Si el contenido de carbohidratos, el de vitaminas y minerales y la calidad de los ingredientes no necesariamente se relacionan con una respuesta en términos de salud consistente o predecible, entonces ¿eso por qué importa? ¿Significa que todos podemos simplemente comer lo que queramos?

La respuesta corta es no. Sólo porque no podamos predecir una reacción no significa que tú en lo personal no vayas a tener una reacción negativa a ciertos alimentos, así que comer sin tomar en cuenta la salud no te va a ayudar y de hecho podría perjudicarte. Lo que descubrimos, sin embargo, fue que seguir la creencia alimentaria popular, por no mencionar la última dieta de moda, no es la manera de descubrir qué alimentos son buenos o malos para ti. Quizá tú reaccionarías positivamente al pan de masa madre integral, o quizá no, pero mientras no conozcas tu propia reacción no te servirá de nada tener una postura militante sobre comerlo o no comerlo. En el mejor de los casos tendrías un 50/50 de probabilidades de que seguir cualquier idea preconcebida sobre cualquier aspecto particular de tu dieta sería correcto. ¿El pan es malo para ti? A lo mejor, y a lo mejor no. Pero no vas a encontrar la respuesta en las directrices dietéticas de nadie más.

Entonces ¿hasta ahora qué sabemos? Nuestro proyecto de intervención con pan confirmó algunos principios que para nosotros son básicos y pueden sonar completamente radicales si se comparan con las creencias convencionales sobre la nutrición:

1. El pan no necesariamente es un mal alimento y no necesariamente es bueno tampoco.
2. Sin medir los parámetros de tu cuerpo, sobre todo tu respuesta de glucosa después de comer, es imposible saber con certeza cómo reaccionarás al pan.

Pero queríamos saber más. Queríamos sumergirnos en nuestros datos y mirar exactamente cómo alteraba el pan las mediciones clínicas de cada uno de los participantes de nuestro estudio. Para mirar más de cerca las reacciones, evaluamos específicamente las repuestas de azúcar en sangre. Si bien las respuestas individuales variaban en muchas mediciones diferentes, la glucosa por lo general es una excelente manera de determinar el efecto inmediato de los alimentos sobre la salud, porque cambia inmediatamente después de comer y también influye y es influida por muchos parámetros clínicos diferentes, entre ellos la edad, peso, riesgo o progreso de enfermedad, nivel de colesterol, presión sanguínea y composición del microbioma. Eso la convierte en una buena medición general de la respuesta individual. También sabemos que los picos crónicos de glucosa causados por los alimentos pueden perjudicar la salud y aumentar el riesgo de obesidad, diabetes y cardiopatía. Sabemos que una glucosa estable, con aumentos moderados y suaves después de comer, puede reducir el riesgo de enfermedades o su progresión. Más adelante en estas mismas páginas te enseñaremos cómo medir y analizar tus propias respuestas glucémicas a los alimentos de una manera parecida a la que aquí describimos.

En términos generales, como ya mencionamos, no hubo mucha diferencia entre lo que le hacían el pan blanco o el pan de masa madre integral a la glucosa. Sin embargo, al examinarlo más detenidamente vimos que algunas personas tenían unas subidas de glucosa muy pequeñas después de comer pan, mientras que otras tenían unos picos más grandes. Esto implica que para algunas personas —las que sólo tienen pequeños aumentos de glucosa— el pan es quizá una incorporación perfectamente buena e inofensiva a la dieta. También implica que para quienes tuvieron grandes picos de glucosa, el pan probablemente no sea una elección saludable. Esto puede seguirte sonando antiintuitivo. ¿Cómo es posible que el pan sea bueno para ti pero no para mí? Sin embargo, éste es el resultado que vimos.

Resultó aún más interesante la diferencia entre los panes. A la hora de comparar el de masa madre integral con el pan blanco comercial vimos que, una vez más, las diferencias entre la gente en cuanto a los picos de glucosa era muy variable. A algunos el pan blanco les producía un pico de glucosa más alto que el de masa madre; con algunos otros fue al revés. Para ayudarte a visualizarlo, la siguiente gráfica muestra las reacciones glucémicas tanto al pan de masa madre como al pan blanco de dos personas del estudio. Como puedes ver, sus reacciones fueron fundamentalmente opuestas.

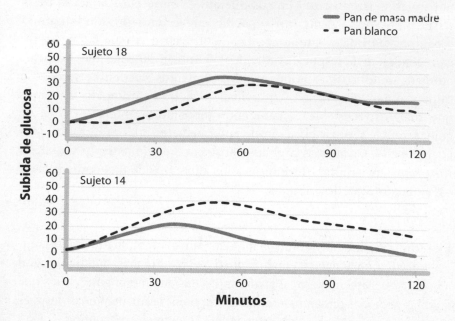

Ejemplo de dos participantes de nuestro estudio que tuvieron respuestas de glucosa en sangre al pan blanco y al pan de masa madre opuestas

(el participante de arriba tiene una respuesta más alta al pan de masa madre, el de abajo, al pan blanco)

Observamos además otra tendencia interesante: mientras más compleja la comida, mayor era la variación en la respuesta glucémica de la gente. Por ejemplo, la variabilidad en diferentes personas con el pan blanco sólo era menor que la variabilidad cuando se trataba de pan blanco con mantequilla. El pan de masa madre es más complejo debido a su contenido integral y los productos de fermentación, y esto se tradujo en una variabilidad aún mayor que la del pan blanco con mantequilla. Obtuvimos la mayor variabilidad en las respuestas glucémicas de la gente con la opción más compleja del estudio: pan de masa madre con mantequilla.

Por último, ¿recuerdas esa figura en este mismo capítulo que muestra las singulares configuraciones del microbioma de nuestros participantes y sus respuestas individuales al pan? Esa información resultó ser de lo más útil porque la usamos para crear un algoritmo que podía predecir, sin otra información que las muestras de microbioma, cómo respondería la glucosa de un individuo cualquiera a ambos tipos de pan. Esto podría convertirse en algo muy útil en el futuro, cuando esta clase de tecnología se vuelva más accesible (hablaremos mucho más del microbioma y su influencia en el capítulo 5).

Podemos plantear algunas interesantes hipótesis sobre el pan que se desprenden de esa investigación; están en el corazón de *La dieta personalizada* y seguiremos sosteniéndolas en todas las otras investigaciones y conclusiones que se cubran en este libro. Algunas de las ideas más interesantes que se desprenden de nuestra investigación son las siguientes:

- El pan no necesariamente es un alimento saludable para todo mundo. Puede causar picos de glucosa que podrían provocar en quienes lo comen con frecuencia una predisposición a la obesidad, la diabetes y otros problemas de salud.
- El pan no necesariamente es un alimento no saludable para todo mundo. Puede no causar ningún problema de glucosa y para algunos podría ser buena fuente de energía.
- El pan blanco no necesariamente es "malo" para algunas personas, pero para otras puede ser una mala elección alimenticia.
- El pan de masa madre integral no necesariamente es "bueno" para todo mundo, pero para algunos puede ser una elección saludable.
- Y, sobre todo, para efectos de este libro y tu salud, bienestar, regulación del peso y prevención de enfermedades en general, *ninguna regla dietética universal podría jamás aplicarse a toda la gente.*

DANIEL A.

Soy estudiante de posgrado en el Instituto Weizmann de Ciencias. El pan ha sido mi alimento favorito desde que tengo memoria. De niño, el olor del pan horneándose era irresistible para mí. Ya de adulto, la búsqueda de un pan de alta calidad se convirtió en un hobby para mí y para mi familia. Como soy un maniático de la salud, me familiaricé con las panaderías locales más sofisticadas y me convertí en cliente habitual: camino a casa tras una jornada de investigación, compraba una hogaza recién horneada. Me encantaba especialmente el pan integral hecho a mano y rehuía del pan blanco industrial barato que se consigue en los supermercados. El pan de caja no podía entrar en nuestra casa porque sabía que era un sustituto inferior y poco saludable del pan de verdad. Recuerdo haber protestado airadamente en el preescolar de mi hijo cuando la maestra les dio a los niños pan blanco en el almuerzo

Cuando supe del proyecto de intervención con pan me enrolé, firme en mi convicción de que el saludable pan integral hecho a mano era superior. Por algunas semanas me dieron el delicioso pan de masa madre hecho a mano con los ingredientes más selectos y sanos que pudieran conseguirse. Después de un par de semanas tuve que comer ese terrible sustituto que es el pan blanco barato. Los sacrificios que hace uno por la ciencia...

Luego llegaron mis resultados. Me sorprendió muchísimo ver que mis respuestas glucémicas al pan blanco eran mucho más bajas que mis respuestas al saludable pan hecho por encargo. Esperaba que fuera un error, pero los resultados concordaron cada día que comí el pan "bueno". Efectivamente, me causaba picos de glucosa, mientras que el pan de caja del supermercado no. Un suertudo compañero del laboratorio que también participó en la prueba tuvo resultados contrarios a los míos. ¿Pude haberme equivocado por completo? ¿No hay justicia en este mundo?

Con tristeza he reducido mi excesivo (lo reconozco) consumo de pan en respuesta a esta información, pero ahora tengo una nueva obsesión. Estoy totalmente atrapado con este concepto de la "nutrición personalizada" y no puedo esperar a descubrir qué nuevas sorpresas me depara mi cuerpo (y sus microbios intestinales).

Lo que creíamos antes del estudio —que lo saludable de un alimento era inherente al alimento mismo— ha resultado ser sólo parcialmente verdadero. Lo que parece importar quizá incluso más es que las diferencias particulares entre la gente, desde el estado de salud, el peso y la edad hasta la firma del microbioma individual de cada persona, son un importante factor decisivo en la manera como la glucosa de cualquier persona responderá a cualquier alimento dado.

Para ti esto podría significar que tu propia estrategia dietética —la manera como escoges qué comer— podría cambiar por completo. Puede ser que algunos alimentos que has estado evitando porque crees que son perjudiciales para ti de hecho no lo sean en absoluto, y que alimentos que te obligas a comer porque piensas que son buenos para ti de hecho estén afectando tu salud. ¿No sería maravilloso? Como verás, esto le pasó a mucha gente en los estudios de nuestras investigaciones, y ha cambiado no sólo sus dietas sino sus esfuerzos para bajar de peso, su estado de salud y sus vidas.

Bienvenido a *La dieta personalizada*. Estamos a punto de presentarte un nuevo paradigma nutricional radical, uno que se concentra totalmente en cómo influyen *sobre ti* tus elecciones alimenticias. Cuando lo hayas entendido y sepas cómo hacer que te funcione, tu dieta no volverá a ser la misma.

Capítulo 2

Problemas (de salud) modernos

Sarah y David, pareja de cuarenta y tantos años, son buenos amigos nuestros. Asistieron a la universidad y conocen las "reglas" de salud estándar porque están suscritos a varias revistas de salud y ven en la televisión programas relacionados con el tema. También comentan consejos y hábitos para una alimentación saludable con sus amigos universitarios porque es un tema que parece interesar a casi todos sus conocidos. Los dos están un poco pasados de peso, pero también la mayoría de la gente que conocen, así que no consideran que eso sea para ellos una emergencia de salud.

Aun así, tratan de hacer lo que pueden para bajar esos kilos de más. David tiene presión alta y el médico de Sara acaba de decirle que podría estar encaminándose a la diabetes, así que hacen todo lo que pueden por evitar la sal, la grasa y el azúcar en exceso. Se sienten bastante bien casi todo el tiempo, excepto por algo de cansancio, y como muchos de sus amigos tienen los mismos problemas, creen que su estilo de vida actual probablemente los mantenga sintiéndose lo suficientemente bien y, con suerte, les permita vivir mucho tiempo.

Casi todas las mañanas los dos se levantan temprano para ir a trabajar, a pesar de que a veces se quedan despiertos hasta muy tarde respondiendo correos de trabajo o viendo sus programas de televisión favoritos. Sarah prepara una jarra de café para ambos y saca un tazón con paquetes de edulcorante artificial, pues están tratando de reducir su consumo de azúcar. Comen cereal con leche descremada porque han leído que los cereales integrales son buenos en el desayuno y que la grasa hay que evitarla. Los dos están convencidos de que sus conteos de calorías y de gramos de grasa son razonablemente bajos.

Sarah come en su escritorio sin dejar de trabajar; manda pedir un sándwich de pollo a la parrilla sin queso ni mayonesa acompañado de papitas horneadas, mientras que David sale a un almuerzo de trabajo con algunos colegas y disfruta dos rollos de sushi sin salsa de soya, para mantener baja su ingesta de sodio, y una ensalada con aderezo sin grasa. Los dos beben refresco de dieta, para ahorrarse todavía más calorías y evitar el azúcar.

Se reencuentran cuando vuelven a casa y cenan juntos después de sus largas jornadas laborales. David hace pollo o pescado a la parrilla, o en ocasiones hamburguesas vegetarianas con carne de soya, mientras Sarah prepara una ensalada de quinoa sin aceite y descorcha una botella de vino. Después de cenar ven unas horas de televisión. Sarah tiene antojo de helado pero se dice a sí misma que no debe comerlo y David anhela una bolsa de churritos salados pero no quiere agravar su presión.

David se queda dormido enfrente de la tele pero Sarah se desvela ordenando la casa y respondiendo más correos de trabajo. Se va a la cama con hambre pero también sintiéndose orgullosa por no haber cedido a sus antojos de "malos" alimentos. Espera por la mañana pesar medio kilo o un kilo menos. Decide pesarse en cuanto se despierte y una vez más después de la clase de yoga del día siguiente.

David se despierta ya entrada la noche con la televisión encendida y el volumen alto. De camino a la cama entra en la cocina y se come algunas rebanadas de pan sin mantequilla ni nada para sofocar el hambre, y luego se queda despierto en la cama una hora intentando dormir. Por lo menos no sucumbió a esos churritos. Piensa que quizá al día siguiente, si no está muy cansado, irá al gimnasio.

Sarah y David llevan un estilo de vida moderno representativo. Tienen acceso a una amplia variedad de alimentos, entre ellos unos "decadentes" con grasa y azúcar añadidas, y unos "virtuosos" que no tienen grasa, son bajos en socio y no tienen edulcorantes artificiales. Tienen buenos trabajos con buenos sueldos. Tienen una casa confortable con todas las comodidades modernas, atención sanitaria, entretenimiento y un gran círculo familiar y de amigos. También tienen acceso a la tecnología, tanto para el trabajo como para el placer, o bien para aprender sobre cualquier tema que les interese. Tienen varias televisiones y computadoras, cada uno tiene un teléfono inteligente y por supuesto acceso constante a internet para encontrar la respuesta a casi cualquier pregunta que tengan sobre la vida, la salud y la pérdida de peso. Sarah y David tienen todas las oportunidades. Son listos, cultos y suertudos por vivir en este mundo moderno.

Entonces ¿por qué los dos tienen sobrepeso, con los consecuentes factores de riesgo de enfermedades crónicas graves?

Lo que sabemos sobre la salud

La mayoría de nosotros tenemos suerte de estar vivos justo ahora, en el siglo XXI, con sus vastas oportunidades y recursos. Nunca antes en la historia humana hemos sabido tanto, aprendido tanto ni nos hemos beneficiado tanto de los productos y resultados de las exploraciones, investigaciones y descubrimientos humanos. Desde que la humanidad empezó a intentar comprender el mundo que le rodeaba, el progreso ha seguido su curso, y mientras más estamos en eso, más aprendemos. Desde la invención de la rueda hasta el descubrimiento de la gravedad, desde los viajes en auto hasta los viajes espaciales, los seres humanos continúan observando, teorizando, inventando, innovando y empujando las fronteras del conocimiento.

La salud y la longevidad son temas en los que hemos avanzado significativamente. A los seres humanos les gusta estudiarse a sí mismos, y eso se ha traducido en una mejor nutrición, ambientes más sanos y el desarrollo de sofisticadas intervenciones farmacéuticas y quirúrgicas para tratar enfermedades y heridas. Entendemos qué son las vitaminas y minerales y cuáles necesitamos y en qué cantidad para prevenir afecciones como el escorbuto, el raquitismo y la anemia. Entendemos que el calcio fortalece los huesos y los dientes y que la proteína forma músculo y otros tejidos. Sabemos que el movimiento aumenta la fuerza y la resistencia y que deberíamos movernos más y estirarnos y cargar cosas pesadas para formar músculo y fortalecer los huesos. Hemos aprendido que cosas como los cinturones de seguridad en los coches y la precaución frente a las armas de fuego mantendrán a más gente viva, y la mayoría de los países ha establecido leyes que alientan estas prácticas.

Para la prevención y el tratamiento de infecciones que antes mataban a millones de personas,[1] ahora tenemos los antibióticos. Tenemos suministro público sanitario de agua. Los médicos pueden tratar el cáncer con cirugía, radioterapia, quimioterapia y últimamente inmunoterapia. Para tratar un infarto los doctores muchas veces pueden reparar los vasos del corazón para que pueda seguir latiendo satisfactoriamente por muchos años más. Todas estas cosas las damos por sentadas, aunque nuestros abuelos o bisabuelos no hayan tenido acceso a ninguno de estos "lujos".

También hemos descubierto cosas increíbles sobre cómo funciona y cómo envejece el cerebro humano. Hemos aprendido que todo cuerpo humano alberga miles de millones de bacterias en el tracto gastrointestinal, en la piel y en cualquier otro sitio no estéril, y que esas bacterias tienen un efecto significativo sobre la salud y las funciones del cuerpo. Hemos mapeado el genoma humano y el precio de la secuenciación del ADN ha descendido más de un millón de veces en poco más de una década (por ejemplo, en 2001 costaba más de mil millones de dólares secuenciar el genoma de un ser humano; hoy cuesta menos de 1 000). Las últimas innovaciones tecnológicas les han permitido a los investigadores en biología pasar de estudiar genes solos a estudiar el código genético en el interior de sistemas biológicos enfermos. Hay en el horizonte muchos más descubrimientos científicos útiles e innovadores. Es un momento emocionante para estar vivo, pues cada día ocurren nuevos descubrimientos.

Pero todo este progreso tiene una parte oscura. Tomando en cuenta todo lo que hemos logrado y todo lo que sabemos, es quizá sorprendente que también estemos siendo testigos no sólo de todos nuestros avances en la salud sino de un drástico aumento mundial sin precedentes en enfermedades metabólicas como la obesidad y la diabetes. Justo cuando la ciencia ha dominado tantos problemas de salud, las enfermedades metabólicas están presentándose a una escala nunca vista en la historia humana.

¿QUÉ ES UNA ENFERMEDAD METABÓLICA?

Una enfermedad metabólica es cualquier enfermedad relacionada con una disfunción del proceso por el cual el cuerpo convierte la comida en energía. Esta disfunción afecta la capacidad de las células de llevar a cabo reacciones bioquímicas decisivas que implican el procesamiento, el transporte o la absorción de proteínas (aminoácidos), carbohidratos (azúcares y almidones) y lípidos (ácidos grasos). Esta disfunción a la larga puede inducir una diversidad de desequilibrios bioquímicos, como la resistencia a la insulina, presión alta, colesterol alto y altos niveles de triglicéridos. Estas afecciones son factores de riesgo para la obesidad, la diabetes y las enfermedades cardiovasculares, y también han estado implicadas en otras enfermedades como el cáncer,[2] el Alzheimer,[3] el Parkinson[4] y la enfermedad por hígado graso.[5] En pocas palabras, la disfunción metabólica pone a la gente en riesgo de una muerte más temprana y una peor calidad de vida, y justo en el momento histórico en que la ciencia está dominando tantos problemas relacionados con la salud humana.

Efectos y consecuencias de la enfermedad metabólica a la salud

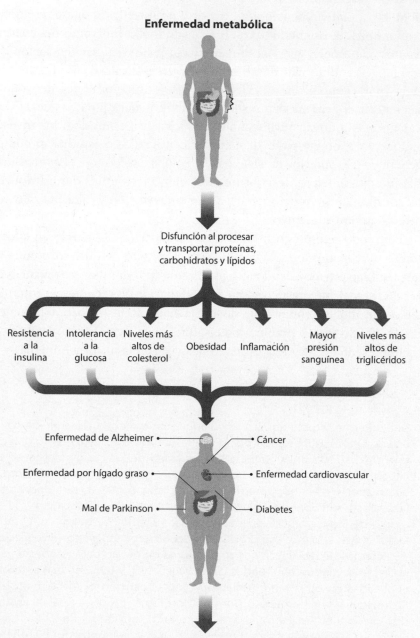

La enfermedad metabólica es muy real y muy común. Los habitantes de los Estados Unidos tienen 70% de probabilidades de tener sobrepeso y casi 40% de ser obesos.[6] No sólo Estados Unidos está engordando. En el mundo, los índices de obesidad se han más que duplicado desde 1980 y en 2014 más de 1 900 millones de adultos, o 39% de la población mundial, tenían sobrepeso, y de ellos 600 millones eran obesos. De hecho, la mayoría de la población mundial vive ahora en países donde el sobrepeso o la obesidad contribuyen a un mayor número de muertes que la desnutrición o el hambre.[7]

Hay cerca de 40% de probabilidades de que seas prediabético y más de 9% de que de hecho tengas diabetes ahora mismo, cantidad que casi se ha duplicado desde 2014.[8] Suelen pasar muchos años antes de que se diagnostique la diabetes.[9] Es más probable que mueras por alguna cardiopatía que por cualquier otra razón, ya sea que vivas en un país desarrollado o en cualquier otra parte del mundo.[10] El síndrome metabólico, un grupo de afecciones que incluyen la obesidad abdominal, el colesterol alto, la presión alta y la diabetes, es prácticamente una epidemia en los Estados Unidos, con más de un tercio afectado desde 2012,[11] y se sabe que es un riesgo de enfermedad cardiovascular.

La enfermedad cardiovascular misma causa 17.3 millones de muertes al año en el mundo. Y si no te mueres del corazón, tu siguiente causa probable de muerte es el cáncer: se espera que en 2017 se diagnostiquen en los Estados Unidos más de 1 688 780 nuevos casos (y no se incluyen los dos tipos de cáncer de piel menos invasivos).[12] En 2010, 33 millones sufrieron un derrame cerebral en el mundo,[13] y la enfermedad por hígado graso no alcohólico se considera ahora la enfermedad hepática más común en el mundo desarrollado, que se está propagando a velocidades epidémicas.[14] Veinte por ciento de los estadounidenses tiene hígado graso, entre ellos hasta seis millones de niños.[15]

Las enfermedades neurológicas también son un problema serio en los Estados Unidos. En 2016, más de cinco millones de estadounidenses padecían la enfermedad de Alzheimer[16] y un millón el mal de Parkinson, con cerca de 60 000 casos nuevos cada año.[17]

Algo así no tiene precedentes. Es muy preocupante. Hace apenas un siglo las tres principales causas de muerte eran la pulmonía, la tuberculosis y la diarrea/enteritis. Cien años después, son cardiopatía, cáncer y derrame cerebral. En 1958, a 1.6 millones de personas en los Estados

Obesidad
(Porcentaje entre adultos de 20 a 74 años)

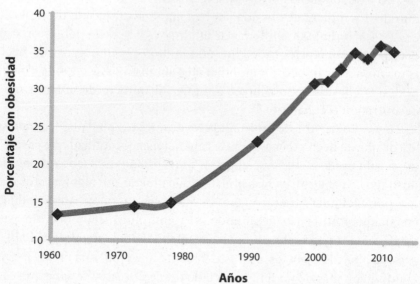

Diabetes

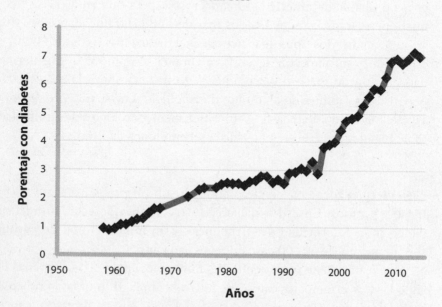

Unidos se les había diagnosticado diabetes, y hoy ese número son 21.9 millones.[18] Entre 1960 y 2014 el peso promedio de un hombre en los Estados Unidos aumentó de 75 a 88 kilos, y el de una mujer de 63 a 76.[19, 20]

Es irónico, ya no digamos trágico, que en una era de amplio conocimiento y veloces avances médicos estemos viendo un aumento tan drástico en la incidencia de estas enfermedades metabólicas, que comprometen seriamente la calidad de vida y que sabemos que pueden prevenirse con simples cambios en el estilo de vida. Aunque cabe la posibilidad de que los cambios graduales en la genética humana y en los factores medioambientales que podrían influir en la expresión genética sea un factor, no sería lo suficientemente influyente para causar tan espectaculares cambios en la salud humana. Es cierto que la esperanza global de vida ha aumentado incluso desde 1990, conforme las muertes por enfermedades infecciosas siguen decreciendo,[21] pero la epidemia de enfermedades metabólicas no puede explicarse por la mayor esperanza de vida. Hay más incidencia de enfermedades crónicas por edad que nunca antes y no sólo está pasándole a gente que llega a vivir ochenta y tantos años. Dolorosamente, la siguiente generación también tiene un

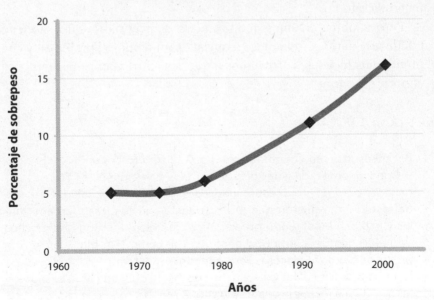

Sobrepeso entre adolescentes de 12 a19 años

riesgo alto: más de 17% de los niños estadounidenses sufre actualmente obesidad y problemas de salud relacionados con ella, desde diabetes y colesterol alto hasta enfermedad por hígado graso. ¿Qué podría estar causando la epidemia, qué es eso que arruina nuestros importantes logros y avances médicos, sanitarios y de otro tipo?

Creemos tener una respuesta. Pensamos que el mismo progreso, que tan beneficioso ha sido para la humanidad, también ha dado como resultado este problema tan moderno. El progreso significa cambio, para bien pero a veces también para mal. Creemos, y demostraremos, que algunos de los cambios que hemos hecho a nuestro medio ambiente y a nuestra forma de vida, debidos en gran parte al progreso y a nuestros avances científicos, tecnológicos e industriales, han causado este aumento en las enfermedades metabólicas. Toda esta facilidad y conveniencia contribuye a decisiones de forma de vida que fomentan una mala salud, una mayor contaminación, más ingredientes artificiales en la comida, más estilos de vida sedentarios, menos sueño de calidad y un mayor aislamiento social. También, la desenfrenada divulgación de información errónea (sobre todo gracias al internet), ya sea que se base en interpretaciones defectuosas de la ciencia o en ciencia defectuosa, pueden traer como consecuencia afecciones y decisiones que comprometen la salud.

Pero también creemos que lo que la ciencia ha torcido, la ciencia puede arreglarlo. Confiamos en que si examinamos el problema y comprendemos mejor los obstáculos a que nos enfrentamos podremos encontrar soluciones.

GUY R.

Por mi esposa me enteré del estudio del Instituto Weizmann sobre nutrición personalizada y decidí registrarme y participar en él. Yo tenía sobrepeso pero no creía tener ningún otro problema de salud. Después del estudio me dijeron que mis respuestas glucémicas eran anormales y estaban en el rango prediabético. También descubrí que muchos de los alimentos que normalmente como, como pan pita y arroz, me provocan picos de glucosa, pero que otros que también disfruto, como la cerveza, el chocolate y el hummus, no. Me dieron un menú basado en los resultados de mis pruebas, y lo seguí. Me sorprendió lo fácil que era, probablemente porque me permitía comer muchas de las cosas que me encantan. En pocas semanas bajé nueve kilos y volví a mi peso normal, además de que mis análisis de sangre mostraron que mis niveles de glucosa habían vuelto a un rango normal, no prediabético. Esto ha cambiado por completo mis hábitos alimenticios y probablemente me haya salvado de tener diabetes.

Cambios en el estilo de vida del siglo XXI: ¿nuevo y mejorado?

No idealizamos el pasado: nos enorgullece estar a la vanguardia del progreso científico. Pero también hemos estudiado específicamente cómo ciertos aspectos de la vida moderna se han traducido en problemas de salud. Montemos el escenario asomándonos a algunos de los cambios en la forma de vida que todos hemos vivido, y que no tienen nada que ver con la dieta, para ver lo que nos están haciendo y lo que nosotros podríamos hacer al respecto.

Cómo ha cambiado el sueño

Ya no dormimos como antes. De hecho, los hábitos modernos de sueño son notablemente distintos de los de nuestros ancestros, que estaban activos mientras estuviera presente la luz del sol, luego pasaban unas horas de tranquilidad a la luz de la hoguera después del atardecer, seguidas de un largo sueño hasta que el sol volviera a salir. Este hábito de acatar el ciclo de luz / oscuridad existió por millones de años y estableció el desarrollo de todo sistema viviente. Sin embargo, por menos de 200 años —una fracción de tiempo en la escala de la historia humana— hemos vivido con luces eléctricas y largos recorridos, y ya no dependemos de los ciclos de la luz natural. Este rápido y espectacular cambio ha trastocado nuestros ritmos circadianos, o el ciclo natural de sueño / vigilia que existe en todas las células y órganos de nuestro cuerpo. Esa alteración ha dado por resultado algunos serios problemas de salud, y todo empezó con la luz eléctrica.

¿QUÉ ES EL RITMO CIRCADIANO?

El ritmo circadiano es el ritmo interno, o el ciclo de dormir, estar despierto y comer, de todas las cosas vivientes (seres humanos, animales, incluso plantas y bacterias). Está relacionado con el ciclo de 24 horas del sol y se basa en la exposición a la luz. Los seres humanos (y otros animales) tienen mecanismos innatos para percibir la luz, principalmente a través de la retina,[22] que le manda al cerebro el llamado a influir sobre estos "relojes" internos.[23] Por eso la gente tiende a sentirse cansada en la oscuridad y alerta en la luz (para algunos animales nocturnos la norma es la contraria). Increíblemente, nuestros cerebros tienen estos "relojes" que regulan el comportamiento de nuestro cuerpo, y en las últimas dos décadas la ciencia ha descubierto que cada célula y órgano cuenta con su propio reloj.[24] Por lo tanto, tenemos millones de relojes haciendo tictac en nuestro cuerpo todo el tiempo, perfectamente coordinados unos con otros para realizar precisamente las actividades indicadas en diferentes momentos del día. Colectivamente, el reloj cerebral (llamado el *reloj central*) y nuestros otros millones de relojes (llamados *relojes periféricos*) determinan nuestra saludable ritmicidad circadiana.

Los ritmos circadianos influyen en nosotros de muchas maneras, desde los cambios bioquímicos internos que mandan las señales para las conductas de sueño / vigilia, hasta la manera como hemos construido la sociedad: casi todos nos levantamos en la mañana, vamos a trabajar cuando hay luz, y cuando el sol se pone empezamos a pensar en irnos a la cama. Los ritmos circadianos son individuales y pueden estar motivados por la genética y el comportamiento pero también se dejan influir por cambios importantes provenientes de nuestro entorno. Por ejemplo, un súbito cambio de hábitos (como un vuelo largo que atraviese zonas horarias) provoca graves alteraciones del ritmo circadiano, pero después de un tiempo el cuerpo se ajusta al nuevo entorno, con sus regularidades de luz / oscuridad, y reanuda sus ritmos circadianos normales. En contraste, la gente que trabaja en el turno de noche cambia constantemente su entorno de un modo que le imposibilita a su cuerpo ajustarse al ritmo circadiano. Aun si trabajan durante la noche y duermen durante el día, estarán expuestos a ciclos naturales de luz contrarios. Nuestras investigaciones y las de otros han demostrado que vivir así y trastocar de esa manera los ritmos circadianos por largos periodos predispone a la gente a graves problemas de salud.

La manera como trabajamos y dormimos está muy lejos del modo en que vivían nuestros ancestros, cuando la única luz de noche provenía de una fogata o una vela, y llegaba la mañana sin cortinas que impidan pasar la luz o antifaces. Nosotros, en contraste, tenemos luces eléctricas para que nuestros entornos sean tan brillantes como el mediodía, incluso a medianoche. Tenemos pantallas de televisión, de computadora y de teléfono para mantener a nuestros ojos concentrados en la luz y nuestros cerebros trabajando o socializando a una hora en la que nuestros ancestros habrían llevado largo rato dormidos. Desde la invención del foco en 1879, nuestra dependencia del sol se ha vuelto cada vez menos necesaria, si no biológicamente, sí culturalmente. Ya no estamos tan obligados a vivir de acuerdo con nuestros ritmos circadianos. Tenemos poder sobre nuestra iluminación ambiental (¿o tiene ella poder sobre nosotros?). Es más, ahora podemos invertir nuestro entorno de luz / oscuridad en pocas horas si hacemos un viaje largo. Si bien el desfase horario es incómodo aunque por lo general tolerable, los viajeros frecuentes están expuestos exactamente a las mismas perturbaciones del ritmo circadiano y a los riesgos de salud asociados que quienes trabajan el turno de noche.

Claro, así hacemos muchas más cosas, y probablemente nuestras vidas sociales son más interesantes. Pero la conveniencia que nos permite hacer lo que queremos a cualquier hora del día o de la noche tiene un precio. La luz —cualquier luz, ya sea del sol o las luces eléctricas o las pantallas— interfiere con la producción de melatonina.[25]

¿CÓMO TE MANDA A DORMIR TU CEREBRO?

La melatonina es una hormona secretada por la glándula pineal del cerebro que ayuda a regular el sueño y el despertar, así como a los ciclos de otras funciones corporales. Las funciones cerebrales y los ciclos de sueño usan algunos de los mismos sistemas de neurotransmisores, así que cuando se perturba el sueño también pueden verse afectadas la capacidad cognitiva y las funciones metabólicas.[26] Algunas personas toman suplementos de melatonina que les ayudan a dormir, pero es discutible si esto puede o no acercarse a imitar lo que pasa con la exposición natural a la luz y a la oscuridad.[27] Algunas personas dicen que les funciona, pero hasta ahora no hay ninguna prueba científica sólida de esto.

Como una bola de nieve que crece y crece mientras baja por la colina, perturbar la producción de melatonina perturba el ritmo circadiano, que perturba una cascada de procesos relacionados con las hormonas, y que a su vez podrían provocar a la larga enfermedades y disfunción. Por ejemplo, la perturbación del ritmo circadiano en gente que trabaja por largos turnos nocturnos (como médicas, enfermeras y soldados) se ha relacionado con una mayor incidencia de cáncer mamario, debido probablemente a cómo la perturbación del ritmo circadiano afecta la producción de estrógeno y la función de los receptores de estrógeno.[28, 29, 30] Enfermedades psiquiátricas y neurodegenerativas, como la depresión y la demencia, también están estrechamente asociadas con ciclos de sueño trastocados,[31] y la perturbación del ritmo circadiano se ha ligado también a una incidencia más alta de trastorno depresivo mayor[32] y otros tipos de depresión.[33] Los trastornos del sistema inmunológico, las enfermedades cardiovasculares y otros problemas de salud[34] son también más probables cuando hay perturbaciones del ritmo circadiano. Lo más frecuente es que la gente que tiene un estilo de vida que supone unos ciclos de sueño / vigilia crónicamente perturbados presente un riesgo muy importante de obesidad, diabetes del adulto y sus complicaciones.[35, 36]

Nos interesó la pregunta de cómo influye en la salud la perturbación del ritmo circadiano y realizamos nuestra propia investigación sobre el tema, específicamente observando el microbioma (y las bacterias dentro del intestino humano, de lo que hablaremos con más detalle en el capítulo 5) y cómo éste responde a dicha perturbación.[37] Estudiamos a ratones sometidos a condiciones que imitaban un gran desfase horario tras un vuelo en avión para alterar su ritmo circadiano: cambiamos su iluminación y sus hábitos alimenticios. También estudiamos a gente sometida en realidad a un *jet lag*. Los resultados fueron interesantes. Hablaremos de estos estudios con más detenimiento, pero uno de los descubrimientos más fascinantes fue que el microbioma mismo —la colección de bacterias del intestino— sigue su propio ciclo circadiano, que se sincroniza con el reloj de la persona. En otras palabras, en ti influyen tanto tu ritmo circadiano como los ciclos circadianos sincronizados de las bacterias que viven en tus intestinos.[38]

Sabemos que en este asunto también hay un componente genético. En nuestras propias investigaciones ya hemos descubierto que en las células hay genes que actúan como relojes. Encontramos que si eliminas estos genes en un ratón, se pierde la ritmicidad del microbioma. Parece que estos relojes internos tienen influencia de múltiples parámetros e influyen a su vez sobre múltiples asuntos de salud.

Por lo tanto, trastocar tu ritmo circadiano trastoca el ritmo circadiano de las bacterias de tu microbioma, y eso parece ser una de las causas principales de la intolerancia a la glucosa y la obesidad que vemos asociadas con la perturbación del ritmo circadiano. Como la gente con desfase horario experimenta alteraciones parecidas a las de los trabajadores que laboran en el turno de noche y duermen de día (básicamente provocándose un desfase horario sin ir a ninguna parte), creemos que esto puede explicar por qué tantos trabajadores nocturnos padecen esas enfermedades metabólicas.[39] Comer de noche también puede causar esa perturbación (algo que los trabajadores nocturnos tienen que hacer). En nuestra investigación demostramos que cuando cambiamos el horario de comida de los ratones al día (los ratones normalmente comen de noche), la ritmicidad de su microbioma también se trastoca.

En otras palabras, tanto la genética como el estilo de vida (*jet lag*, turnos nocturnos, comer de noche) del huésped (el ratón o la persona) puede perturbar el ritmo circadiano e influir sobre la ritmicidad del microbioma, y perturbar el comportamiento normal de día de tus microbios puede tener graves consecuencias en tu salud.

El ritmo circadiano y los posibles efectos en la salud que su perturbación podría causar

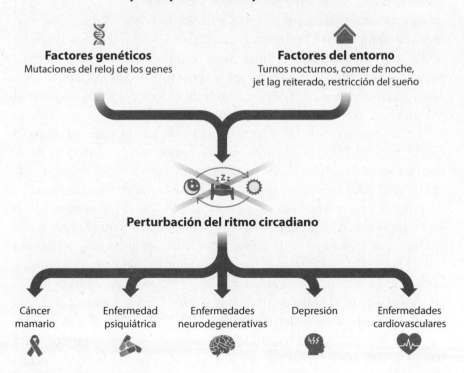

Factores genéticos
Mutaciones del reloj de los genes

Factores del entorno
Turnos nocturnos, comer de noche, jet lag reiterado, restricción del sueño

Perturbación del ritmo circadiano

| Cáncer mamario | Enfermedad psiquiátrica | Enfermedades neurodegenerativas | Depresión | Enfermedades cardiovasculares |

Perturbación de la luz azul

La luz perturba el ritmo circadiano, pero el color de la luz influye sobre qué tan grave será esa perturbación. Antes de que proliferara la electricidad, la luz provenía sobre todo del sol o del fuego, que contiene más ondas de luz rojas. Ahora casi toda la luz a la que estamos expuestos proviene de focos y, cada vez más, de pantallas de computadora y otros aparatos electrónicos, que contienen más ondas de luz azules. Piensa que 90% de los estadounidenses afirma que usa alguna forma de tecnología en las horas previas a irse a la cama.[40] Como la luz azul inhibe la producción de melatonina más que otras formas de luz,[41] las luces eléctricas y las pantallas trastocan más el ritmo circadiano. La luz que está compuesta más de ondas rojas, como la de vela o la de una fogata, no tiene este mismo efecto y no provoca un estado de vigilia en la misma medida, así que las perturbaciones del ritmo circadiano son más leves. Hace 200 años, cuando nuestros ancestros se quedaban levantados hasta después de la puesta de sol leyendo o socializando a la luz de las velas o de un buen fuego en la chimenea, esto probablemente no interfería con los ritmos circadianos tal como estar acostado en la cama mandando mensajes de texto o haciendo búsquedas en Google o leyendo en un lector electrónico o viendo televisión puede hacer ahora.

Por último, piensa en la frecuencia con que viajamos de una zona horaria a otra, algo que mucha gente, nosotros incluidos, ahora hace con regularidad. En 2015 más de mil millones de personas viajaron al extranjero,[42] comparadas con tan sólo 25 millones en 1950,[43] lo que aumenta enormemente la influencia del *jet lag* en el ritmo circadiano a escala mundial. Hay investigaciones que muestran que un desfase horario crónico podría influir sobre múltiples mecanismos de salud, desde la memoria y las funciones cognitivas[44] hasta la progresión tumoral.[45]

¿Qué se espera que hagas si tienes que trabajar el turno de noche o atravesar el país o viajar con frecuencia a otros continentes? ¿Qué haces si crees que eres adicto a la televisión o a tu computadora o teléfono inteligente? Algunas de estas cosas a lo mejor las tienes bajo control, y otras a lo mejor no, pero entender lo que está pasando cuando te alejas demasiado del hábito de despertar y dormir en sincronía con el sol puede ayudarte a entender tus riesgos de enfermedad. Por supuesto, depende de ti si decides hacer algo al respecto. En nuestra opinión no hay pruebas convincentes de que ninguna terapia pueda hacer menos perturbadoras esas conductas. Quizá has oído hablar de "remedios" como los suplementos de melatonina y los filtros y anteojos bloqueadores de la luz azul, pero la prueba no está ahí. Claro que si quieres puedes probarlos, pero en nuestra opinión la mejor estrategia es que vuelvas a sincronizarte con tus ritmos naturales tanto como sea posible y realista tomando en cuenta tus circunstancias y llevar la cuenta de cuánto y cómo duermes para que eso te ayude a ser más consciente de cómo eliges llevar tus horarios.

Ejercicio y conducta sedentaria

¿Podemos comer más, sin consecuencias, si hacemos más ejercicio? Tal vez, pero el problema es que la mayoría de nosotros no nos movemos suficiente a lo largo del día para que eso sea representativo. Antes de la Revolución Industrial la mayoría de los trabajos suponía una labor física relativamente intensa y luego llegaron las máquinas, y luego máquinas más avanzadas, que reemplazaron a muchos trabajadores. Y luego llegaron las computadoras.

Ni siquiera una hora en el gimnasio antes o después de tu trabajo de oficina puede compararse con el nivel de esfuerzo de un trabajo manual, ya ni se diga el esfuerzo que implicaría cazar en busca de alimentos, construir un refugio o caminar varios kilómetros para conseguir agua o interactuar con otros seres humanos. Evidentemente sigue habiendo mucha gente que realiza trabajos manuales, y, si no intervienen otros factores, puede ser que sean menos proclives a las enfermedades metabólicas.

También aquí el progreso en general ha sido beneficioso. Producimos fácilmente productos y servicios que nunca antes estuvieron disponibles, y podemos viajar prácticamente a cualquier lugar sin mucho trabajo en autos y aviones, así que ahora mucha menos gente tiene que esforzarse físicamente. En general el trabajo es mucho menos peligroso de lo que alguna vez fue. En el pasado mucha gente sufría daños físicos por los ambientes de trabajo hostiles y por accidentes laborales. Muchos trabajaban como agricultores, leñadores, mineros, pescadores, o bien en alguna fábrica, con pocas salvaguardas, si no es que ninguna. Sólo hasta tiempos relativamente recientes hemos conseguido leyes que protejan a los trabajadores y leyes sobre el trabajo infantil y una priorización de la seguridad.[46] Todo eso está muy bien. Todavía hoy, la investigación muestra que si bien la actividad física es buena, el duro trabajo manual está vinculado a un mayor riesgo de cardiopatía.[47] Trabajar demasiado duro es peligroso.

Hoy en día la mayor parte de los estadounidenses trabaja en escritorios. En 1970, 20% tenía un trabajo de oficina o alguno que requiriera una mínima actividad, mientras que 30% tenía empleos físicamente agotadores. Tan sólo 30 años después, 40% de los adultos de aquel país tenía trabajos que requerían muy poca actividad, mientras que sólo 20% trabajaba en algo que exigía un gran esfuerzo físico.

Investigaciones recientes han recalcado los peligros de pasar demasiado tiempo sentados, y lo equiparan con lo que antes era fumar[48] porque mientras más tiempo esté sentada la gente, más probable es, según la investigación, que con el tiempo llegue a tener diabetes, cardiopatía y obesidad. Incluso puede tener una vida más corta.

Además pasamos tiempo viendo esas omnipresentes pantallas. Sólo en los últimos 20 años han aumentado espectacularmente tanto la disponibilidad de pantallas como el tiempo que pasamos con los ojos puestos en ellas. En 1989 sólo 15% de los hogares tenía computadoras con acceso a internet. En 2009 ese número se elevó a 69%. Para la mayoría de nosotros un arduo día laboral significa estar sentados en un escritorio frente a una computadora durante ocho horas o más con una pausa para el almuerzo a la mitad, y la mayoría de nosotros sabemos que deberíamos movernos más, no menos. Al final del día, casi todos pasamos más tiempo sentados, ya sea enfrente de televisores o de regreso en nuestras computadoras para navegar por la red o por los medios sociales de comunicación, o bien en un sofá con el teléfono inteligente en la mano.

Si bien este constante tiempo de pantalla probablemente tiene un efecto psicológico sobre la cultura moderna, el efecto físico es evidente. La vida sedentaria conlleva riesgos a la salud.[49] Hay investigaciones que muestran una correlación directa entre las horas que uno se pasa sentado cada día y una mayor circunferencia de la cintura, niveles más elevados de triglicéridos en ayunas y resistencia a la insulina.[50]

"¡PERO TENGO EL GEN DE LA GORDURA!"

Naces con tus genes, con todo y mutaciones, y ésos no cambian. Sin embargo, eso no significa que los genes sean tu destino o que necesariamente correspondan a determinadas consecuencias en la salud.

Los genes son un factor de riesgo para ciertas enfermedades o afecciones, como la obesidad. Indican una tendencia pero no predicen un destino. Hace apenas unas decenas de años algunas afecciones, como la obesidad y la diabetes, eran mucho menos comunes globalmente, pero nuestros genes no han cambiado en este periodo tan breve. La salud y el peso, por el contrario, son en última instancia el resultado del efecto combinado de múltiples factores: tu ambiente externo, tu ambiente interno (incluido tu microbioma) y la epigenética, o si tus genes se activan con tu ambiente y en qué medida.

Cada uno de éstos afecta al otro de ida y de vuelta, en una danza de influjos que a la larga determina tu peso, tu salud y si presentarás o no alguna enfermedad.

- La genética influye sobre el riesgo de enfermedad. Tu ADN determina con qué mutaciones y con qué variantes de cada gen naces, y eso puede influir sobre la función genética. Por ejemplo, puedes tener una mutación en el gen responsable de producir la enzima que descompone la lactosa, y eso podría hacer que te vuelvas intolerante a ella. Sin embargo, si consumes poca o ninguna lactosa esa tendencia nunca se manifestará.
- La genética influye sobre el microbioma, aunque no tanto como podrías pensar. Estudios recientes (el nuestro entre ellos) muestran que hasta cierto punto la genética determina la composición del microbioma. Por ejemplo, los gemelos idénticos tienden a tener microbiomas un poco más parecidos que los mellizos,[51] que tienen microbiomas más parecidos que los hermanos, que tienen microbiomas más parecidos que las personas que no están emparentadas entre sí. Con todo, nos sorprendió descubrir lo pequeña que es esa influencia realmente.
- La genética influye sobre la epigenética. Está demostrado que nuestro ADN codifica los programas que determinan cuándo, dónde y en qué medida se activarán los genes en el cuerpo.
- El entorno influye sobre el microbioma. Según algunas investigaciones, la gente con distintos hábitos alimentarios (y la dieta es un buen ejemplo de entorno) tiene distintos microbiomas. Sabemos que las bacterias se alimentan con lo que comemos, y por tanto la entrada nutricional necesariamente mueve las configuraciones del microbioma en buena medida.
- El entorno influye sobre la epigenética. Sabemos que nuestros ambientes y comportamiento —por ejemplo la temperatura, las estaciones, el sueño o la actividad física— influyen sobre la actividad genética.
- El microbioma y la epigenética se influyen mutuamente. Las bacterias del microbioma producen moléculas y metabolitos (moléculas más pequeñas) que afectan la actividad genética. A su vez, la actividad genética produce metabolitos que afectan la actividad bacteriana.

- El microbioma y la epigenética influyen sobre el riesgo de enfermedades metabólicas. Esta interacción de ida y vuelta de los metabolitos producida por el microbioma y los genes también influye en los procesos metabólicos del cuerpo, entre ellos los que pueden aumentar el riesgo de enfermedad metabólica, como el almacenamiento, uso y descomposición de la grasa.

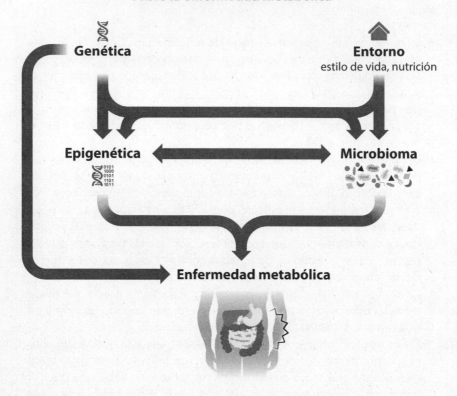

Interacción y efectos de diferentes factores sobre la enfermedad metabólica

Es barata y abundante… ¿pero es comida?

Hasta ahora no hemos hablado mucho de comida, y en el siguiente capítulo tenemos mucho que decir sobre ideas falsas en torno a la nutrición, pero consideremos también cuánto ha cambiado en nuestro sistema alimentario, en nombre del progreso y del objetivo de alimentar eficiente y económicamente a una gran población. Estamos hablando de la producción industrial de alimentos, y si bien ese sistema de alta tecnología (y altamente redituable) ha traído consigo montones de comida barata para todo mundo, también se ha traducido en una muy documentada disminución de la calidad y pureza de los alimentos.

Hay algo que podemos decir a favor de ese sistema: es eficiente. Ya no tenemos que comer únicamente los alimentos de temporada ni depender nada más de lo que puede cultivarse en nuestra zona inmediata. Fácilmente podemos comprar en nuestros supermercados locales, en cualquier momento, alimentos de otros países y que no son de temporada en nuestra región: naranjas de Florida, aguacates de México, plátanos de América del Sur, jitomates cherry de Israel o mandarinas de España.

COMEMOS MÁS

En los países desarrollados la mayoría de la gente ingiere más calorías de las que necesita como combustible para su estilo de vida, en gran parte sedentario.[52] En el mundo, entre 1964 y 1966, la persona promedio consumía 2358 kilocalorías diarias. En 2015 ese número brincó a 2940. En países industrializados el número ha aumentado de 2947 entre 1964 y 1966 a 3440 en 2015. Aunque la idea de que las calorías son directamente equivalentes al aumento o pérdida de peso es problemática, estamos experimentando un consumo de casi 180000 calorías más cada año.

De hecho, la mayoría de los alimentos que consumimos hoy en día probablemente no son de producción local. La comida local es tan poco común que hasta se ha puesto de moda y algunos supermercados y tiendas de alimentos naturales la ofrecen como una rareza que sólo unos cuantos privilegiados se pueden permitir. Incluso los que ahora tratan de consumir lo producido en su región, por lo general no pueden hacerlo todo el tiempo, a menos que quieran limitar drásticamente sus opciones. Si bien no hay muchas investigaciones sobre el impacto de este cambio al consumo de productos no de temporada y no locales en los hábitos alimenticios, es a todas luces un cambio que ya podría estar teniendo un impacto sobre lo que comemos y lo que nuestros cuerpos (y microbiomas) hacen con esos alimentos.

Otro aspecto fundamental del sistema industrial de alimentación es un cambio en la mismísima naturaleza de los alimentos. Debido a la hibridación y manipulación de los alimentos para aumentar la cosecha, mejorar el sabor y la apariencia y ayudar a la comida a aguantar los viajes a través del país o incluso de un continente a otro, los alimentos más populares se han transformado significativamente de diversas maneras en los últimos 100 años. Por ejemplo, para producir más carne de manera más eficiente, los animales criados para consumo suelen vivir en lugares apretados con cientos o a veces miles de otros animales. Por vivir en esos espacios, los animales son más proclives a las infecciones, así que les suelen dar antibióticos para prevenir enfermedades y la muerte. En los Estados Unidos a las vacas se les acostumbra dar hormonas para aumentar la producción de leche o el tamaño de los músculos (aunque debido a la presión pública, los ganaderos están optando cada vez más por no hacer esto). Los animales también se crían para una mayor producción de leche y carne, de modo que, tras múltiples generaciones de cría selectiva, los animales muchas veces se ven muy distintos a las generaciones anteriores: más voluminosos, con músculos mucho mayores, ubres más grandes y traseros más altos para adaptarse a las ordeñadoras.

Los animales no son las únicas fuentes de alimentos a manipular. Plantas alimenticias populares que son fáciles de cultivar en grandes cantidades, como el maíz, la soya y el trigo, son omnipresentes en nuestro suministro de víveres y se han producido deliberadamente para que con el tiempo contengan más almidón, menos cascarilla y un sabor más dulce. Estos alimentos también se han descompuesto en ingredientes como el jarabe de maíz de alta fructosa, el almidón de trigo o la proteína de soya aislada, y que luego se usan para endulzar o para añadir masa, carbohidratos y proteína a los alimentos procesados. Las plantas también se tratan rutinariamente con pesticidas para minimizar el daño causado por insectos y maximizar las cosechas. Estos cambios se traducen en más comida que dura más tiempo en los estantes y sabe bien, pero este nivel de procesamiento es tan reciente que aún no entendemos a cabalidad cómo afectará la salud humana.

Si obtenemos suficiente proteína, carbohidratos y grasa, y no comemos demasiado, ¿de verdad importa qué alteraciones se hagan en el cultivo y manufactura de nuestros alimentos? No conocemos la respuesta. Desafortunadamente no ha habido mucha investigación que tenga como objetivo medir los efectos aislados de cada uno de estos cambios y su impacto sobre la salud. Sin embargo, como en efecto son cambios de mucho peso, creemos que podemos decir sin temor a equivocarnos que su impacto potencial —ya sea negativo, positivo o ambas cosas— es significativo.

Capítulo 3

La autopista de la desinformación

Hay otro cambio en el mundo moderno que tiene que ver con la salud pero es muy distinto de otros tipos de progreso porque está más presente y es menos evidente. Creemos que es tan importante ser conscientes de este tema que le hemos dedicado un capítulo. Antes de que leas otro estudio científico o, sobre todo, otro artículo o blog basado en un estudio científico, esperamos que leas y digieras esta afirmación: no siempre puedes confiar en lo que lees, escuchas o crees que sabes.

En nuestro mundo moderno, la información es ama y señora, pero creemos que sería más exacto decir que la desinformación y la información errónea han tomado el castillo. No iríamos tan lejos como para afirmar que diseminar la información nunca haya estado exento de problemas, pero en nuestra era es muy difícil discernir la verdad, ya sea que se aplique a acontecimientos mundiales, a la política, a noticias locales o, nuestro enfoque aquí, la ciencia de la nutrición.

La información está más disponible que nunca antes, y esto ha beneficiado al conocimiento general. Por ejemplo, los pacientes saben más sobre sus afecciones médicas que antes porque hay muchos recursos accesibles para que la gente aprenda sobre salud. Pero precisamente porque tanta gente busca en internet información sobre salud, medicina y nutrición, creemos que es importante conocer el mejor modo de evaluar y emplear la información que puedes encontrar ahí.

Lo primero que hay que entender es que la ciencia está trabajando. Los científicos saben, entienden y han estudiado muchos aspectos de la salud, la enfermedad y la nutrición. Con todo, muchas preguntas aún no se han respondido. La ciencia no está terminada. Desafortunadamente, las preguntas no respondidas no son noticia ni sirven como anzuelo de clics, así que existe la tendencia a crear la impresión de que la ciencia tiene respuestas que son más finitas, completas y aplicables de lo que son en realidad.

Es fácil ver cómo puede pasar esto. Los estudios conciernen específicamente a sus propios sujetos de investigación. Los resultados que inciden en un grupo particular de personas o animales estudiados en un conjunto estipulado de circunstancias y a lo largo de una cantidad de tiempo establecida no necesariamente pueden aplicarse a toda la población. Por ejemplo, un estudio con ratones puede arrojar un poco de luz sobre un proceso en seres humanos, o no. Si un grupo de ratones de un estudio pierde peso con una dieta baja en grasas, por ejemplo, eso no significa que toda la gente va a adelgazar con una dieta baja en grasas. Algunas personas quizá sí, pero el que esta clase de investigación exista no significa que sepamos nada de manera definitiva.

Por esta razón, la mayoría de los estudios incluye una especie de advertencia que explica las limitaciones o declara que la teoría requerirá mayores estudios. Cualquiera puede sin duda especular que las conclusiones de una investigación tienen mayores aplicaciones que el estudio mismo o que ahora es un hecho porque está apoyado por investigaciones, pero eso es diferente de tener una prueba. Mientras más chico el estudio y más diferentes de los seres humanos sean los sujetos (como ratones o moscas de la fruta), menos probable es que los resultados puedan aplicarse definitivamente a la gente en general. Para saber algo de manera concluyente hay que pasar por un proceso largo y complejo. A menos que el estudio se haga sobre humanos y sea a muy grande escala (y aun así), sólo son hipótesis, no hechos. Sin embargo, como nos gustan los mensajes simples y directos y las reglas que nos dicen qué hacer, los medios de comunicación responden a los nuevos descubrimientos haciendo que incluso los resultados tentativos de las investigaciones suenen como si fueran hechos y se aplicaran a todo mundo. Así es como puede pasar:

■ **A veces se apresura la investigación.** Si bien la mayoría de las veces los investigadores hacen todo lo posible por publicar sus descubrimientos sólo cuando sus estudios están completos y han sido adecuadamente analizados (lo mejor que se pueda), a veces se ven presionados a publicar sus estudios aunque sea prematuramente, pues a menudo sus financiamientos y ascensos dependen de esas publicaciones. En la mayoría de los casos, pero no en todos, los trabajos científicos son sometidos a un proceso anónimo de revisión colegiada.

- **No todas las publicaciones científicas son igual de rigurosas.** Los investigadores publican su trabajo en forma de artículo en una revista científica, en el que explican su proceso y conclusiones. Las revistas científicas difieren mucho unas de otras con respecto a su calidad, el rigor de su edición y las políticas de publicación, pero los medios de comunicación generalistas suelen hacer caso omiso de esas diferencias.

- **Los comunicados de prensa pueden simplificar o sobreinterpretar las investigaciones publicadas.** Las publicaciones de investigación suelen considerarse un escaparate de la universidad y una manera efectiva de atraer a los filántropos. Una vez publicada la investigación científica, muchas veces el instituto o la universidad del investigador o investigadora escribe un comunicado de prensa sobre el trabajo, y por lo general el equipo de relaciones públicas del instituto presiona para que se simplifique la historia y se dé un mensaje con un balance final. Eso da lugar a una gran tentación de generalizar y simplificar los resultados todavía más para que con ellos puedan hacerse buenas notas con buenos titulares. Muchas veces los periodistas no han leído el estudio original y trabajan sólo a partir del comunicado de prensa.

- **Las buenas historias se propagan rápidamente en los medios y a menudo se modifican en el camino.** Si la historia suena muy interesante, otros periodistas parafrasearán a la primera ronda de periodistas sin siquiera leer el comunicado de prensa original, ya ni se diga el artículo original.

- **La euforia que provoca el tema de la nutrición es particularmente contagiosa.** En el campo de la nutrición, que es tema de interés para la mayoría de la gente, la "reacción en cadena" es de lo más pronunciada y a menudo lleva a una producción serial de titulares inexactos sobre los descubrimientos, por decir lo menos. En casos poco comunes se mandan los comunicados de prensa incluso antes del proceso de revisión colegiada y de la publicación, lo que trae consigo una histeria colectiva infundada. Un ejemplo clásico de esta tendencia fue un artículo sobre un estudio que mostraba que en un tubo de ensayo la acrilamida puede presentar propiedades cancerígenas. En 2002 se extendió por los medios como reguero de pólvora una historia según la cual alimentos comunes, como las papas fritas y el arroz, que contienen acrilamida, podían causar cáncer. Eso era una exageración flagrante, pero los titulares llamativos estuvieron en todas partes por un breve tiempo y causaron una histeria colectiva sin contenido real.

INVESTIGACIÓN OBSERVACIONAL FRENTE A INVESTIGACIÓN INTERVENCIONISTA

Mientras más entiendes cómo funcionan los diferentes tipos de investigación científica, más críticamente puedes analizar la verdad detrás de las conclusiones. Hay dos tipos principales de estudios de investigación. Los estudios observacionales (también llamados *epidemiológicos*) se hacen sobre grandes poblaciones —cientos y a veces muchos miles de sujetos— y a menudo a lo largo de mucho tiempo, con un seguimiento de los sujetos que puede durar meses, años o incluso décadas. Éstos pueden mostrar tendencias interesantes pero también están llenos de factores que pueden provocar confusión: otras cosas que podrían estar influyendo sobre los resultados porque la gran población y el largo periodo hacen que sea mucho más difícil aislar el efecto de un parámetro sobre otros.

El otro tipo de estudios son los intervencionistas. Éstos se controlan de manera más rigurosa, así que son mejores para demostrar causalidad (que la intervención directamente causa un cambio). Sin embargo, por lo general son estudios muy pequeños, en ocasiones de tan sólo 10 o 20 sujetos: rara vez 100 o 200, e incluso éstos se consideran pequeños. Además los estudios intervencionistas por lo general están pensados para mostrar los beneficios de una intervención, así que las posibles deducciones sobre efectos perjudiciales no son el foco de atención y quizá no sean tan rigurosas. En otras palabras, los estudios intervencionistas son más apropiados para demostrar que algo funciona, no que no funciona, y aunque es menos probable que tengan factores que provoquen confusión, es mucho más difícil generalizar los resultados a una población numerosa.

Intereses de la industria

Cuando hay dinero de por medio puede resultar aún más difícil saber qué es y qué no es verdadero. Cuando hay miles de millones de dólares implicados, hay mucho más en juego. Desafortunadamente en la ciencia hay mucho dinero, sobre todo cuando la industria participa en el financiamiento de las investigaciones. Si una industria adinerada les paga a unos científicos para hacer un estudio deseando un resultado positivo en relación con el producto de la industria (ya sea un producto alimenticio, un medicamento o algo más), hay mucha presión sobre los científicos para que lleguen al resultado que la industria financiadora está buscando.

Un buen ejemplo de este sesgo es un informe surgido recientemente que muestra que en la década de 1960 el grupo azucarero Sugar Research Foundation (Fundación para la Investigación del Azúcar, ahora conocido como la Sugar Association o Asociación del Azúcar) les pagó a tres científicos de Harvard para que en una reseña sobre una investigación sobre los efectos del azúcar y la grasa en la salud cardiaca presentaran la información de manera sesgada para subrayar el papel de las grasas saturadas y restar importancia al papel del azúcar.[1] La reseña, publicada en el *New England Journal of Medicine*,[2] probablemente influyó para promover la idea, aún muy extendida, de que la grasa dietética y no el azúcar es la causa principal de las cardiopatías, aunque hay escasas pruebas de que la pura grasa dietética pueda estar implicada en ellas.

Uno de estos científicos vendidos era D. Mark Hegsted, que más adelante se convirtió en director de nutrición en el Departamento de Agricultura de los Estados Unidos, donde ayudó a redactar uno de los primeros documentos que sentaron el trabajo preliminar para las directrices dietéticas de los Estados Unidos,[3] documento que en ninguna de sus encarnaciones ha prescindido de la influencia de la industria.[4] Imagina que tuvieras que crear un documento que le aconsejara a todo un país qué comer, pero la gente que gana mucho dinero vendiendo todos los productos alimenticios que puedes o no recomendar está en tu comité asesor.

Esta influencia sobre las investigaciones ocurre todo el tiempo. En 2015 se reveló que Coca-Cola, una de las mayores productoras de bebidas del mundo, se había asociado con un grupo de investigadores para correr la voz de que el azúcar tenía muy poco que ver con la obesidad y sólo estaba implicada de manera significativa en la caries dental.[5] Otro ejemplo: dio la pura casualidad de que un estudio con el sorprendente mensaje final de que los niños que comen dulces tienden a pesar menos que los niños que no, estaba avalado por empresas dulceras.[6] Todo científico sabe que cuando la gente que financia una investigación tiene un interés creado en sus resultados hay presión sobre los científicos para que generen una conclusión digna de titular que beneficie el balance final del patrocinador. Se trata de dinero, no de salud pública.

POLÍTICA ALIMENTARIA

Si te interesan la política alimentaria y los efectos de los intereses de la industria alimentaria sobre la ciencia, una gran fuente de información es Marion Nestle. Puedes encontrar su blog y ligas a sus libros en www. foodpolitics.com. Marion lleva la cuenta de los estudios financiados por la industria alimentaria que en última instancia han apoyado la causa de esa industria. En el momento en que escribimos esto, la actualización más reciente tenía el marcador en 156 que han apoyado y 12 que no han apoyado.[7] Esto quizá no sea sorprendente, pero con toda seguridad no aumenta la confianza en la ciencia.

Ciencia defectuosa

Por último, hay problemas con la calidad de algunas investigaciones científicas que pueden influir en la fiabilidad de las conclusiones científicas. Más allá de las presiones de los medios y la industria, los científicos no siempre tienen toda la información que necesitan o, siendo humanos, en ocasiones pueden planear estudios que no toman en cuenta importantes influencias. La investigación puede ser defectuosa de muchas maneras, o resultar defectuosa cuando surgen nuevas investigaciones. La ciencia de la nutrición es difícil porque la naturaleza de su tema dificulta construir un estudio con conclusiones confiables que se apliquen a todo mundo. Varias razones lo explican:

Los científicos no pueden hacer estudios gratuitamente. Alguien tiene que pagarlos. Si quieres hacer un gran estudio con decenas o cientos de miles de personas, el estudio mismo no puede ser demasiado complejo o el costo sería prohibitivo. Las cantidades de participantes hacen subir el costo. Quizá sólo puedas medir unas cuantas cosas como edad, género o índice de masa corporal (IMC), o quizá tengas que depender de que la gente misma te informe qué comió, lo cual puede ser inexacto, sobre todo en un grupo grande. Sin embargo, estudios con mediciones limitadas como éstas normalmente no resultan ser muy informativos.

La otra opción, para no excederse del presupuesto, es estudiar más parámetros pero en menos gente. Un estudio de este tipo podría examinar los efectos de una intervención dietética, como pocas grasas contra pocos carbohidratos, pero en un grupo de quizá sólo 10 o definitivamente menos de 50 sujetos. Esto también hace que los resultados sean potencialmente menos útiles o menos indicativos de lo que se aplicaría a un grupo grande de personas. Incluso en estudios como éstos normalmente no hay dinero para verdaderos experimentos de alimentación, en los que los investigadores proporcionan toda la comida para poder controlar directamente lo que consume la gente. Por lo general a los participantes del estudio se les indica qué comer, y ellos comen por su cuenta sin ninguna supervisión de los investigadores. Cabe la posibilidad de que no sepan exactamente cómo seguir la dieta, o pueden no seguirla de acuerdo con las indicaciones. Si no hay una medida objetiva de qué tan rigurosamente puede la gente adherirse a la dieta, entonces las conclusiones no serán confiables.

La comida es compleja. Imagina un estudio sobre dietas bajas en grasa en comparación con las bajas en carbohidratos. Si les dices a los participantes que coman una dieta baja en grasas o una baja en carbohidratos, probablemente harán lo que creen que se espera que hagan, pero sería muy difícil controlar completamente esos macronutrientes. Muchas verduras contienen algo de grasa y algo de carbohidratos. Los cereales integrales contienen grasa. La carne sola sin ningún agregado no contiene carbohidratos, pero mezclada con cualquier otra cosa sí. ¿Y cuál es el significado de "bajo"? Podrías contar gramos de carbohidratos o de grasa, pero no puedes controlar siempre lo que la gente realmente va a comer, lo que te va a decir que está comiendo o lo que piensa que es correcto comer, a menos que la mantengas en un ambiente aislado y controles completamente todo lo que coma. Pero eso tampoco es muy buena medida de la vida real, así que los resultados pueden no ser útiles. En realidad nunca puedes aislar por completo esos nutrientes. Además, en ocasiones los estudios afirman resultados basándose en ciertas clases de alimentos, pero si miras los alimentos realmente consumidos puedes ver el problema. Por ejemplo, muchos estudios de nutrición en ratones dan de comer comida para ratones rica en grasas para que los animales suban de peso, e informan que los alimentaron con esta "comida rica en grasas", pero la comida para ratones rica en grasas es también muy rica en azúcares. Entonces ¿era la grasa lo que hacía al ratón subir de peso o los carbohidratos del azúcar? Si la comida para ratones es compleja, imagina lo confusa que puede llegar a ser la variada dieta humana.

La salud y el peso son complejos. Hay muchos factores que tienen consecuencias en la salud a lo largo de un tiempo prolongado, entre ellos el peso. Es sumamente difícil aislar los efectos de componentes individuales sobre la salud o el peso, y concluir algo distinto es irresponsable. Por ejemplo, si alguien baja de peso haciendo una dieta baja en carbohidratos, ¿podemos estar seguros de que fue por la cantidad reducida de carbohidratos en la comida o por una combinación de muchos factores, y podemos luego extrapolar esos datos a la población general? Hay que reconocer que no podemos. Sin embargo, los medios saben que queremos oír qué nos ayudará a bajar de peso, así que una vez más generalizan o hacen suposiciones a las que la investigación apunta pero que no ha confirmado de manera definitiva. Independientemente de si las expresan los científicos, sus instituciones o los medios, cuando estas conclusiones fallidas afectan los comportamientos comunes y las políticas gubernamentales relacionadas con la salud (como la creación de la pirámide alimenticia; véase la página 88), puede ser peligroso para la salud pública.

Progresos de la ciencia. La ciencia no es nada más una lotería: también puedes considerarla una obra de arte. Einstein dijo: "La formulación de un problema es a menudo más fundamental que su solución, que puede no ser más que cuestión de habilidad matemática o experimental. Para plantear nuevas preguntas y nuevos problemas y considerar los viejos problemas desde un nuevo ángulo se requiere imaginación creativa, y eso es lo que señala auténticos progresos en la ciencia".[8] Todo mundo sabe que la ciencia alguna vez "demostró" que el mundo era plano y que el Sol daba vueltas alrededor de la Tierra, hasta que alguien se atrevió a impugnar esas posturas y, con técnicas científicas más nuevas y avanzadas, demostró lo contrario.

Aunque ahora sabemos que la Tierra es redonda, como científicos no nos parece tan "erróneo" que los científicos alguna vez hayan creído que era plana. El método científico es directo: recolectas datos y luego los usas para construir un modelo para el mundo. Si tus datos son consistentes con tu modelo, puedes decir que tu modelo es posible. Por supuesto, también deberías establecer que hay otros modelos posibles, si también éstos son consistentes como los datos. Los modelos que ya no son consistentes pueden cambiarse, o debería cambiar nuestra interpretación. La ciencia a veces está en lo correcto, sólo en la medida en que los datos demuestran el modelo, pero nuevos datos pueden demostrar que ese modelo es incorrecto. Así se hace el progreso. Es muy difícil demostrar algo de manera plena y definitiva. Como el famoso estadístico George Box dijo una vez: "Todos los modelos están mal, pero algunos son útiles". Estamos de acuerdo en que todos los modelos que creamos no serán sino aproximaciones, pero aun así pueden darnos ideas.

Lo mismo se aplica a la ciencia de la nutrición. Lo que sabemos sobre la nutrición humana sigue evolucionando, y cierto conocimiento del pasado, probado científicamente tan bien como la ciencia de la época podía haberlo hecho, ahora está demostrándose que no es verdadero. Esto no se debe a que la ciencia se equivocara sino a que ha progresado y evolucionado. En otros casos los modelos pueden pulirse: no necesariamente refutarse del todo sino elucidarse más. Datos anteriores, o previas limitaciones en nuestra capacidad de elaborar los modelos, daban lugar a una formulación. Con datos nuevos, a veces podemos revisar el modelo y pulirlo de modo que dé cabida a esos datos actualizados. Confiamos en el proceso científico —aun cuando esté incompleto— porque siempre hay lugar para seguir construyendo sobre lo que ya sabemos.

Esto nos regresa a la pregunta: ¿por qué la ciencia nunca ha encontrado una dieta perfecta que funcione para todo mundo? Ha habido muchos modelos nutricionales que parecen contradictorios —vegetariano, bajo en carbohidratos, rico en grasas, bajo en grasas— pero, de hecho, esa aparente contradicción puede resolverse si le sumas al modelo el individuo como un parámetro activo, incluidos su genética, su microbioma y su entorno. Creemos que estos modelos múltiples —todos los cuales aseguran funcionar— en efecto estaban en lo correcto, a fin de cuentas, porque diferentes modelos han funcionado para diferentes personas. Esto es exactamente a lo que nos referimos cuando hablamos de pulir los modelos nutricionales existentes.

Hasta ahora la ciencia ha tenido pendiente descubrir en qué medida los cuerpos individuales responden de manera diferente a la comida. El modelo de nutrición personalizada no siempre desmiente los modelos anteriores pero muestra que están incompletos. Einstein no refutó las teorías y leyes de Newton sino que demostró que se aplican sólo en ciertas circunstancias. Del mismo modo, creemos que esos modelos nutricionales anteriores, que suponían que existe una única dieta que es la mejor para todo mundo, pueden aplicarse a poblaciones de estudio específicas pero simplemente no son congruentes con los datos científicos más generales obtenidos: concretamente, que diferentes personas tienen diferentes respuestas a la misma comida, con lo que se demuestra que no es posible que haya una dieta estandarizada que funcione para todo mundo. En vez de eso proponemos que la nutrición personalizada ofrece una nueva teoría unificadora en la ciencia de la nutrición que es congruente en su totalidad con los datos científicos que están saliendo a la luz.

Mientras nos introducimos en este nuevo territorio inexplorado, nos emociona traerte con nosotros en este viaje y mostrarte lo que hemos aprendido y cómo algunos modelos nutricionales que alguna vez se consideraron verdaderos ya se han corregido o refutado. Esto es la base para cambiar conductas alimentarias que en el pasado han tenido una influencia negativa sobre la salud y promete un cambio de dichas conductas que pueda tener una influencia positiva sobre la salud en el futuro. Te tenemos un nuevo modelo científico para que lo descubras, y podemos mostrarte cómo usarlo para personalizar tu dieta y mejorar tu vida y tu salud ahora mismo.

Capítulo 4

Todo lo que creías saber sobre la nutrición podría estar equivocado

¿Y si te dijéramos que todo lo que creías saber de nutrición, alimentación saludable y dietas para bajar de peso probablemente está equivocado? ¿Y si te dijéramos que a nosotros, a pesar de ser científicos que estudian información nutricional, también nos han embaucado?

La historia del doctor Segal

Yo no siempre tuve un peso saludable. Por un periodo de aproximadamente 15 años pesé entre 18 y 23 kilos más de lo que peso hoy y tuve un IMC de 28 a 29, que está declaradamente en la categoría de sobrepeso y a tan sólo uno o dos puntos de indicar obesidad. En ese periodo cursé mis estudios de licenciatura en Israel y de doctorado en Stanford, hice mi trabajo postdoctoral en Rockefeller y empecé a trabajar como profesor en el Instituto Weizmann.

Podrías pensar que comía lo que quería y no prestaba ninguna atención a las recomendaciones alimenticias y al conocimiento general, pero no es así. Todo lo contrario. Yo era muy consciente de los asuntos de salud e incluso estaba al día de los saberes profesionales y prácticos, no sólo porque leía muchos libros de salud sino también porque mi esposa, que en ese tiempo se graduó como nutrióloga clínica, también estaba siempre pendiente de los asuntos de salud. Ella seguía las directrices alimenticias generalmente recomendadas y también a mí me obligaba a seguirlas, me gustara o no.

En ese tiempo mi dieta seguía las recomendaciones de la Asociación Dietética Estadounidense y era lo que muchos considerarían sana. Comía carne todos los días, sobre todo de pollo. Comía principalmente alimentos cocinados en casa y sólo de vez en cuando en restaurantes o fondas. Muy rara vez tomaba bebidas azucaradas y era un gran consumidor de refrescos de dieta. No comía de más y por lo general seguía los dictados de mi apetito. Comía verduras y muchos alimentos bajos en grasa, como yogures y productos lácteos descremados. Comía dulces pero no muy seguido (casi nunca más de una vez al día y en cantidades moderadas). Prestaba atención a las calorías y limitaba los alimentos muy calóricos y con mucha grasa, como las nueces y el aguacate. Limitaba mi consumo de alimentos ricos en colesterol, como los huevos y el hígado; comía entre dos y tres raciones de fruta al día, y ponía atención a la sal en la comida para tratar de limitar su consumo. Hacía mucho menos ejercicio que ahora, pero algo hacía, quizá una o dos actividades físicas a la semana, como jugar basquetbol con los amigos. Era, en teoría, el vivo retrato de la vida sana.

La realidad era muy distinta. A pesar de esta vida al parecer saludable y consciente, tener sobrepeso me preocupaba y muchas veces traté de hacer algo al respecto. Probé varias dietas, algunas planeadas con todo detalle por mi esposa nutrióloga. La mayoría de ellas se basaba en la restricción de calorías pero usaba diferentes estrategias. Algunas limitaban la ingesta de grasas a un mínimo. Probé también algunas dietas de desintoxicación, como una de cinco días de no consumir más que jugos. Algunas funcionaron y otras no, pero incluso si bajé de peso, siempre volví a subir.

La historia del doctor Elinav

En lo que a mí respecta, mi familia tiene una historia de sobrepeso y yo he batallado con eso toda la vida. He pasado de una dieta a otra y en ocasiones las que probaba funcionaban, pero casi siempre suponían una seria restricción calórica. Eso generalmente traía como consecuencia un súbito adelgazamiento pero era difícil mantener ese peso dado mi estilo de vida, así que nunca pude seguir mucho tiempo con esas dietas restrictivas: al cabo de unos cuantos meses relajaba las reglas un poco más cada vez, y a la larga volvía a subir todos los kilos que había bajado y hasta más.

Cuando no estaba a dieta a menudo trataba de cumplir con esas recomendaciones "de toda confianza" que aprendemos: comer menos grasa, comer más frutas y verduras, bajarle al azúcar, etcétera, pero nunca sentí que estas reglas fueran del todo indicadas para mí, así que tarde o temprano recaía en mi viejo modo de comer.

Cuando el doctor Segal y yo empezamos a calibrar el Proyecto de Nutrición Personalizada para asegurarnos de que nuestros algoritmos estaban funcionando correctamente, con gusto me ofrecí para ser uno de los primeros "conejillos de indias". En ese momento tenía unos kilos de más, así que supuse que mal no me iba a hacer y quizá hasta aprendería algo nuevo. Tal como esperaba, mis niveles de glucosa, incuso en ayunas (a primera hora de la mañana), estaban en el rango "normal alto" de alrededor de 100 mg/dl. (en el capítulo 6 te diremos más sobre los rangos que se consideran normales, prediabéticos y diabéticos). Luego hice una semana de prueba, comiendo lo que normalmente comería y también experimentando con alimentos que siempre había creído "sanos", entre ellos pan, sushi y toda clase de frutas y verduras. También intenté con alimentos que por muchos años había tratado de evitar: mantequilla en el pan, helado, cerveza y papas al horno. Me daba mucha curiosidad ver cómo reaccionaría a esta amplia gama de alimentos.

Al final de la semana me sorprendió descubrir que el pan me subía la glucosa a unos niveles alarmantes. Lo mismo pasaba con varios otros alimentos, algunos de los cuales eran parte integral de mi dieta, como papas, pimientos y hasta la sacarina, que por muchos años usé como sustituto de azúcar en el café (soy alguien que bebe café en exceso). En ese lapso además bebí como un litro y medio de refresco de dieta cada día. También me sorprendió descubrir algo que no me provocaba picos de glucosa: ¡ponerle mantequilla al pan! Cuando comía helado y sushi y tomaba cerveza con moderación (no más de una o dos al día), mis niveles de glucosa casi no cambiaban.

Como soy un científico escéptico, reiteradamente volvía a hacer mis chequeos de estos alimentos, y los resultados eran consistentes. Desde entonces, y desde que llegamos a la conclusión del Proyecto de Nutrición Personalizada, he personalizado mi dieta. Ya no como pan y ya no consumo sacarina, pero me permito un poco de helado y una cerveza de vez en cuando. En los últimos tres años —el periodo más largo que puedo recordar— he podido controlar mis niveles glucémicos y el peso sin tener que renunciar a algunos de mis lujos predilectos. Tengo la esperanza de que los estudios a largo plazo en los que estamos actualmente trabajando ofrezcan pruebas estadísticas sólidas de que los cambios que he introducido han sido en efecto la razón para que mis mediciones de salud hayan mejorado y yo haya bajado de peso, y así otros puedan disfrutar de los mismos beneficios.

De dónde salen los mitos sobre la nutrición

Por supuesto que no somos los únicos que en el pasado dieron por sentado que la información nutricional estándar era verdadera y exacta y le funcionaba por igual a todo mundo. Hay reglas nutricionales básicas que a todos nos han enseñado desde muy jóvenes y las tenemos tan arraigadas que hasta se siente mal ponerlas en duda. Imagina una habitación llena de niñas y niños escuchando a una maestra sonriente y amigable que sostiene un póster con una sencilla pero colorida pirámide o una gráfica con un plato lleno de ilustraciones infantilizadas de alimentos. La mayoría de las imágenes son alimentos que los niños reconocen: platos de espagueti, cereal y arroz. Hay pan y galletas, zanahorias y lechuga, manzanas y uvas, un vaso de leche, una rebanada de queso, un pavo, un filete, un pescado: imágenes que representan los alimentos que según el cartel la gente debería comer para estar fuerte y saludable. El sermón seguramente decía algo como esto: "Come más de lo que ves en la base de la pirámide [cereales] y menos de lo que ves en la punta [grasa dietética y azúcar añadida]".[1] El mensaje estaba claro: todos deberíamos comernos todo el cereal y bajarle a la grasa y al azúcar. Las cosas de en medio (frutas, verduras, carne y productos lácteos) están bien para comerlas en moderación... o al menos eso es lo que nos dijeron.

Esta lección escolar aparentemente benigna es donde empezó la programación nutricional para la mayoría de los estadounidenses, y venía apoyada por el hecho de que el consejo provenía del gobierno de los Estados Unidos. Aunque algunos escucharon el sermón anterior a la pirámide alimenticia que mostraba los "cinco grupos de alimentos" y otros el sermón posterior a la pirámide que mostraba la gráfica del plato sin las caricaturas de comida, el consejo ha seguido siendo prácticamente el mismo por muchos años. Y como venía del gobierno, casi todo mundo creía que estaba basado en la ciencia de la nutrición y que si se cumplía daría como resultado una buena salud. Sin importar dónde o cómo comieras —muchas comidas hechas en casa o mucha comida rápida o procesada—, la lección seguía siendo: "Come sobre todo cereales como el pan y la pasta, luego muchas frutas y verduras, un poco menos de queso y carne y apenas un poquito de grasa dietética y azúcar añadidas. Ésta es la mejor manera de comer para todos".

Muchos otros países también adaptaron estas directrices estadounidenses (aunque de hecho los Estados Unidos sacaron el concepto de la pirámide alimenticia de Suecia). Hasta el ministro de Salud de nuestro propio país, Israel, empleó las directrices estadounidenses. No cabe duda de que la influencia de estos conceptos nutricionales básicos está generalizada y se ha internacionalizado. ¿Pero se trata de un buen consejo? Lo que es más, ¿se basa en información científica?

Suena a que son buenos consejos, ¿no es así? Y están muy arraigados. Mucha gente piensa firmemente, sin importar lo que oigan en contra, que los cereales son buenos y la grasa es mala. Incluso si leemos sobre investigaciones que indican lo contrario, y tratamos de comer en consecuencia (por ejemplo, si probamos una dieta baja en carbohidratos o estilo paleo), mucha gente siente que está equivocada porque casi toda la vida nos han estado grabando en la mente el mensaje opuesto. Aun cuando los resultados de esa dieta baja en carbohidratos y más alta en grasas son buenos, y bajamos de peso y obtenemos mejores mediciones de salud como la glucosa en sangre y el colesterol, a menudo persiste la duda. Esa vocecita interna dice: ¿Estoy perjudicando mi salud? La grasa es mala, los cereales integrales son buenos. El más ferviente simpatizante de la dieta baja en carbohidratos puede de vez en cuando preguntarse si todo ese tocino y esas hamburguesas sin pan no estarán en realidad causando algún daño. Quien siga estrictamente una dieta vegana baja en grasas, incluso frente a indicios contradictorios como una disminución de energía o altos niveles glucémicos, puede sentir la seguridad de que su dieta es lo mejor para la salud, porque todo mundo sabe que la dieta baja en grasas es la mejor.

Pero, ¿de verdad?

Desafortunadamente, la respuesta real (como muchas respuestas en la vida) es compleja. Para empezar a probar el concepto de personalización, el primer paso importante que tenemos que dar es dejar de suponer que sabemos algo sobre lo que es universalmente bueno o malo. Sólo cuando suspendamos el juicio de que la grasa o el azúcar o los cereales o incluso las verduras son buenos o malos podremos descubrir la verdad. Con todas esas preconcepciones de lado, revisemos ahora las directrices alimentarias que forman la base de los hábitos nutricionales de nuestra vida en las décadas pasadas, para verificar si tienen un buen fundamento en la ciencia dura.

Resulta que no, no tienen un buen fundamento en la ciencia dura.

Específicamente, en la elaboración de las pautas dietéticas para los estadounidenses, no hubo y sigue sin haber ensayos controlados aleatorizados que compararan esos consejos alimentarios aprobados por el gobierno con ninguna otra dieta, o que evaluaran rigurosamente el impacto de esas recomendaciones en la incidencia de enfermedades y en los factores de riesgo de enfermedades. Esa investigación podría traducirse en respuestas más definitivas, pero mientras no se lleve a cabo no podemos afirmar que las directrices alimentarias gubernamentales para la salud propicien una buena salud en todo mundo. A algunas personas quizá las beneficien; a algunas personas quizá no las beneficien; a algunas personas podrían en realidad perjudicarlas. ¿Debería todo mundo comer las raciones recomendadas de cereales? ¿Debería todo mundo comer las raciones recomendadas de carne o productos lácteos? ¿Toda la gente tiene que limitar el azúcar y el aceite añadidos en la medida recomendada por esas pautas? ¿Debería todo mundo comer esa cantidad de fruta o de verduras todos los días? ¿Debería comerse lo que se recomienda pero en diferentes cantidades? ¿Más verduras? ¿Menos fruta? ¿Mayor o menor cantidad de grasa, proteína o cereales? Sencillamente no sabemos porque no tenemos las pruebas a favor o en contra de ninguno de estos escenarios. Entonces ¿por qué nos han inculcado estas ideas como si fueran la ley?

STEVEN A.

Como médico familiar y como persona prediabética siempre he seguido y recomendado a mis pacientes la dieta de la Asociación Estadounidense del Corazón. Vivo en una ciudad pequeña y más de 50% de mis pacientes tiene síntomas del síndrome metabólico: obesidad, perturbaciones en la glucosa, colesterol elevado, etcétera. Pocas veces he visto alguna respuesta positiva de largo plazo a las dietas que recomiendo, pero me dijeron que ésa es la mejor dieta y yo simplemente transmití esa información.

Por largos años me eché la culpa de que mis pacientes no hicieran mucho caso de mis recomendaciones alimentarias. Luego, cuando me di cuenta de que tenía que bajar de peso y probé con esas mismas recomendaciones que había estado haciéndoles a ellos, me di cuenta de cuál era el problema. No sólo no vi mejora en mi peso y en mi salud sino que me costó muchísimo trabajo acatar las "reglas".

Cuando leí un artículo sobre el Proyecto de Nutrición Personalizada quedé intrigado. Mis colegas estaban hablando acerca de él y me pregunté si eso podría ser información útil para mis pacientes y también para mi propia lucha personal. Me enteré de que para el proyecto se requerían pruebas de azúcar, así que decidí intentarlo por mi cuenta. Compré un sensor de glucosa económico en una tienda de descuento cercana a mi casa y empecé a probar mis reacciones a diferentes alimentos. Me impresionó ver cuán poco sabía sobre mi propio cuerpo. La suculenta sopa minestrone que tanto me gustaba, y que yo creía muy sana, me subía la glucosa, pero el pan que solía disfrutar con ella no. Yo habría imaginado exactamente lo contrario. También las naranjas hacían que mis niveles glucémicos se fueran hasta el cielo, pero las manzanas, por ejemplo, no.

No podía evitar preguntarme: ¿acaso no vemos ese aspecto de la salud tan básico y fundamental según el cual todos respondemos de manera distinta a diferentes alimentos? Felicito a los científicos que hicieron este importante descubrimiento y espero que pronto este enfoque personalizado esté ampliamente disponible. Cuando eso pase, sin duda lo recomendaré a mis pacientes.

Si las recomendaciones dietéticas del gobierno no se basan en datos científicos, ¿de dónde salieron? Algunos de los conceptos surgieron de ciencia nada rigurosa, financiada por la industria alimentaria o simplemente de un alcance limitado y que no se puede aplicar con confianza (de muchas de las maneras que comentamos en el capítulo anterior). Además, en el grupo de personas que planearon las recomendaciones había representantes de la industria alimentaria cuyo negocio y balance final dependía de que la gente comprara y comiera determinados alimentos. Por supuesto, ejercerían presión para que sus propios alimentos quedaran incluidos de manera más destacada en las directrices porque, como ya lo hemos comentado, el dinero es un poderoso creador de sesgos y prejuicios. Está más allá del alcance de este libro entrar en la vasta y compleja historia de cómo y por qué distintas categorías de alimentos han ganado y perdido popularidad, pero puedes leer mucho más sobre el tema en libros como *Good Calories, Bad Calories*, de Gary Taubes; *Food Politics*, de Marion Nestle, y *Death by Food Pyramid*, de Denise Minger.

Todo lo que de verdad necesitamos saber es que, más allá de la política alimentaria con sus confusas pantallas de humo y desinformación, tenemos que mirar cómo come la gente realmente y cuán sana es. Si haces esto, verás una increíble gama de dietas que dan lugar a gente sana. Unos extremos: algunas personas africanas comen casi puro almidón, mientras que algunos esquimales comen casi pura grasa. Hay muchos ejemplos más moderados de culturas de todo el mundo. A algunas parece irles bien. Los franceses consumen mucha grasa dietética pero tienen índices de cardiopatía muy bajos. A otros no les va tan bien. En Finlandia, por ejemplo, la gente también consume mucha grasa dietética pero tienen uno de los más altos índices de cardiopatía.

> ## RACHEL K.
>
> Hace algunos años me diagnosticaron diabetes. Mi nutriólogo me recomendó comer sólo ciertos tipos de carbohidratos complejos. Después de participar en el estudio de Weizmann me enteré de que el arroz integral, que él me recomendó, me subía la glucosa prácticamente cada vez que lo comía. Eso me sacudió y me hizo cuestionarme todas sus otras recomendaciones. Me volví mucho más consciente de lo que comía y decidí centrarme en alimentos que no me provocaran picos glucémicos. Fue un gran cambio. Pude tener un mejor control de mis niveles de glucosa en sangre y a la larga pude reducir significativamente la cantidad de medicamentos para la diabetes que estaba tomando. ¡Gracias por iluminarme!

La verdad es que hasta ahora ninguna dieta ha resultado ser universalmente la mejor para todo mundo. Algunos te dirán que la mediterránea, la paleodieta, la dieta asiática o la vegana son las mejores, y hay proyectos de investigación individuales que muestran que todas ellas tienen beneficios. Sin embargo, nunca se ha estudiado la personalización con esas dietas, y aun cuando evidentemente tienen beneficios para algunas (e incluso muchas) personas, ninguna funciona para todas.

Sí sabemos que cuando la gente de países con culturas más tradicionales se muda a otros donde prevalece la dieta occidental, a menudo suben de peso y tienen más problemas de salud.[2, 3, 4] Como bien dijera Michael Pollan, autor especializado en temas de alimentación, en su libro *In Defense of Food*: "El animal humano se adapta a una extraordinaria gama de dietas, y por lo visto le sientan bien, pero la dieta occidental, la definamos como la definamos, no parece estar entre ellas". Como muestran algunas investigaciones, la dieta estadounidense en especial parece la peor manifestación de la "dieta occidental", sobre todo en lo que se refiere a la obesidad.[5] Sin embargo, creemos que se debe a que la dieta estadounidense, tal como la conocemos hoy en día, nació de la política y el lucro y no de la disponibilidad de alimentos tradicionales o de la ciencia.

Si todos viéramos inherentemente con sospecha todo consejo sobre salud que no viniera acompañado de referencias científicas exhaustivas, la pirámide alimenticia y sus sucesoras y toda directriz dietética ampliamente promovida no serían tan insidiosas. Sin embargo, las investigaciones muestran que la gente tiende a seguir los consejos dietéticos que se publican, sobre todo si provienen del gobierno federal.

Por ejemplo, en 2012 la Asociación Estadounidense del Corazón y la Asociación Estadounidense de la Diabetes hicieron juntas la recomendación de que la gente bebiera refrescos de dieta en vez de refrescos azucarados para bajar de peso y gozar de mejor salud. Como puede apreciarse en la siguiente figura, la producción de refrescos de dieta (inferimos el consumo de la estadística) ha aumentado a un ritmo constante, a pesar de que las investigaciones (incluso algunas nuestras) ahora claramente indican que los edulcorantes artificiales tienen un efecto negativo en mucha gente, tanto en lo que respecta al peso como a la salud.[6, 7]

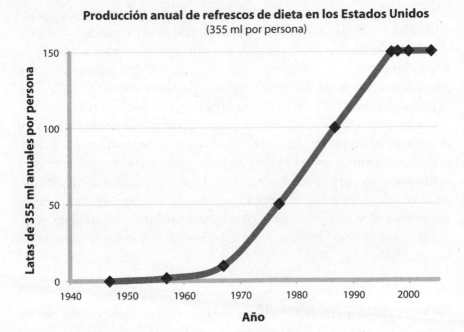

Producción anual de refrescos de dieta en los Estados Unidos
(355 ml por persona)

Para usar otro ejemplo, en 1977, cuando el gobierno señaló que la grasa era mala y los cereales buenos, la gente redujo su ingesta de grasa y aumentó la de cereales. Justo cuando pasó esto, entre 1971 y 2006, la prevalencia de obesidad aumentó de 11.9 a 33.4% en hombres y de 16.6 a 36.5% en mujeres. El porcentaje de energía (calorías) proveniente de carbohidratos aumentó de 44 a 48.7%, el de energía proveniente de grasa disminuyó de 36.6 a 33.7% y el de energía proveniente de proteína disminuyó de 16.5 a 15.7%. Pueden parecer pequeños cambios, pero se trata de promedios diarios, que pueden acumularse hasta representar grandes diferencias con los meses o los años. Por ejemplo, 5% más calorías de carbohidratos diarios para alguien que lleva una dieta de 2 000 calorías al día equivale a más de 100 calorías basadas en carbohidratos adicionales al día, o 3 000 al mes o 36 000 al año. Las tendencias fueron idénticas entre los grupos de peso normal, sobrepeso y obesos, y la ingesta total de energía (calorías) aumentó sustancialmente en los tres grupos de IMC: peso normal, sobrepeso y obeso.[8]

La gente cree en toda clase de cosas sin respaldo científico o que la ciencia no puede demostrar de manera definitiva: fantasmas, encuentros extraterrestres, Pie Grande, cualquier cantidad de "curas" holísticas para enfermedades graves... y reglas alimenticias universales. Muchas de estas creencias pueden ser beneficiosas desde un punto de vista psicológico, entretenidas o por lo menos inofensivas, y algunas creencias sin respaldo científico pueden incluso ser verdaderas aunque aún no estén demostradas (puede ser que allá afuera en algún lugar haya extraterrestres... ¿quiénes somos para saberlo con certeza?). Sigue habiendo mucho trabajo científico que hacer y muchas cosas que la ciencia no ha descubierto o demostrado. Con todo, cuando la mayoría de la gente cree algo que *no* está respaldado por la ciencia, como un dogma dietético particular, y cuando la ciencia contradice esas creencias (por ejemplo, que el azúcar es inofensiva o que los edulcorantes artificiales son una buena manera de bajar de peso) o al menos las pone en tela de juicio (por ejemplo, que las dietas altas en grasa causan cardiopatías) y esas creencias tienen una profunda influencia en su salud y longevidad, entonces es un problema, y hasta una amenaza a la salud pública.

De la misma manera pero a menor escala, cuando una persona decide seguir algún consejo de salud sobre el que leyó u oyó por ahí sin saber

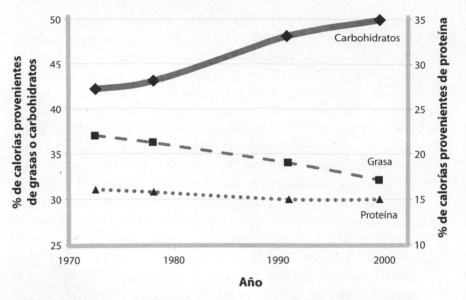

Cambios en la ingesta de macronutrientes en hombres adultos de entre 20 y 39 años

si es verdadero (o si se le aplica a ella), entonces al cabo de un largo periodo de seguir ese consejo podrá estar poniendo su salud en riesgo. La dieta que sigues o los alimentos que comes en la actualidad pueden ser malos para ti sin que lo sepas. Podrías estar contribuyendo a tu propio riesgo de enfermedad y obesidad con los mismísimos alimentos que crees que están ayudándote a todo lo contrario.

Desafortunadamente eso es lo que ha pasado con la nutrición: la gente lee algo, lo cree y lo acata sin pruebas de que sea cierto o se le aplique a ella. Corren la voz, otros lo creen y pronto todo mundo está ayunando con jugos, evitando la fruta o eliminando el gluten, y mientras tanto no hay detrás de eso ninguna verdad demostrada. Nosotros creemos que hacer cambios en la dieta a partir de información no demostrada ha sido uno de los principales factores que han contribuido al aumento de las enfermedades metabólicas que se ve en las últimas décadas.

Así, antes de que podamos construir un nuevo paradigma nutricional debemos empezar a desmantelar el viejo repasando algunas de las creencias comunes sobre la nutrición y mostrarte cómo y por qué no se basan en información científica o cómo y por qué ya se ha demostrado que están equivocadas.

Creencia común 1: una caloría es una caloría

Técnicamente hablando, el término *caloría*, que suele usarse en la planificación de dietas, en realidad se refiere a una kilocaloría, la cantidad de energía que se necesita para elevar la temperatura de un kilogramo de agua en un grado Celsius. El antiguo método para determinar las calorías de los alimentos consistía en quemarlos en un ambiente sellado sumergido en agua y medir cuánto subía la temperatura del agua. Ahora, los contenidos calóricos de los alimentos los determinan profesionales (o programas de cómputo) usando las calorías conocidas para un gramo de proteína (4), de carbohidratos (4) y de grasa (9) y buscando los macronutrientes que contienen diversos alimentos (la cantidad de proteínas, carbohidratos y grasa en una cantidad dada de alimento) y luego hacer las cuentas. Cuando buscas el contenido calórico de los alimentos en una guía de calorías o en un sitio web o app de teléfono, así es como llegan a esos números.

Contar calorías es común en muchas propuestas para bajar de peso y se basa en la idea de que si comes 100 calorías y luego quemas 100 calorías "terminarás tablas" y no subirás de peso. Sin embargo, el cálculo objetivo de las calorías en una ración de cualquier alimento dado es muy diferente de la manera como un cuerpo humano individual digerirá y utilizará esas calorías. Si bien sigue usándose como método para bajar de peso el viejo dicho de que "caloría que entra, caloría que debe salir" (siempre nos sorprende ver que sigue repitiéndose tan a menudo), la ciencia ha desacreditado esa idea tan simplificada de que todas las calorías funcionan igual en el cuerpo humano.

Por ejemplo, un ensayo clínico aleatorizado mostraba que la gente conseguía perder el mismo peso y tener mejoras similares en muchos aspectos del síndrome metabólico (como niveles de glucosa y de colesterol) cuando estaban llevando ya fuera una dieta rica en grasas o rica en carbohidratos. Sin embargo, lo más interesante de ese estudio fue que la gente de la dieta rica en grasas comía *significativamente más calorías* que la de la baja en grasas.[9] Si una caloría es siempre una caloría sin importar el alimento que la proporcione, la gente de la dieta baja en grasas debería haber bajado más de peso, pero no fue así. Éste es sólo uno de los muchos estudios que han puesto en tela de juicio la idea de que para bajar de peso sólo hay que contar calorías.

La gente procesa la comida de manera distinta y extrae cantidades variables de energía de los mismos alimentos. Esto pasa por muchas razones: la salud, la edad, el peso, la cantidad de grasa o de músculo magro del individuo, así como qué tan bien esté funcionando su aparato digestivo y qué tan efectivamente esté produciendo enzimas digestivas. Personas distintas tienen distintas cantidades de energía disponibles para la digestión, y la eficiencia varía de una a otra. Un contador de calorías nunca podría explicar todas estas variables individuales.

La composición del microbioma también afecta qué tan bien se extrae la energía, y como cada uno de nosotros tiene su singular ambiente de microbioma (véase el capítulo 5), tiene sentido que todos extraigamos la energía de diferente manera. Por ejemplo, se ha demostrado que la capacidad del microbioma de la gente obesa para extraer energía de los alimentos es mejor que la de los microbiomas de gente delgada. La gente obesa obtiene más energía (calorías) de un alimento que una persona delgada (esto se ha demostrado en ratones).[10] Las calorías son un aspecto de la historia: es probable que comer grandes cantidades de alimentos (muchas calorías) en todas las comidas, más allá de lo que el cuerpo requiere para energizarse, con el tiempo haga subir de peso. Pero hacer una sola comida abundante no va a causar un aumento de peso duradero en la mayoría de la gente, y las calorías no son el único factor en el aumento o la pérdida de peso o en la salud.

NUTRICIÓN: LO QUE NECESITAS

La nutrición es compleja. Si no lo fuera, todos sabríamos qué comer y se acabó. Sin embargo, hay algunas cosas que sabemos que todo mundo necesita. Sin importar qué dieta estés siguiendo, debe contener lo siguiente:

- Grasa: para ayudarte con la absorción de vitaminas y proporcionarte energía. En ausencia de glucosa en sangre, tu cuerpo también puede trabajar un poco más para obtener energía de la grasa.
- Sal: para mantener el equilibrio de electrolitos en la sangre.
- Proteína: para el crecimiento y la reparación de células y músculos.
- Fibra: para que el sistema digestivo marche sobre ruedas.
- Vitaminas y minerales: para ayudar a realizar cientos de funciones (cuerpo, como reparar el daño celular, formar hueso y ayudar / el funcionamiento de los órganos.

Quizá te sorprenda que los carbohidratos no estén mencionad presamente en esta lista. Si bien tu cuerpo puede fácilmente cor carbohidratos en glucosa para obtener energía, no es estrictamente necesario. Algunas culturas y muchas personas viven principalmente de grasa y proteína, con muy pocos carbohidratos o ninguno. Esa manera de alimentarse es más difícil de acatar y seguir (y probablemente no es necesario a menos que estés tratando de sobrevivir en un ambiente donde no haya carbohidratos disponibles), pero sin lugar a dudas es fisiológicamente posible.

Creencia común 2: toda grasa es mala

Probablemente el mito nutricional más generalizado y que ha tenido los peores efectos negativos sobre la salud humana en los últimos años es que la grasa es mala. Según esta idea, si comes mucha grasa engordarás. Pero esto simplemente no es cierto, o no siempre. Cuando las calorías se mantienen más o menos iguales, la ciencia ha demostrado que entre una mayor proporción de grasa y una mayor proporción de carbohidratos, es más probable que la primera *induzca* una pérdida de peso. Una vez más, esto no es verdadero siempre ni en todos los casos, pero en términos generales, *en promedio*, la grasa queda como la ganadora para bajar de peso.

Las modas recientes de la paleodieta y la dieta baja en carbohidratos han empezado a cambiar la opinión de mucha gente sobre las grasas (o al menos la han puesto en contra de los carbohidratos). De todas formas, la mayor parte de la gente piensa que comer demasiada grasa contribuye al aumento de peso y aumenta el riesgo de enfermedades, sobre todo cardiopatías. Eso dice la Asociación Estadounidense del Corazón. Eso les dicen los nutriólogos a sus pacientes. Los supermercados recalcan esa idea y las empresas alimentarias se enorgullecen de sus productos sin grasa. La mayoría de la gente bebe leche descremada o sin grasa en vez de leche entera (si acaso bebe leche), y si le preguntaras a una persona promedio en la calle qué es mejor para su salud, un grasoso bife de chorizo o una ensalada de quinoa, la mayoría probablemente te diría que la ensalada de quinoa, aunque en realidad prefirieran comer el bife de chorizo. Este constante condicionamiento cultural refuerza nuestra arraigada creencia: la grasa es mala.

Esa creencia está tan profundamente afianzada en nuestra cultura que cuando la gente lee pruebas de lo contrario (y hay muchas pruebas de lo contrario) le cuesta trabajo creerlo. No se siente verdadero. Sienten que *saben* que la grasa es mala porque es el mensaje que han estado oyendo tantos años, desde la infancia. Los han adoctrinado, y ese condicionamiento es difícil de romper. Incluso algunas personas que han adoptado estilos de vida bajos en carbohidratos reconocen sentirse aprensivos al seguir la dieta. ¿*De verdad* está bien comer tanta carne y mantequilla? ¿No tendremos que pagar el precio en algún momento?

La verdad es ésta: es erróneo decir que toda la grasa es mala. Es una simplificación excesiva y no se ha demostrado de modo definitivo. Hay algunas investigaciones que parecen sostener que la grasa es mala, pero si las lees verás que a menudo incluyen otros factores, como muchas calorías o muchas azúcares, y no aíslan lo suficiente el componente de grasa. Mucha investigación sobre la grasa se hace con ratas y ratones y puede o no extrapolarse a los seres humanos de manera fiable. Una revisión reciente de unos estudios con ratones que les ponían dietas ricas en grasas —y que se publicaron en 2007 en respetadas revistas científicas— mostraba que esos estudios no estaban descritos con exactitud porque esas dietas ricas en grasas consistían de 60% manteca de cerdo, 20% sacarosa y 20% proteína láctea: básicamente alimento chatarra para ratones, que también era muy rico en azúcares y proteínas.[11] Decir que la grasa causó los problemas cognitivos, la obesidad u otros problemas de salud en los ratones no tiene en cuenta el hecho de que bien podría haber sido la sacarosa o la proteína láctea. Además, a los ratones de control de estos estudios se les estaba dando una comida estándar para ratón llena de proteína de soya, así que los fitoestrógenos de ese alimento de soya también podrían haber sesgado los resultados del grupo de control. Algo todavía más importante: ésos no eran buenos controles porque para verdaderamente aislar la grasa, la dieta de control tendría que haber sido idéntica a la "alta en grasas" excepto por el contenido de grasa. Las otras partes de las dietas no eran iguales, con lo que los resultados son aún más sospechosos. Éste es un ejemplo de ciencia defectuosa que no aísla lo suficiente el componente a probar. Había demasiados factores confusos como para sacar conclusiones fidedignas sobre la grasa. Pero cuando en la infancia aprendemos sobre nutrición en la escuela, o incluso cuando de adultos leemos consejos dietéticos generalizados, no se nos presentan las complejidades y limitaciones de estudios como éstos. Solamente nos "venden" el sencillo y memorable mensaje de que la grasa es mala.

Para complicar aún más las cosas, hay muchos tipos de grasa. No tiene sentido decir "la grasa es mala" o "lo bajo en grasas es bueno" si no especificas de qué tipo de grasa estás hablando. No son lo mismo la grasa del tocino, la de una botella de aceite de canola, la de una papa frita, la de unas gotas de aceite de oliva prensado en frío o la de un coco, ni literal ni bioquímicamente.

Por ejemplo, hay fuertes indicios de que las grasas trans artificiales (proceso industrial que convierte grasas líquidas en sólidas) es nocivo para la salud.[12] Pero para otros tipos de grasas —por ejemplo, las más ricas en ácidos grasos saturados, los monoinsaturados o los poliinsaturados, como la carne de res, el aceite de oliva o las nueces y semillas, respectivamente—, los resultados son muy variados. Según algunas investigaciones, las diferentes clases de grasas naturales tienen diferentes asociaciones con el riesgo de enfermedad.[13, 14] Un estudio mostró efectos metabólicos adversos (como obesidad y resistencia a la insulina) en ratas a las que se alimentó con manteca de cerdo o aceite de oliva de más (principalmente ácidos grasos saturados de cadena larga y ácidos grasos monoinsaturados), pero no vieron el impacto negativo en ratas alimentadas con aceite de coco y de pescado (principalmente grasas vegetales poliinsaturadas o ácidos grasos saturados de cadena media).[15] Otro estudio demostró que no había pruebas de que la grasa saturada se asociara con la muerte por cualquier causa mientras duró el estudio o con enfermedades cardiovasculares, infarto cerebral o diabetes tipo 2, pero la grasa trans industrial se asoció con todos éstos[16] (la Administración de Alimentos y Medicamentos ahora limita las grasas trans en los alimentos).

Las dietas centradas en la grasa también tienen efectos variados, y muchas investigaciones incluso indican que estas dietas tienen efectos buenos más que malos. Muchos estudios que comparan la pérdida de peso o los efectos de riesgo de cardiopatía en dietas bajas en carbohidratos (que se supone que son ricas en grasas) y en dietas bajas en grasas (que se supone que son ricas en carbohidratos) para seres humanos mostraron que las bajas en carbohidratos eran *igual* de efectivas que las bajas en grasas, o un poco más efectivas o mucho más efectivas, según el estudio que hayas leído.[17] Hay también muy pocas pruebas sólidas de que las dietas ricas en grasas estén asociadas con la cardiopatía,[18] pero muchas investigaciones han mostrado que la dieta baja en carbohidratos y la mediterránea (ambas normalmente más ricas en grasas) pueden ser más efectivas para bajar de peso y para una mejor sensibilidad a la insulina y para glucosa en ayunas, en general.[19]

Al ver estas tendencias es útil mirar los metaanálisis, que son estudios que analizan los resultados de otros múltiples estudios para sacar una conclusión abarcativa. Como los metaanálisis se basan en números muy grandes con muy largos periodos de seguimiento, presentan buenas perspectivas generales en comparación con los estudios en lo individual. Buenos ejemplos de estudios a largo plazo que se citan frecuentemente en las investigaciones son el Estudio de la Salud de las Enfermeras[20] y el Estudio Framingham del Corazón[21] porque contenían abundante información extensa, recogida durante un largo periodo y de mucha gente. Muchos de estos estudios han demostrado que las dietas bajas en carbohidratos que tienen más contenido de grasa logran mayores resultados en pérdida de peso que las dietas bajas en grasas y mejoran los factores de riesgo de cardiopatía; por ejemplo, suben el colesterol HDL (el colesterol "bueno", el que se sabe que reduce el riesgo de cardiopatía), bajan los triglicéridos (altos niveles de los cuales pueden asociarse con riesgo de cardiopatía) y reducen la cardiopatía.[22, 23]

Desde un punto de vista epidemiológico, los investigadores no han encontrado una asociación fiable entre el consumo de grasa dietética y la incidencia de cardiopatías. Así, como puedes ver, tal vez la grasa no sea tan mala. Debes seguir los consejos de organizaciones influyentes como la Asociación Estadounidense del Corazón, que no te dicen al pie de la letra que comas menos grasa. Hay que reconocerle a esta asociación que recientemente amplió su consejo para incluir la recomendación de algunas grasas y desalentar el uso de grasa saturada, grasa trans, sodio, carne roja, dulces y bebidas endulzadas con azúcar. También sugieren dar especial importancia a los aceites vegetales no tropicales,[24] consejo que está un poco más en la línea de la investigación actual (aunque todavía hay muchos resultados variados en este tema). Esto es un indicador de que las actitudes están cambiando, lentamente porque se topan con oposición de la industria alimentaria y van a la zaga de la actual investigación científica.

Al mismo tiempo, cualquier proclama absoluta sobre la grasa que pretenda aplicarse a todo mundo es también una simplificación excesiva. La grasa puede ser más perjudicial para algunas personas que para otras y hay algunos indicios de que ciertas clases de grasa causan inflamación, estrés oxidativo, resistencia a la insulina,[25] cardiopatía y deterioro cognitivo.[26] También hay pruebas de que las dietas sumamente bajas en grasas pueden para algunas personas revertir la evolución de la cardiopatía.[27] Una vez más, eso no implica que funcionarán para todo mundo.

Nada de esto significa que la grasa sea siempre mala ni que sea siempre buena. En general creemos que se puede decir sin temor a equivocarse que la mayoría de las investigaciones muestran que la grasa *en general* no tiene un efecto negativo para la *mayoría* de la gente (o de los ratones o las ratas) pero que *algunos* tipos de grasa, sobre todo en exceso, pueden *a veces* tener un efecto negativo en *algunas* personas (o ratones o ratas). Eso puede sonar un poco confuso pero pronto verás por qué es una perspectiva inteligente y rigurosa.

UNA PIZCA DE SAL (O DOS)

Mucha gente se siente culpable comiendo alimentos ricos en sales porque cree que la sal le sube la presión a todo mundo, lo cual aumenta el riesgo de derrames cerebrales y los infartos de miocardio. Sin embargo, en la gente sana la ingesta de sodio tiene un efecto insignificante sobre la presión sanguínea, según un metaanálisis de 58 estudios sobre los efectos del sodio en la presión.[28] De hecho la sal es muy importante para un apropiado funcionamiento celular y nuestros cuerpos tienen importantes mecanismos para regular los niveles de sodio en la sangre y en nuestras células y alrededor de ellas. Cuando los niveles se elevan demasiado, nuestras células excretan sal para eliminarla, y cuando están demasiado bajos tratan de tomar más sal de la sangre. Estos procesos han evolucionado a lo largo de miles de millones de años e intervienen en el complejo cuerpo humano. Si bien probablemente sea cierto que algunas personas son más sensibles a la sal que otras, esto definitivamente no es una razón para promulgar una regla dietética global acerca de este mineral esencial.

Creencia común 3: las dietas ricas en carbohidratos / bajas en grasas son malas

Así como no hay estudios definitivos que muestren que una dieta rica en grasas es perjudicial para todo mundo, tampoco hay estudios definitivos que muestren que una dieta rica en carbohidratos sea perjudicial para todos. Para empezar, la mayoría de los alimentos contiene carbohidratos: el azúcar, la fruta, los cereales, las verduras con almidón e incluso las verduras sin almidón los contienen. Nuestra opinión personal es que hay más estudios que muestran la superioridad de las dietas bajas en carbohidratos para perder peso y prevenir la enfermedad que estudios que muestren la superioridad de las dietas bajas en grasas, pero eso no significa que los carbohidratos sean malos: sólo significa que un gran porcentaje de las calorías de carbohidratos son malas para el control del peso y la prevención de enfermedades *en algunas personas*. Incluso si a *la mayoría de la gente* le dificultan adelgazar, no tienen el mismo efecto *sobre todo mundo*. Todos los estudios tienen a esos participantes que no se ven afectados igual que la mayoría, y eso va por los estudios de dietas bajas en carbohidratos exitosas y también para estudios de dietas bajas en grasas.

E incluso si hubiera más estudios que mostraran los beneficios de una dieta baja en carbohidratos, sin duda hay otros que muestran los beneficios de una dieta baja en grasas, sobre todo si se compara con una dieta estadounidense estándar u otras específicas (como las "dietas de diabetes"). En algunos de estos estudios las dietas ricas en carbohidratos contribuyeron a una pérdida de peso y a mediciones de salud mejoradas en algunas situaciones y para mucha gente. Hay pruebas especialmente convincentes que muestran que las dietas ricas en carbohidratos y muy bajas en grasas han revertido en algunas personas una cardiopatía avanzada. Sólo para bajar de peso, una dieta rica en carbohidratos puede no funcionar igual de bien o rápido para mucha gente, pero para alguna puede funcionar mejor.

Y tal vez sea más importante recordar que por supuesto no hay ninguna prueba de que los alimentos ricos en carbohidratos, como categoría general que no distingue entre diferentes tipos de carbohidratos, sean perjudiciales de cualquier manera. Podrías argumentar que el azúcar refinado y los cereales tienen efectos perjudiciales sobre la salud de mucha gente, pero esto es más difícil de demostrar cuando miras cereales integrales, frutas y verduras, que también contienen muchos nutrientes y fibra.

Desafortunadamente, en los estudios de alimentos bajos en grasa hay mucha ciencia defectuosa, tal como la hay en los estudios de la alimentación rica en grasas. Por ejemplo, muchos estudios sobre dietas bajas en grasas incluyen también restricción o reducción calórica. ¿Comer poca grasa está ayudando a perder peso o a tener efectos más positivos en la salud, o lo que logra eso es la restricción calórica? Si no aíslas estos elementos no puedes saber con certeza cuál está causando el efecto o si es un efecto basado en la combinación de dos elementos: poca grasa y pocas calorías. Pero como hemos señalado, muchos de los estudios que comparan las dietas bajas en grasas o ricas en carbohidratos con bajas

en carbohidratos o ricas en grasas muestran resultados bastante parecidos. Si bien algunas investigaciones demuestran que una dieta baja en
grasas o una rica en carbohidratos puede ser más efectiva para perder
peso, para tener una estabilidad en la glucosa y un corazón saludable
que una dieta rica en grasas, sobre todo en personas con diabetes o intolerancia a la glucosa,[29, 30] muchos otros estudios (mencionados en la
sección anterior) muestran lo contrario.

Cuando la dieta baja en carbohidratos llevaba la ventaja, como pasó
en algunos estudios, la diferencia al cabo de 12 meses era más o menos
la misma, y en algunos casos quienes estaban haciendo la dieta tenían niveles de colesterol elevados (sobre todo del colesterol LDL, el
"malo"),[31] mientras que algunos de los que llevaban la dieta rica en
carbohidratos / baja en grasas habían bajado de peso y mejorado sus niveles de colesterol, triglicéridos y presión sanguínea. En ocasiones, los
que llevaban la dieta rica en carbohidratos / baja en grasas recuperaban
más peso al cabo de tres años, aunque sus mediciones de salud seguían
siendo positivas.[32]

Otros estudios que han mostrado que una dieta baja en carbohidratos es más efectiva para bajar de peso que una alta en carbohidratos /
baja en grasas no recurrieron a una dieta verdaderamente baja en grasas.
En vez de eso, normalmente limitaban la grasa a cerca de 30%, que se
acerca a la cantidad de la dieta estadounidense estándar (que por lo general se considera que contiene como 50% de calorías de carbohidratos,
15% de proteína y como 35% de grasa), así que los resultados pueden no
ser tan contundentes como si la dieta baja en grasas de verdad lo fuera.
Un análisis de múltiples estudios mostraba "pruebas abrumadoras" de
que las dietas de muy poca grasa (con los niveles de grasa por debajo
del 15% de calorías) se traducían en reducciones en la grasa saturada, el
colesterol dietético y el peso corporal.[33] Otro estudio mostraba mejoras
modestas en los niveles de colesterol cuando se sustituía la grasa saturada con grasa poliinsaturada, y mejoras todavía más espectaculares
cuando se reducía drásticamente toda la grasa.[34]

¿Y qué decir del tipo de carbohidratos? Como ya hemos mencionado, la fruta, las verduras, los cereales, el azúcar y el jarabe de maíz son
alimentos ricos en carbohidratos, pero algunas investigaciones han demostrado que, por lo general, comer más fibra dietética reduce el riesgo
de obesidad y diabetes,[35] mientras que comer más azúcar aumenta el
riesgo de morir de una cardiopatía[36] y comer más carbohidratos refinados en la forma de jarabe de maíz se correlacionaba con un mayor riesgo

de diabetes.[37] Un estudio revisó las investigaciones existentes y mostró que con base en los estudios observacionales el consumo de cereales integrales generalmente se asociaba con una reducción en el riesgo de enfermedad, sobre todo de cardiopatía, diabetes y cáncer, así como manejo del peso y la salud digestiva, pero otros estudios no necesariamente demostraron este efecto.[38] Hay bastantes estudios que demuestran los efectos perjudiciales del consumo de azúcar. Si bien hay escasas pruebas de que las frutas o las verduras tengan algún efecto nocivo sobre la salud humana (y sabemos que muchos de los compuestos que contienen son protectores), hay muchos indicios de que el azúcar y los cereales refinados (como la harina blanca) tienen algunos efectos negativos sobre la salud, entre ellos un mayor riesgo de morir de cardiopatía,[39] tener diabetes[40, 41] y alimentar células cancerosas. La asociación entre el azúcar y el cáncer es una vieja teoría que está volviéndose a poner de moda, mientras uno de los últimos focos de investigación en prevención y remisión del cáncer está explorando el papel de la glucosa y la insulina en el metabolismo de las células cancerosas.[42]

Como puedes ver, el panorama de los carbohidratos es complejo. Lo esencial aquí es que, de acuerdo con la bibliografía científica, las dietas bajas en carbohidratos que son ricas en grasas pueden mejorar el peso y las mediciones de salud en mucha gente, y las dietas bajas en grasa que son ricas en carbohidratos también pueden mejorar el peso y las mediciones de salud en otras. Hay pruebas a favor de ambas dietas, lo cual, en un sentido, significa que no hay pruebas a favor de ninguna. Todo esto nos lleva de vuelta a nuestra teoría: si bien puede haber tendencias perceptibles cuando se miran los promedios, la respuesta a la aparentemente confusa variabilidad estriba en las diferencias entre los individuos: las dietas bajas en carbohidratos pueden funcionar para algunos, las dietas ricas en carbohidratos pueden funcionar para otros.

¿Y si todo este malabarismo de macronutrientes no sirviera para nada? En nuestra opinión, basados en nuestras propias investigaciones, es posible que nadie necesite llevar una dieta particularmente baja en grasas o baja en carbohidratos. Como muchos de estos estudios se han realizado con pequeños grupos de personas, las diferencias individuales probablemente lleven a resultados relativamente aleatorios con respecto a qué macronutrientes tienen qué efectos y qué estrategia alimenticia parece llevar la delantera. Puede dar la impresión de que un estudio apoye el resultado A y otro el resultado B, sólo porque todo mundo en cada pequeño estudio está reaccionando de distinta manera a los alimentos.

En vez de eso, tal vez las personas simplemente necesitan determinar *qué* carbohidratos y *qué* grasas y *qué* proteínas son las que mejor funcionan para ellas.

¿ES MALO PARA TI EL COLESTEROL DIETÉTICO?

Quizá recuerdes que hace unos años una campaña publicitaria financiada por el Consejo del Huevo proclamaba que ahora podía comerse huevo otra vez. Los huevos han ganado y perdido popularidad a lo largo de los años debido sobre todo a su contenido de colesterol, pero por supuesto que no son la única fuente de colesterol dietético. La mayoría de los productos de origen animal lo contienen, y muchos médicos, sobre todo cardiólogos, dedican mucho tiempo a advertirles a sus pacientes que eviten el colesterol dietético, a pesar de que el colesterol es un importante componente del cuerpo y en especial del cerebro.

Aunque mucha gente sigue creyendo que el colesterol dietético es malo y limita su ingesta de huevos y productos animales porque le preocupa el colesterol, lo cierto es que esta creencia hace tiempo que fue desmentida. No hay *ninguna prueba* de que el colesterol en la dieta afecte los niveles de colesterol en la sangre. El cuerpo fabrica colesterol y regula sus niveles, algo que no se relaciona con el colesterol que se come. Puede haber razones para no comer huevo, carne o camarón, pero tu nivel de colesterol en suero no es una de ellas.[43]

Creencia común 4: ponerse a dieta funciona

En muchos casos, las dietas —ya sean de restricción calórica o de manipulación de la ingesta de macronutrientes (como baja en carbohidratos o baja en grasas)— funcionan para algunas personas a corto plazo. Lo sabes si alguna vez has bajado de peso o te has sentido mejor después de ponerte a dieta. Pero ¿esos kilos nunca volvieron? ¿Seguiste sintiéndote mejor? Hay pruebas de que las dietas en general no funcionan muy bien en absoluto. Puedes bajar un poco de peso, pero lo puedes recuperar todo, o la mayoría. Como podrás ver en la siguiente gráfica, que representa una dieta de muy pocas calorías, una dieta estándar (esto no se especifica pero podría ser cualquiera, como lo que un nutriólogo te daría) y una dieta con ejercicio, en un principio en todos los métodos hubo pérdida de peso, pero en las tres casi todo el peso volvió. Eso no es muy alentador.

La mayoría de las estrategias para bajar de peso tienen en un principio un efecto espectacular, pero al cabo de varios meses el efecto se estabiliza. Por ejemplo, reducir drásticamente la ingesta de comida (como con una dieta de muy pocas calorías) suele tener el efecto inicial más espectacular, pero en casi todos los casos los kilos regresan un par de años después.

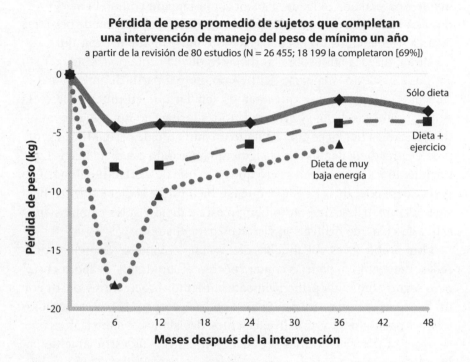

Pérdida de peso promedio de sujetos que completan una intervención de manejo del peso de mínimo un año

a partir de la revisión de 80 estudios (N = 26 455; 18 199 la completaron [69%])

Recientemente se publicitó mucho un estudio con los participantes del programa de televisión *The Biggest Loser*. Todos los que formaron parte del estudio bajaron mucho de peso con ejercicio y restricción calórica mientras estuvieron en el programa, pero el estudio mostró que esa pérdida de peso provocó que sus cuerpos disminuyeran su índice metabólico y que incluso seis años después los metabolismos de los participantes siguieran tan bajos que no podían comer la misma cantidad de calorías que alguien más de peso similar que nunca hubiera tenido sobrepeso[44] (el estudio llamaba a esto "adaptación metabólica persistente").

Otra investigación muestra que en muchos casos la dieta es un predictor constante de aumento de peso, no pérdida;[45, 46] ponerse a dieta era un predictor significativo de aumento de peso en adolescentes,[47] y comer compulsivamente y otros trastornos alimenticios aumentaban con la frecuencia de las dietas.[48]

Hace poco sacamos un estudio con un resultado espectacular. Demostramos que los microbios intestinales (microbioma) de la gente que está a dieta "recuerdan" haber tenido sobrepeso, de modo que incluso después de que bajan de peso, el microbioma no cambia al microbioma de una persona delgada. Eso afecta la manera como el cuerpo responde a la comida de tal modo que aumenta la recuperación de peso tras la dieta. Hablaremos un poco más de esto en el siguiente capítulo.

Otra gran idea falsa sobre las dietas es que la gente no las sigue. Esto sin duda es cierto una parte del tiempo, pero a partir de nuestra experiencia e investigaciones quisiéramos señalar que en muchos casos la gente sí sigue las dietas, y éstas o de todas formas no funcionan o en última instancia tienen como resultado un aumento de peso. Mucha gente pasa de una dieta de moda a la siguiente buscando esa dieta mágica que finalmente les funcionará. ¿Pero qué es lo que de verdad funciona? Eso parece depender de la persona: qué tan bien tolere la dieta, qué tan bien siga sus directrices, qué tanto tiempo esté a dieta y si los cambios en el estilo de vida que realice son efectivos para ella o no.

Otro problema es que muchas dietas simplemente no están bien definidas. Por ejemplo, podrías comer "pocos carbohidratos" o "poca grasa" pero seguir comiendo principalmente alimentos procesados y pocos con un buen contenido nutritivo. O bien podrías comer "pocos carbohidratos" o "poca grasa" y tomar excelentes decisiones y comer alimentos ricos en nutrientes. Podrías seguir una dieta vegana estrictamente hablando pero vivir a base de galletas veganas y papas fritas. Otra posibilidad es que siguieras una dieta vegetariana o vegana pero eligieras sobre todo alimentos vegetales ricos en fibra y proteínas, como verduras y cereales integrales poco procesados, junto con aceites prensados en frío y fruta orgánica.

En el mismo sentido, podrías hacer una paleodieta estrictamente hablando pero vivir a base de una carne grasosa barata y dulces hechos de productos de coco procesados, o hacer una dieta Atkins en la que comes sobre todo queso, tocino y hamburguesas sin pan. O podrías llamar a tu dieta exactamente igual pero comer verduras ricas en nutrientes y con poco almidón y pequeñas cantidades de proteína de carne de alta calidad.

También puedes hacer suposiciones sobre los macronutrientes de una dieta que se centra en eliminar una categoría de alimentos. Por ejemplo, una paleodieta, que por lo general se considera "baja en carbohidratos", podría tener muchos carbohidratos si incluye mucha fruta y verduras sin almidón. Una dieta vegana, que por lo general se considera "baja en grasas", podría tener mucha grasa si incluye mucho aceite vegetal, nueces y alimentos grasosos como el aguacate. Todo depende de la comida que elijas, así que una dieta, cualquiera que sea su nombre, como estrategia para bajar de peso no tiene sentido.

Por último (y esto es lo más importante), a estas alturas debería ser evidente que algunas estrategias alimenticias funcionan para algunas personas y para otras no. A algunas les va estupendamente con la grasa como principal fuente de combustible, mientras que a otras no. A algunas les sientan de maravilla las dietas basadas en plantas, mientras que otras se sienten mejor y bajan más de peso con dietas que incluyen grandes cantidades de proteína animal. Algunas personas no sienten la necesidad de comer mucho, pero otras tienen buen apetito y comen más calorías sin subir de peso. Eso se puede ver en la siguiente figura, que muestra los resultados de dos dietas separadas probadas con un grupo de personas. La primera dieta no le funcionó en lo absoluto a nadie. La segunda les funcionó a algunos pero a otros los hizo subir de peso. No hay manera de saber qué intervención dietética te funcionará, si acaso. ¿Vale la pena que pases hambre?

Dos intervenciones dietéticas con efectos promedio parecidos pero muy diferentes efectos en los participantes en lo individual

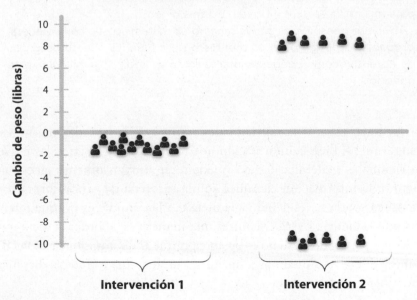

TAMI E.

Como abnegada madre de dos hijos siempre me he empeñado en darles una dieta saludable y equilibrada. Paso horas buscando en internet, consultando con mis amigos y preparando los almuerzos a mi hija, quien está en segundo año, y a mi hijo en preescolar. Son niños felices, sanos y activos, pero como mucha gente de nuestra familia (y muchos compañeritos de escuela), mi hija de ocho años tiene sobrepeso.

Mi esposo y yo supusimos que era algo genético, pero es un hecho que sólo las dos últimas generaciones de nuestra familia han batallado con temas de peso. Me empecé a preocupar cuando oí un reportaje nacional que explicaba que la obesidad infantil está asociada con problemas de salud futuros, así que sentí que tenía que hacer algo al respecto. Es decir, incluso nuestra ex primera dama, Michelle Obama, hizo de este tema su programa. El problema es que no sabía qué hacer. Mi hija comía bien, en lo que respecta a las reglas de nutrición, y era activa: jugaba en un equipo de futbol. Para nada parecía indicado poner a dieta a una niña de esa edad.

Luego oí hablar de la nutrición personalizada en un reportaje y me tocó una fibra sensible. Empecé a probar mis respuestas glucémicas a los alimentos con un monitor de glucosa casero y me sorprendió ver que mis reacciones a los alimentos no eran para nada lo que esperaba. Por ejemplo, parece que el café me provoca picos de glucosa, pero las galletas de avena no. Los plátanos me suben la glucosa, pero los jitomates no (leí que mucha gente tiene picos glucémicos después de comer jitomates). Mi idea anterior sobre cómo llevar una dieta sana para mí y para mi familia se derrumbó frente a mis ojos.

Y luego pensé: *Si la comida sana no es para mí lo que creía que era, probablemente tampoco para el resto de mi familia*. Muero de ganas de aprender cómo puedo mejorar la dieta de toda mi familia con este método.

Lo que todas estas ideas nutricionales equivocadas en verdad nos muestran es que, si bien la información nutricional es interesante, las reglas nutricionales generalizadas no pueden ser universalmente efectivas. Cuando la información científica sólida discrepa de otra información científica sólida no es debido a la dieta o a la comida: es porque mientras que la ciencia busca encontrar una manera de abordar la dieta que funcione para todos, eso no es posible porque todo mundo reacciona de manera diferente a distintos alimentos y no hay una estrategia dietética que funcione para todos.

Pero eso es algo positivo. Significa que hay esperanza para toda la gente que ha intentado dietas y fracasado. Es probable que la dieta no haya funcionado porque no era la indicada para ti. Las reacciones a la comida y la *nutrición personalizada* son las respuestas al problema de qué comer para bajar de peso y estar sano. La mayoría de las dietas aborda el problema desde la perspectiva equivocada: los alimentos y sus nutrientes. Para resolver la pregunta sobre la dieta necesitamos mirar al individuo y examinar qué hace que cada uno de nosotros tenga una reacción singular a lo que comemos. Para hacerlo, examinemos más detenidamente qué está pasando adentro de ti para que puedas entender mejor por qué tus propias reacciones a la comida son exclusivamente tuyas.

Capítulo 5

El universo en tu intestino (y por qué es importante)

En 1883 una joven de 15 años de nombre Mary Mallon emigró de Irlanda a los Estados Unidos. Después de trabajar en diferentes hogares haciendo toda clase de quehaceres domésticos, en 1906 la contrató como cocinera un acaudalado banquero de Nueva York, Charles Henry Warren, que rentaba una casa en Oyster Bay, en la costa norte de Long Island. Ese verano, y hasta principios del otoño, seis de los 11 ocupantes de la casa contrajeron la fiebre tifoidea. En aquellos años esa enfermedad era mortal 10% de las veces, así que la cantidad de gente que la estaba contrayendo era muy preocupante.

La familia contrató a un ingeniero sanitario llamado George Soper para investigar. Al principio Soper sospechó de las almejas de agua dulce, pero no todos los que se enfermaron las habían comido. Finalmente descubrió la verdad, y sus resultados, que publicó en 1906 en el *Journal of the American Medical Association* (JAMA), revelaron que Mary Mallon, que aunque tuvo tifoidea no fue de gravedad, era el primer caso documentado en los Estados Unidos de portador saludable de una bacteria llamada *Salmonella typhi*.

Pero Mary negaba ser la causa del contagio. Ella apenas si se había enfermado: no estaba enferma cuando la acusaron; no podía creer ser la responsable. Soper, sin embargo, estaba convencido. Descubrió que la joven había trabajado antes como cocinera para ocho diferentes familias, y siete de ellas habían tenido brotes de tifoidea que resultaron en 22 casos de enfermedad, algunos de ellos mortales.

Ese año la fiebre tifoidea circuló por Nueva York —como 3 000 neoyorquinos se vieron afectados— y es posible que Mary Mallon haya sido en gran parte la responsable de ese brote. Sin antibióticos (que no estuvieron disponibles hasta 1948), la situación era grave. Soper convenció al Departamento de Salud de Nueva York y a la policía de que obligaran a Mary Mallon a presentarse para tomarle una muestra de heces fecales y hacer una prueba, y aunque salió huyendo, finalmente la encontraron y pudo tomarse la muestra. En efecto, dio positivo a la *Salmonella typhi*, el microbio que causa la fiebre tifoidea. Fue puesta en cuarentena en una casita cerca de un hospital en North Brother Island. Trató de demandar al Departamento de Salud pero perdió y fue confinada dos años.

El hospital intentó curar a Mary. La trataron con laxantes, levadura de cerveza y un antiséptico urinario llamado urotropina, pero nada funcionó. Querían extirparle la vesícula, porque sospechaban que allí estaban las bacterias, pero se negó a consentir a la cirugía. En esos dos años, 120 de sus 163 muestras de heces dieron positivas, pero desafortunadamente nadie nunca le explicó completamente la situación, así que, convencida de que la tenían presa, insistía en que la dejaran salir.

En 1910, gracias a un nuevo y comprensivo comisionado de salud, se le dio a Mary una libertad condicionada a que nunca volviera a trabajar en una cocina. Ella, sin embargo, no lo acató. Cambió de nombre a Mary Brown y de inmediato obtuvo un empleo de cocinera en la clínica de maternidad Sloane Maternity, en Manhattan, donde en un periodo de tan sólo tres meses fue responsable de la infección de 25 personas, entre ellas médicos y enfermeras. Dos personas murieron. Cuando la descubrieron fue apodada como Mary Tifoidea y se arremetió contra ella en las caricaturas de los periódicos; era tristemente célebre. La obligaron a volver a la cuarentena en la isla North Brother y allí se quedó los siguientes 26 años, prácticamente aislada, hasta su muerte en 1938.

Para cuando Mary Mallon murió, los funcionarios sanitarios habían descubierto a otras 400 personas consideradas "portadores sanos" de la *Salmonella typhi*, pero Mary Mallon era la única a la que llegó a ponerse en cuarentena por la fuerza. En total, Mary Tifoidea fue responsable de la infección de 125 personas y de cinco muertes.[1]

Es una historia triste pero también instructiva: las bacterias dentro de tu intestino pueden tener un poderoso efecto en tu vida, tu salud y la salud de quienes te rodean. Algunas pueden perjudicarte; algunas pueden perjudicar a otros. Gran parte de ellas son beneficiosas y viven en armonía contigo. No forman parte de ti genéticamente: nada más aprovechan el viaje. Pero tú puedes cuidar este *microbioma* de una manera que aliente el crecimiento de las buenas bacterias y desaliente el de las malas.

BACTERIAS, LAS VILLANAS DE LA HISTORIA

La fiebre tifoidea es mucho menos común de lo que era a principios del siglo xx, cuando había decenas de miles de casos de esta agresiva enfermedad, gracias, sobre todo, a las mejoras en salubridad. Se informa de menos de 400 casos de fiebre tifoidea al año en los Estados Unidos, frecuentemente en gente que ha viajado a partes del mundo menos desarrolladas, como México, Sudamérica y la India.[2]

Pero, si bien la tifoidea puede no ser tan problemática hoy en día, hay otros asuntitos bacterianos con los que tenemos que lidiar. Una de las bacterias más agresivas y contagiosas es *Clostridium difficile (C. diff)*, que provoca una grave infección gastrointestinal que se presenta sobre todo en pacientes hospitalizados y causa diarrea, grave dolor abdominal, fiebre y en algunos casos extremos la muerte. En 2011 hubo 29 000 muertes por *C. diff* tan sólo en los Estados Unidos, y cuando la gente no muere de ella, su hostil invasión puede afectar su calidad de vida de una manera drástica y lamentable. Está especialmente en riesgo la gente con afecciones del colon (como la enfermedad de Crohn u otras enfermedades inflamatorias del intestino), quienes padecen cáncer colorrectal, los ancianos y quienes toman ciertos medicamentos, como antibióticos de amplio espectro, pero cualquiera podría infectarse de *C. diff*. Puede tratarse con antibióticos, pero en ocasiones las bacterias se vuelven tan resistentes que no hay medicinas que puedan con ellas. La ciencia está activamente en busca de mejores tratamientos para este problema.

¿Quién vive en tu intestino?

Tu intestino aloja 40 billones de células microbianas y hasta 1 000 diferentes especies de microbios. De hecho, la cantidad total de células de tus bacterias intestinales se aproxima a la de tus propias células. A juzgar sólo por el número de células, eres solamente mitad humano,[3] con tus míseros 30 billones de células humanas.[4]

Estos microbios que albergas en tu interior son en su mayoría bacterias, pero también virus, fungi, parásitos y otros organismos microscópicos que tienen su propio ADN, con más o menos 200 veces la cantidad de genes que tú tienes.[5] Eso asciende a aproximadamente 25 000 genes humanos y cinco millones de genes bacterianos. Si bien los científicos pasan mucho tiempo estudiando los genes humanos, ésos sólo representan como 1% de la diversidad de material genético que cada uno de nosotros porta. Aún no sabemos qué hace la mayoría de estos genes: es un emocionante campo nuevo para la investigación. (Tampoco sabemos aún qué hacen muchos genes humanos, pero los hemos estudiado por más tiempo. Apenas ahora estamos empezando a estudiar la naturaleza y los efectos de los millones de genes bacteriales que cada uno de nosotros alberga.)

Los microbios viven en nosotros y dentro de nosotros, dondequiera que nuestros cuerpos interactúen con el mundo externo: la piel, la boca, el intestino, el tracto respiratorio y el aparato genitourinario. A este sistema lo llamamos *microbioma*, y todos lo tenemos en cada uno de estos lugares del cuerpo. Con todo, el microbioma no obtuvo un reconocimiento general hasta finales de la década de 1990.[6] De todos los microbiomas de nuestro cuerpo, el del intestino es con mucho el más diverso, complejo e importante desde un punto de vista fisiológico. En contraste, la parte de adentro de nuestro cuerpo (nuestro sistema circulatorio y los órganos internos) por lo general carece de microbios, o al menos en grandes cantidades, y por lo general se considera estéril, a menos que los microbios entren a través de una herida o una infección.

LAS ESPECIES DE TUS HECES

Recientes avances en secuenciamiento de ADN nos han permitido empezar a estudiar el microbioma. El origen del material genético para analizar las bacterias del microbioma de alguien es una muestra de heces fecales, pues gran parte de su contenido sólido son bacterias. Las bacterias de tu microbioma se reproducen, crecen y mueren a lo largo de tu vida. Un día cualquiera 10% de tus microbios intestinales son descartados y tu cuerpo se deshace de ellos por medio de las heces, así que estudiar éstas es una buena manera de tener acceso al material genético de las bacterias y puede ayudar a determinar el contenido del microbioma de tu intestino en cualquier momento.

La composición típica de las heces es aproximadamente 75% agua y 25% materia sólida, que incluye:

- fibra sin digerir y componentes solidificados de jugos gástricos (30%);
- bacterias (30%), tanto útiles como dañinas;
- grasa (10 a 20%);
- materia inorgánica (10 a 20%), y
- proteína (2 a 3%)

El descubrimiento del microbioma

Las primeras demostraciones científicas de que los microorganismos forman parte del sistema humano surgieron a mediados de la década de 1880, cuando el pediatra austriaco Theodor Escherich observó un tipo de bacteria (más adelante llamada *Fscherichia coli*, o *E. coli*) en la flora intestinal de niños sanos y también en la de niños afectados por enfermedades diarreicas.

Un aficionado a los microbios adelantado a sus tiempos fue Élie Metchnikoff, destacado premio Nobel y uno de los padres fundadores de la inmunología moderna. Un día de finales del siglo XIX miró por su primitivo microscopio de luz una muestra de heces recién obtenida y le asombró ver que estaba plagada de bacterias vivas. Se dio cuenta de que ese "mundo dentro de un mundo" podía tener una importancia fundamental en nuestras vidas. Empezó a beber un vaso de leche agria cada día, pensando que podía ser un cambio positivo para sus microbios intestinales, e incluso publicó un trabajo llamado "Prolongación de la vida: estudios optimistas", en el que postulaba que esos microbios podrían permitirnos prolongar la vida. En esa época no existía un método para estudiar esos microbios que Metchnikoff había observado: el campo de la microbiología estaba ocupado concentrándose en combatir las bacterias "malas" causantes de enfermedades, y el microbioma no fue en general reconocido como parte importante del cuerpo o la salud humana durante casi un siglo, hasta finales de la década de 1990.

Sólo en los últimos 10 años los científicos han podido estudiar estas bacterias exhaustivamente con avanzadas técnicas genéticas. Muchas de esas bacterias son unas "mimadas", en el sentido de que requieren condiciones muy específicas para crecer con fuerza y por tanto no pueden vivir fuera del cuerpo humano. Algunas, por ejemplo, son anaerobias obligadas, lo que significa que son microorganismos a los que matan las concentraciones atmosféricas de oxígeno normales. No sabíamos cómo cultivarlas fuera del cuerpo para estudiarlas. Entre 2006 y 2007, aproximadamente, los avances en el secuenciamiento del ADN nos permitieron determinar todo el contenido intestinal a partir de una muestra de heces y secuenciarlo, con lo que pudo identificarse la colección de microbios que tenemos dentro y se sorteó la necesidad de cultivar los microorganismos para su estudio. Eso ha traído como resultado que el microbioma sea una de las nuevas áreas de investigación más fascinantes. Últimamente ha habido una explosión de nuevas investigaciones sobre el microbioma (véase la siguiente gráfica), y nosotros mismos no somos inmunes al entusiasmo. Como verás en este capítulo, hemos hecho descubrimientos y publicado investigaciones sobre varios campos fundamentales que están influidos por el microbioma de maneras que pueden resultar sorprendentes. Pero no somos los únicos dedicados a este campo de investigación activo y creciente: muchos científicos están ahora estudiando los diversos aspectos, cualidades, funciones e influencias del microbioma.

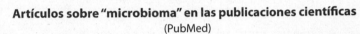

Artículos sobre "microbioma" en las publicaciones científicas
(PubMed)

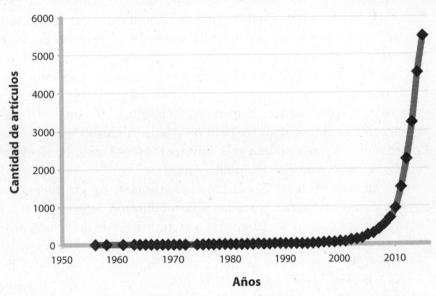

La parte más apasionante de la investigación es que estamos empezando a descubrir aspectos del microbioma que son causativos, y ya no sólo sus asociaciones con muchas enfermedades comunes. En otras palabras, estamos aprendiendo qué influye directamente sobre el microbioma y qué puede éste ocasionar, más que solamente saber que ciertas afecciones y ciertos microbios existen simultáneamente. Estamos haciendo avances similares en la genética humana —estudiando aspectos causativos y no nada más asociativos—, pero la diferencia fascinante entre la genética y el microbioma es que, si bien no podemos cambiar nuestros genes, sí podemos alterar nuestro microbioma. Estamos descubriendo cómo podemos modular terapéuticamente un elemento clave de la salud humana.

Lo que tu microbioma hace por ti

Aunque puede resultar desagradable pensar que tu cuerpo está lleno de bacterias, ten por seguro que vives en una relación simbiótica con ellas y que esos microbios hacen mucho para mejorar tu vida. Tu microbioma proporciona lo siguiente, por ejemplo:

- **Energía:** Entre 10 y 20% de la energía, aproximadamente, no nos la proporciona la descomposición de los alimentos que hace nuestro cuerpo sino la que hacen las bacterias. Tu microbioma produce enzimas digestivas y vitaminas que el cuerpo necesita. También ayuda a determinar cuánta energía extraes de los alimentos que ingieres, y cómo.[7, 8]

- **Vitaminas esenciales:** Tu microbioma produce vitaminas esenciales que tu cuerpo requiere pero no puede producir él solo, como vitamina K (menaquinona), vitamina B_{12} (cobalamina), vitamina B_9 (folato) y vitamina B_2 (riboflavina).[9]

  La vitamina B_{12} es especialmente importante para mantener las neuronas saludables y ayudar a la producción de ADN y ARN (el material genético del cuerpo). La vitamina B_{12} de la comida proviene casi exclusivamente de los productos animales, en especial mariscos, crustáceos y carne de res, pero cabe la posibilidad de que los vegetarianos no tengan deficiencia de ella si cuentan con un microbioma saludable, sobre todo uno que contenga muchas *Bifidobacterium* y *Lactobacillus*. El más famoso productor de B_{12} es la bacteria *Lactobacillus reuteri*, común en los intestinos humanos y parte del microbioma.[10]

  La vitamina B_9, o folato, es también sumamente importante. Por lo general se encuentra en verduras frescas, sin cocinar ni congelar, pero, como la B_{12}, el folato puede ser producido por bacterias acidolácticas como las *Lactobacillus* y *Bifidobacterium*[11] del intestino.

- **Inmunidad:** Tu microbioma ayuda a regular tu sistema inmunológico[12] y, de hecho, importantes características de un sistema inmunitario saludable requieren el microbioma para desarrollarse como es debido. Tu microbioma ayuda a reconocer a los invasores y a que el cuerpo no se ataque a sí mismo (como lo hace con las enfermedades autoinmunes). El microbioma también ayuda a crear una barrera contra los patógenos y puede determinar qué alergias adquieres y qué alergenos no te afectan.[13]

- **Salud:** Nuestro microbioma también determina, para bien o para mal, nuestro estado de salud. En los últimos 10 años aumentó enormemente nuestra comprensión de las asociaciones entre el microbioma y la salud, y hemos descubierto asociaciones del microbioma con una amplia gama de afecciones, entre ellas obesidad,[14, 15] asma, alergias y enfermedades autoinmunes,[16, 17, 18, 19, 20, 21, 22] depresión[23, 24] y otros trastornos mentales,[25, 26] enfermedades inflamatorias intestinales como la de Crohn y la colitis ulcerosa, trastornos neurodegenerativos,[27, 28, 29] cáncer y enfermedades vasculares.[30, 31] Hay mucha investigación por hacer sobre cómo podríamos manipular el microbioma para controlar mejor todas estas afecciones.

- **Salud del bebé.** Las bacterias del microbioma de la madre, llamadas *oligosacá*ridos, llegan al bebé a través de la leche materna y ayudan a una formación saludable del microbioma del niño,[32] lo cual es un posible argumento a favor de la lactancia materna. Los microbios también pueden pasar de la madre al infante al pasar éste por el canal del parto (que es actualmente un campo activo de investigación). Sustancias de la madre literalmente dan forma al microbioma de la siguiente generación; nos parece muy asombroso ver cómo actúa aquí la evolución. Eso no es sino una demostración más de la importancia del microbioma en nuestro desarrollo y un ejemplo de la coevolución de los seres humanos y las bacterias. Hemos evolucionado junto con nuestros microbiomas y en este momento los necesitamos para sobrevivir (tal como ellos a nosotros).

SALEYHA A.

Siempre sentí que la comida tenía en mí un efecto diferente que en mis hermanas. Todas cenábamos lo mismo y sin embargo yo siempre estaba regordeta y ellas delgadas. Creía que si quería ser como ellas tendría que eliminar de mi dieta el pan, el arroz y la pasta. Los carbohidratos eran malos. Eso era lo último en sabiduría dietética.

También observaba que cada vez que comía me sentía cansada. No hablo nada más de un descenso repentino de la energía, sino de la sensación de *necesitar acostarme y dormirme en ese instante*. Pensaba que quizá era que yo era un poco perezosa, pero no entendía cómo otras personas podían comer lo mismo que yo y estar completamente espabiladas. Oí la teoría de que "toda la sangre se precipita al estómago después de comer, para digerir los alimentos", así que decidí que eso era lo que estaba sintiendo.

Cuando era una médica recién egresada no podía darme el lujo de pasar por esta baja de energía después de la comida, así que dejé de almorzar mientras estaba en las guardias, pero hacia el final de la tarde me moría de hambre y comía chocolates y galletas de los que los pacientes agradecidos a veces dejaban en la estación de enfermería. Por supuesto, eso me dejaba aún más adormilada. Esas "bajas de azúcar" empezaban rápido, y la única manera que encontraba para combatirlas era comer aún más azúcar para mantenerme energizada el resto de la jornada. En mi casa me alimentaba a base de uvas, jitomates, ensaladas y atún. Nunca comía pan, y cuando me atrevía a comer helado me sentía tan culpable que por lo común no valía la pena.

Cuando el productor de nuestro programa de la BBC *Trust me, I'm a doctor* (*Confía en mí, soy médico*) me preguntó si quería participar en el Proyecto de Nutrición Personalizada y hacer un reportaje sobre él me entusiasmé pero al mismo tiempo no esperaba aprender gran cosa. Pensaba que a los 44 años tenía ya bastante idea de cómo respondía mi cuerpo a los alimentos.

No podría haber estado más equivocada. Mi perfil de bacterias intestinales y las pruebas de glucosa revelaron que tanto las uvas como los jitomates me provocaban grandes picos de azúcar, mientras que el helado en realidad no. Lo más sorprendente para mí fue que el pan tostado con mantequilla no me subía la glucosa ni un poco.

Desde entonces he adoptado un estilo diferente de comer, basada en lo que aprendí al participar en el estudio, y me ha cambiado. Mi piel se ve mejor, tengo energía todo el día (incluso después de las comidas y al final de la tarde) y lo mejor de todo es que he bajado mucho de peso y sigo haciéndolo, sin siquiera sentir que estoy comiendo menos que antes, para nada. Me siento de maravilla y creo que esta experiencia ha sido un importante punto de inflexión en mi salud y mi vida.

**El microbioma humano y afecciones que se asociaban
con trastornos en la composición y función del microbioma**

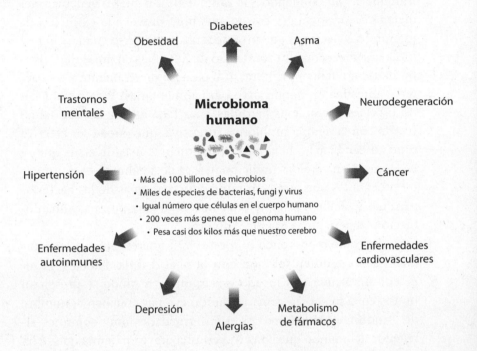

Diabetes

Obesidad

Asma

Trastornos
mentales

**Microbioma
humano**

Neurodegeneración

Hipertensión

- Más de 100 billones de microbios
- Miles de especies de bacterias, fungi y virus
- Igual número que células en el cuerpo humano
- 200 veces más genes que el genoma humano
- Pesa casi dos kilos más que nuestro cerebro

Cáncer

Enfermedades
autoinmunes

Enfermedades
cardiovasculares

Depresión

Alergias

Metabolismo
de fármacos

Cuando un buen microbioma se estropea

Cada microbioma contiene una amplia gama de bacterias de distintas clases; algunas pueden causar problemas, sobre todo cuando las condiciones son favorables para que las bacterias más patógenas se desarrollen con fuerza. Si tu microbioma se desequilibra puede ocurrir alguna de las siguientes cosas:

- **Envejecimiento:** El microbioma se ha ligado con el envejecimiento, sobre todo cuando pierde diversidad.[33] Un microbioma diverso es más vigoroso y efectivo, pero una pérdida de diversidad bacteriana (menos especies diferentes) se ha asociado tanto con fragilidad física como con un rendimiento cognitivo reducido (como con la demencia). Observamos esto sobre todo en gente que vive en países desarrollados donde los microbiomas se han vuelto menos diversos, probablemente debido a las dietas occidentales, que también son menos diversas, con mayor contenido de azúcar y menor contenido de fibra. Investigaciones[34, 35] con ratones muestran que seguir comiendo a lo largo de tres o cuatro generaciones dietas más occidentales con menos fibra provoca la extinción de microbios específicos que no pueden restablecerse cuando se reanuda una dieta con alto contenido de fibra. Las enzimas digestivas humanas no digieren la fibra, que pasa así directamente a las bacterias intestinales, donde sirve para alimentarlas. Para restablecer las especies bacterianas perdidas hace falta añadir las que faltan (como con la terapia probiótica intensiva, que puede ser efectiva o no) o cambiar la dieta hacia ingredientes más diversos que se encuentran en comidas tradicionales, es decir, alimentos naturales no procesados que pudieran reintroducir algunas de las bacterias perdidas y también proporcionar más fibra para propiciar una población bacterial más grande y diversa.

■ **Más síndrome metabólico (o menos).** El microbioma se ha estudiado sobre todo en relación con la obesidad, la diabetes, la hipercolesterolemia y el hígado graso, que a menudo se presentan juntos en la misma persona y cuando eso pasa reciben el nombre de "síndrome metabólico". Son enfermedades muy comunes alrededor del mundo que constituyen una grave epidemia que se ha acrecentado en la última centuria. También predisponen a la gente a complicaciones peligrosas, como infartos, derrames cerebrales, obstrucción de arterias, enfermedades renales y otras. Ahondaremos en el síndrome metabólico en el capítulo 6, cuando hablemos de la importancia de un nivel de normal de glucosa en la sangre. Muchos factores contribuyen a la epidemia de síndrome metabólico, y muchos de éstos pueden estar relacionados con cambios en nuestro moderno microbioma intestinal. De hecho, el microbioma puede no sólo estar asociado con el síndrome metabólico sino contribuir a muchas de las manifestaciones relacionadas con él, como la obesidad, la diabetes y la hipercolesterolemia. El microbioma influye sobre nuestro metabolismo alterando nuestro sistema inmunológico, modulando nuestro sistema hormonal, cambiando el repertorio de las moléculas pequeñas (metabolitos) que se secretan del intestino al torrente sanguíneo[36] e incluso afectando nuestro sistema nervioso. Por ejemplo, investigaciones con roedores muestran que un incremento en la producción de un metabolito específico llamado *acetato* activa una sección de nuestro sistema nervioso periférico, llamado *sistema nervioso parasimpático*, que a su vez aumenta la secreción de insulina estimulada por la glucosa. Esto tiene el efecto de aumentar las hormonas del hambre, llamadas *ghrelina*, que posteriormente causan obesidad. Otras investigaciones[37] muestran que la producción de otro metabolito (llamado *succinato*) por las bacterias puede ayudar a mejorar el metabolismo de la glucosa y que la fermentación bacteriana de la fibra dietética produce grandes cantidades de succinato. Eso significa que quizá comer más fibra de una manera que propicie que las bacterias produzcan más succinato podría mejorar el metabolismo de la glucosa y a su vez ayudar a revertir o prevenir el síndrome metabólico.

Curiosamente, cuando una muestra de microbioma fecal de gente sana y delgada se trasplantaba en personas que sufrían de intolerancia a la glucosa, los receptores mejoraban gradualmente su sensibilidad a la insulina. Los efectos eran sólo temporales y desaparecían al cabo de pocas semanas, pero esto demostró que las bacterias intestinales influyen sobre las condiciones que causan el síndrome metabólico y pueden ser una de las soluciones.[38]

■ **Respuesta a la carne roja.** Un estudio interesante demostró que los efectos cardiovasculares dañinos que conlleva comer carne roja podrían deberse a la manera como el microbioma responde a ella.[39] Esta investigación indica que no todo mundo la procesa igual, en parte debido a las variaciones individuales del microbioma. La carne roja contiene L-carnitina, que, a través de una serie de pasos en el microbioma y luego en el huésped, puede convertirse en una sustancia llamada N-óxido de trimetilamina (TMAO); esta sustancia altera el metabolismo del colesterol y ralentiza su eliminación de la sangre, contribuyendo así a su acumulación en las paredes arteriales.

El descubrimiento interesante es que para la conversión de L-carnitina en TMAO se necesita una sustancia intermedia y un paso en el proceso que solamente las bacterias intestinales consiguen hacer. Quienes no tienen las bacterias intestinales que pueden convertir la L-carnitina en TMAO se enfrentan a un riesgo menor de que se les acumule colesterol en las arterias. Normalmente los vegetarianos tienen menos de estas bacterias, así que en ellos no se da la conversión a TMAO que en los carnívoros ocurre después

El consumo de carne roja puede provocar cardiopatías de un modo mediado por el microbioma y dependiente de él

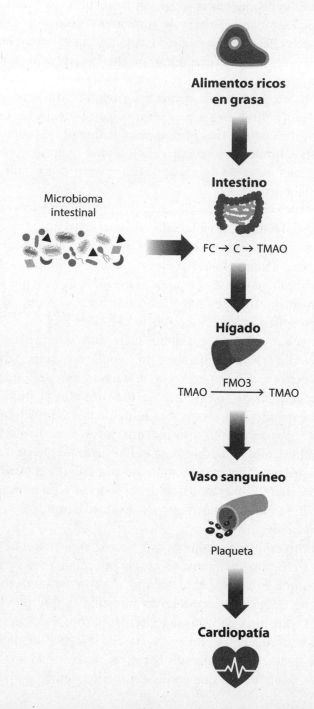

Alimentos ricos
en grasa

Intestino

Microbioma
intestinal

FC → C → TMAO

Hígado

TMAO ──FMO3──→ TMAO

Vaso sanguíneo

Plaqueta

Cardiopatía

de comer carne roja. Eso, por supuesto, fue una noticia muy sonada porque daba argumentos para seguir una dieta vegetariana, aunque normalmente los vegetarianos de todas formas no comerían carne roja.[40, 41] Esto es otro ejemplo de cómo los individuos reaccionan diferente a distintas comidas: la carne roja es más perjudicial para unos que para otros. En este caso, el elemento de personalización parece estar determinado específicamente por el microbioma.

TU PROPIA HUELLA DE MICROBIOMA

En el microbioma hay algunas bacterias que la mayoría de los seres humanos tiene en común (consideradas el "núcleo" de nuestro microbioma) y algunas que podemos haber heredado,[42] pero también hay muchas que en su configuración particular sólo existen dentro de ti y crean una especie de "firma" de microbioma que es toda tuya. Puede ser más parecida a la de tus parientes que a la de gente extraña, pero sigue siendo exclusivamente tuya. Por ejemplo, los microbiomas de gemelos idénticos son un tanto más parecidos entre sí que los de los mellizos, que a su vez son más parecidos que los de hermanos, que son más parecidos que los de personas no emparentadas, pero los microbiomas de los gemelos idénticos siguen distinguiéndose uno de otro. Tu microbioma es tu firma personal y dinámica, en constante cambio y evolución en respuesta a tu ambiente, y se modifica de acuerdo con lo que comes, tu estado de salud y tu estilo de vida, pero siempre conserva ciertos elementos personales que cambian muy lentamente en respuesta a ajustes dietéticos o de otro tipo.

Tu microbioma y tu peso

Si estás tratando de bajar de peso puede ser que estés impaciente por saber si tu microbioma puede ayudarte o si en él se origina el problema. Ahora sabemos que hay una relación entre el peso y el microbioma, pero seguimos estudiando muchos de los pormenores del funcionamiento de esa relación. Gran parte de lo que sabemos se debe a investigaciones con ratones obesos. Específicamente, sabemos que los microbiomas de los ratones obesos se distinguen en varios aspectos de los microbiomas de los ratones de peso normal.

Los ratones obesos extraen más calorías de los mismos alimentos que los no obesos. Cuando las heces fecales de los ratones obesos se transferían a "ratones libres de gérmenes" (ratones estériles sin microbioma), lo que básicamente significaba trasplantarles a estos ratones los microbiomas de los ratones obesos, se volvían obesos.[43] Esto indica que el microbioma tiene un importante efecto en si alguien tiene una tendencia al sobrepeso.

Este efecto se observó también cuando se transferían unas muestras de microbioma de humanos obesos a ratones libres de gérmenes. Los microbiomas de pares de mujeres gemelas idénticas, una obesa y otra delgada, se trasplantaron en ratones, y el ratón que recibió el microbioma de la gemela obesa se volvió obeso (véase la siguiente figura). El ratón que recibió el microbioma de la gemela delgada no se volvió obeso.[44] Otro descubrimiento interesante de este estudio fue que poner a vivir juntos a los ratones (los que recibían el microbioma de la gemela obesa y los que recibían el de la gemela delgada) no se traducían en obesidad, aunque los ratones en cautiverio normalmente se transfieren los microbiomas uno al otro por consumir sus respectivas heces fecales. En este caso, como todos los ratones tenían sus microbiomas en su lugar (a diferencia de cuando se trasplanta un microbioma en un ratón que no tenía), los microbiomas de los diversos ratones competían con las heces ingeridas y podían vencer cualquier efecto de obesidad. Esto es prueba de que algunos componentes del microbioma podrían también proteger de la obesidad.

Esta investigación indica que el microbioma es al menos un factor que contribuye a la obesidad, y probablemente de muchas maneras. Pero lo que es aún más interesante es cómo afecta el microbioma lo que tratamos de *hacer* en relación con nuestro peso.

CÓMO INVESTIGAN EL MICROBIOMA LOS CIENTÍFICOS

Los científicos estudian el microbioma de varias maneras; una es estudiando a ratones. Los ratones tienen la ventaja de que pueden usarse para establecer causalidad, es decir, hacen que sea fácil determinar que una cosa causa otra. Los ratones libres de gérmenes a los que especialmente se les eliminó por completo el microbioma son como una tabla rasa. A estos ratones se les pueden implantar microbios específicos para ver qué pasa. Los científicos pueden observar cambios en el fenotipo

Trasplantar a ratones el microbioma de gemelos idénticos, pero uno obeso y otro no, transfiere el fenotipo de la obesidad

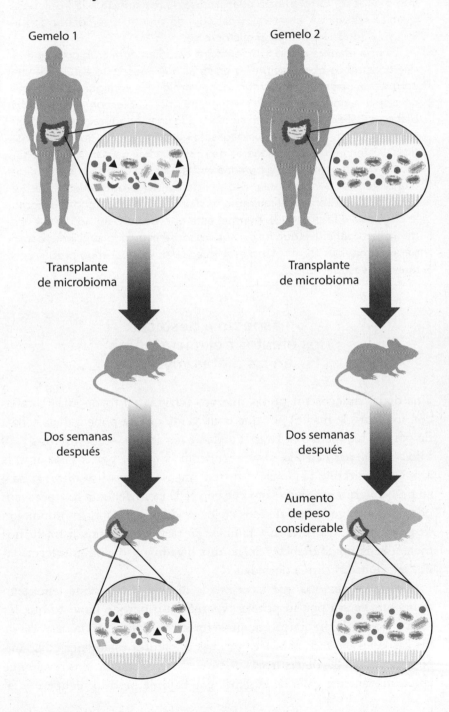

Gemelo 1

Gemelo 2

Transplante de microbioma

Transplante de microbioma

Dos semanas después

Dos semanas después

Aumento de peso considerable

(las cosas que de hecho puedes observar o medir en un organismo, como el peso, la tolerancia a la glucosa, la resistencia a la insulina, la química sanguínea, etcétera), y esto puede ayudar a demostrar dónde influye y dónde no influye el microbioma.

La otra manera como los científicos estudian el microbioma es mediante estudios observacionales en seres humanos. Esto establece una correlación con mayor exactitud: por ejemplo, si la configuración del microbioma se correlaciona con cierto rasgo observable, como obesidad o diabetes. Esta observación no significa que una configuración particular del microbioma *cause* la obesidad: sólo muestra que las dos características existen juntas. Hay maneras de evaluar si hay causalidad. Un estudio puede ver a una misma persona varias veces (a esto se le dice añadir una dimensión longitudinal). Eso puede ayudar a determinar qué fue primero: un cambio en el microbioma o un cambio en el fenotipo (como la obesidad o la diabetes). Aunque este tipo de estudio no demuestra de manera definitiva que haya causalidad, se acerca lo suficiente como para permitirnos formar hipótesis, que después podemos probar con nuevas investigaciones.

Un aspecto a destacar: los efectos del microbioma en las dietas yoyo[45]

Una de las muchas preguntas que nos intrigan en torno a las batallas con los kilos de más es por qué tanta gente que se pone a dieta y baja de peso lo recupera a la larga. Pueden bajar lo que sea, entre dos y 20 kilos o más, pero casi siempre recuperan la mayor parte. Peor aún, la amplia mayoría de personas recurrentemente obesas no sólo regresa a su peso anterior a la dieta sino que con cada ciclo de dieta recupera más peso. Durante cada uno de esos ciclos de dieta y rebote, su proporción de grasa corporal aumenta, y también su riesgo de presentar trastornos metabólicos, como diabetes del adulto, hígado graso y otras enfermedades relacionadas con la obesidad.

Cualquier persona que haya estado a dieta conoce este fenómeno de rebote, ya sea por su propia experiencia o porque ha visto que les pasa a otros y le preocupa que pueda pasarle a ella. Y en la mayoría de los casos les pasa. Si bien hay muchas diferentes estadísticas disponibles sobre cuántas dietas fracasan, nuestra investigación nos reveló que aproximadamente 80% de la gente que bajó de peso lo recuperó y en ocasiones subió más de lo que había perdido. Esas probabilidades no son muy esperanzadoras para quienes se ponen a dieta. A este fenómeno a veces se le llama *obesidad recurrente* o, más comúnmente, *efecto rebote* o *dieta yoyo*.

Hay pocas cosas más frustrantes para alguien que trata de controlar su peso y salud que una aparente incapacidad de mantenerse sin ese peso que tanto trabajo costó quitarse de encima. Queríamos saber por qué ocurre. Nuestra hipótesis era que si la gente experimenta un rebote de peso, entonces de alguna manera su cuerpo debe de "recordar" el estado de sobrepeso previo y crea un ambiente en el que su cuerpo tiende a querer volver a ese estado anterior. Pero ¿dónde se almacenaría esa tendencia o recuerdo? La actividad de los genes podría ser en algún sentido responsable. O es posible que las diferentes alteraciones inmunológicas o fisiológicas que hayan ocurrido cuando alguien se volvió obeso, tras bajar de peso no regresen por completo a lo que eran antes. Eso dificultaría más que un cuerpo conservara el nuevo estado delgado posterior a la obesidad.

También pensamos que quizá ese "recuerdo" podría estar almacenado en el microbioma. Después de todo, sabemos que éste responde continuamente a nuestras dietas y otras condiciones cambiantes. También sabemos, por nuestro propio trabajo previo y el de otras personas, que durante un estado de obesidad y recuperación de peso el microbioma cambia marcadamente. También sabemos que ese estado posterior puede provocar trastornos metabólicos. Por ejemplo, como ya hemos comentado, en un estado de obesidad el microbioma empieza a extraer más energía (calorías) de la misma comida.

Entonces ¿y si el microbioma, alterado durante el estado de obesidad, no regresó, o no regresó por completo a su configuración anterior de cuerpo delgado después de bajar de peso? ¿Y si el cuerpo fuera delgado pero el microbioma mantuviera su configuración obesa y por lo tanto estuviera haciendo más difícil el mantenimiento del peso? ¿Y cómo se verá esto en cuanto a las propias especies bacterianas del microbioma? Nadie antes había sugerido esto, pero era una idea para estudiar, en la cual estábamos dispuestos a invertir esfuerzos y recursos. Y, en efecto, nuestros esfuerzos compensaron.

Esta línea de pensamiento nos dio el ímpetu para nuestro estudio con ratones sobre la obesidad recurrente. Lo primero que hicimos fue tomar un grupo de ratones y ponerlos en una dieta para subir de peso y volverlos obesos. Luego los obligamos a adelgazar hasta que sus dietas tuvieran éxito, esto es, hasta que regresaran al peso de unos ratones de la misma edad y sexo que nunca habían sido obesos. A continuación les dimos a ambos grupos de ratones —que ahora tenían idénticas edades y pesos— la misma dieta para engordar. Básicamente estábamos alentando una recuperación de peso en los ratones que habían adelgazado y alentando que subieran de peso los que nunca habían sido obesos. Curiosamente, el grupo de ratones que tenían una historia de obesidad y pérdida de peso obligada subieron más de peso que el grupo de control conformado por ratones que nunca habían sido obesos, aunque estaban comiendo una dieta idéntica. En otras palabras, los ratones previamente obesos *recuperaron más peso* con una dieta que en el otro grupo no provocó un excesivo aumento de peso.

Cuando sometimos a ese grupo de "dietas yoyo" a otro ciclo de pérdida de peso seguido de una tercera vuelta con una dieta para engordar, el aumento de peso en los ratones antes obesos fue aún más exacerbado, de modo que cada serie de recuperación de peso parecía provocar más aumento de peso que la anterior. Esto imitaba la dieta yoyo en la gente que hace dietas consecutivas, bajando y volviendo a subir de peso.

Para confirmar exactamente dónde y cómo los ratones yoyo habían codificado un "recuerdo" de haber sido obesos, primero hicimos comparaciones de muchos parámetros clínicos entre los dos grupos (los que con la dieta lograron volver al peso normal y los que de entrada nunca fueron obesos): metabolismo de la glucosa, grasa corporal, sensibilidad a la insulina, función del hígado y muchas otras medidas. No encontramos ninguna diferencia considerable entre los dos grupos de ratones en ninguno de estos terrenos… salvo en sus microbiomas.

En la fase inicial del experimento, la primera vez que los ratones subieron de peso, sus microbiomas en efecto se volvieron distintos a los de los ratones delgados, pero cuando se pusieron a dieta y regresaron a su peso normal, sus microbiomas "obesos" se quedaron alterados en el estado de obesidad. Esto apoyaba nuestra teoría de que el "recuerdo" de obesidad estaba almacenado en el microbioma. Como los microbiomas de ratones y seres humanos obesos extraen más calorías de los alimentos que los microbiomas de ratones y seres humanos delgados, creemos que ésta es la razón por la que los microbiomas de los ratones que sufrían rebote "recordaban" haber sido obesos al conservar la tendencia a extraer más calorías de los alimentos (véase la siguiente figura).

Además, cuando seguimos alimentando a los ratones antes obesos con una dieta normal, pasaron muchos meses —el equivalente potencial de *años* en seres humanos— antes de que su cuerpo y su microbioma se equilibraran y volvieran al estado delgado. Cuando los microbiomas finalmente se equilibraron, una segunda ronda de la dieta de engorda no causó un aumento de peso exacerbado. Su microbioma volvió a alcanzar el estado del de un ratón verdaderamente delgado, pero tomó mucho tiempo.

Si extrapolaras este estudio a los seres humanos podrías decir que, una vez que has tenido sobrepeso, pasarán entre meses y años antes de que tu microbioma regrese al estado del de una persona delgada. Mientras eso pase, si no quieres subir de peso no podrás comer la misma cantidad de comida que alguien que siempre haya estado delgado.

Pero hasta ese momento sólo habíamos descubierto una asociación, no una causación. Aún no demostrábamos que era el microbioma lo que causaba el aumento de peso. Teníamos que idear un modo de determinar que en verdad fuera el microbioma de los ratones y no otra cosa lo que causaba ese efecto. Necesitábamos eliminar o reiniciar sus microbiomas; lo hicimos dándoles un tratamiento con antibióticos. Tal como esperábamos, dicho tratamiento suprimió por completo el efecto de haber sido antes obeso. Después de eso, los ratones con una historia previa de obesidad ya no subían más de peso que los de los grupos de control.

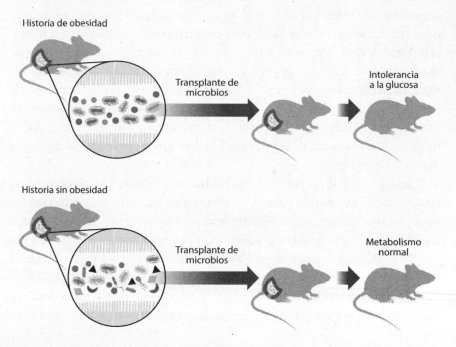

131

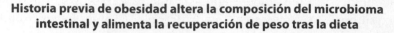

Historia previa de obesidad altera la composición del microbioma intestinal y alimenta la recuperación de peso tras la dieta

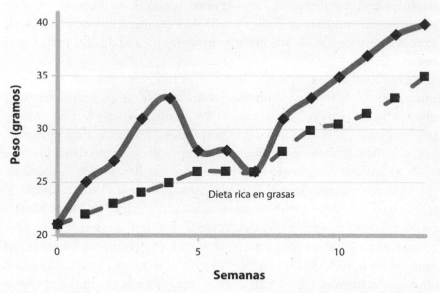

Dieta rica en grasas

Semanas

Queríamos ser meticulosos, así que a continuación probamos nuestras teorías con ratones libres de gérmenes. Se trata de ratones especializados que no tienen microbiomas y se emplean para la investigación. Se alojan en aislantes estériles, con lo que se asegura que no adquieran ninguna bacteria intestinal antes del experimento. Trasplantamos muestras fecales de los ratones antes obesos en los ratones libres de gérmenes y sin microbiomas y, en efecto, después de la transferencia los ratones antes carentes de microbiomas experimentaron un aumento de peso acelerado, como si antes hubieran sido obesos. Esto fue una confirmación final de nuestra teoría —al menos en ratones— de que el microbioma era la causa del acelerado aumento de peso tras la dieta y la obesidad recurrente.

Cuando concluyó ese estudio pudimos elaborar un algoritmo de aprendizaje automático basado en cientos de parámetros de microbiomas personalizados (como cuáles microbios contiene el microbioma y qué hacen), que pudiera predecir con precisión exactamente cuánto aumentaría de peso cada ratón (hubiera sido obeso o siempre delgado) con la engordante dieta de muchas calorías.

Si la historia y la investigación terminaran ahí, sería un poco desalentador. Eso no era un estudio humano, y ¿recuerdas nuestras anteriores advertencias de no hacer una simplificación excesiva de las conclusiones de una investigación? Pero puedes sentirte tentado de concluir que, como los ratones, cuando has sido obeso ya nunca más podrás volver a comer normalmente o, en el mejor de los casos, tendrás que estar a dieta rigurosa durante años. Pero ¿y si ese efecto de obesidad pudiera modificarse de alguna manera sencilla? Ésa era nuestra siguiente pregunta, así que empezamos a investigar las diferencias en los microbiomas de ratones delgados y obesos. ¿Podría haber algo que pudiéramos usar?

Algo que observamos fue que los ratones del rebote tenían niveles de flavonoides (específicamente las moléculas apigenina y naringenina) considerablemente menores que los que siempre habían sido delgados. Una de las cosas que hacen los flavonoides es ayudar a que tus células grasas quemen más calorías. Especulamos que los bajos niveles de estos flavonoides durante los ciclos de peso podrían contribuir a la tendencia de los ratones antes obesos a extraer más calorías de los alimentos que los ratones delgados.

Nos preguntamos qué pasaría si les diéramos una fuente alimentaria de flavonoides a los ratones de la dieta yoyo. Los flavonoides son las sustancias químicas que normalmente se encuentran en verduras, bayas, frutas, nueces, frijoles y especias, así que están ampliamente disponibles en el abasto de alimentos, y también en forma de suplemento. Nos emocionaba mucho ver que este tratamiento de posbióticos *curaba a los ratones de una acentuada recuperación del peso.*

"POSBIÓTICOS"

Acuñamos el término *posbióticos* para describir los metabolitos que producen o deberían producir las bacterias del microbioma y que a su vez tienen la capacidad de afectar células humanas y pueden administrarse en forma de suplementos. Así como pueden administrarse suplementos de prebióticos que contienen bacterias beneficiosas y fibra prebiótica, los posbióticos pueden dirigirse a atacar deficiencias específicas del microbioma. Pudimos demostrar que al intervenir en este nivel posbiótico —es decir, suministrándole al huésped moléculas que las bacterias producen— podíamos afectar los procesos celulares y las condiciones biológicas, como la recuperación excesiva de peso. Esto nos permite intervenir en la interacción entre el microbioma y el huésped en un nivel completamente nuevo.

Antes de que salgas corriendo a gastar tu dinero en suplementos de flavonoides tenemos que decir que este beneficio aún no ha sido demostrado en humanos. Aunque los estudios en ratones pueden indicar algo, no demuestran que los seres humanos reaccionarán del mismo modo. Sin embargo, claro que no haría ningún daño comer, durante la dieta y después de ella, más vegetales ricos en flavonoides, especialmente los que contienen mayores niveles de apigenina y naringenina. Contienen apigenina el té de manzanilla, la cebolla, la naranja, la toronja, el apio, el perejil y el cilantro, así como el vino tinto y la cerveza; contienen naringenina los cítricos, las almendras, los pistaches y, una vez más, el vino tinto. Consumir estos alimentos tan nutritivos no tiene ningún inconveniente.

Ahora estamos realizando estudios similares con gente. Esperamos descubrir los compuestos específicos que puedan ayudar a revertir esta mala "memoria" microbiana en el intestino humano y a mantener un peso normal después de una dieta efectiva. Quédate atento a esta información futura, que tendría que ser aún más útil para la elaboración de efectivas terapias que alteren el microbioma.

MENSAJES DEL MICROBIOMA

Tu microbioma no existe aislado dentro de tu intestino. De hecho, le "habla" al resto de tu cuerpo de unas maneras enigmáticas que apenas ahora empezamos a entender. Algunos descubrimientos de nuestros propios laboratorios de investigación mostraron que el microbioma intestinal se comunica con otras partes del cuerpo, como el tejido graso, el hígado, el páncreas, el sistema cardiovascular, los pulmones y el cerebro. Esto tiene el potencial de influir sobre una enorme variedad de problemas de salud, como la tendencia a la obesidad o protección contra ella, la resistencia a la insulina, enfermedades hepáticas, diabetes, cardiopatías, alergias, asma e incluso problemas de conducta, al influir en la manera como se comportan las células del cuerpo. Esto puede afectar el comportamiento de las células y también de los genes.

Influencias del microbioma

Ya hemos visto cómo la dieta y comer en exceso tienen la posibilidad de afectar el microbioma, pero también la tienen el estar expuesto a otra persona o animal o a un nuevo ambiente. Podría ser besar a alguien, acariciar a un perro o un gato o nadar en el mar; la composición de tu microbioma se ve afectada. Aunque la firma de tu microbioma es singular, también cambia constantemente: no toda ella, pero sí lo suficiente para que tu microbioma funcione diferente y afecte de manera distinta tu salud y tu vida. Algunas de las influencias sobre tu microbioma son heredadas u ocurrieron hace mucho tiempo, mientras que algunas son actuales, como las siguientes:

Influencias significativas

- **Evolución:** Los animales cuyas dietas eran distintas de las de sus ancestros tienen microbiomas que se han adaptado a la nueva alimentación.[46, 47, 48, 49]
- **Edad:** Todos nacemos estériles (sin microbioma) y agarramos nuestros primeros microbios de nuestras madres empezando por nuestro recorrido por el canal del parto y nuestro primer alimento, y luego de nuestros entornos inmediatos. Los bebés tienen microbiomas muy diferentes que los adultos. Cuando empiezan a comer alimentos sólidos, sus microbiomas cambian lento para irse acercando más a los de los adultos en general.[50, 51, 52] Este proceso normalmente termina a los tres años, cuando el microbioma de un niño se parece a grandes rasgos al de un adulto.
- **Estilo de vida tradicional frente al moderno:** La gente que lleva estilos de vida tradicionales, como los cazadores-recolectores o los agricultores que usan técnicas de cultivo tradicionales, tiene microbiomas mucho más diversos que quienes llevan una vida más moderna.[53, 54] (La diversidad del microbioma es algo bueno y por lo general se traduce en una salud más vigorosa.)

Influencias moderadas

- **Uso de antibióticos:** Los antibióticos son uno de los mayores descubrimientos médicos del siglo xx. Han contribuido de manera determinante a la salud y la longevidad humana, pues son un tratamiento efectivo para lo que un tiempo fue lo que más muertes humanas ocasionaba: las enfermedades infecciosas. Este triunfo tiene un costo: los antibióticos tienen un efecto a largo plazo sobre el microbioma, como reducir su diversidad, aunque los individuos responden de manera distinta al uso de antibióticos.[55, 56, 57, 58] El tratamiento con antibióticos sin indicación médica (como cuando los tomas para un catarro o en cualquier otra situación en la que no se necesitan), así como los antibióticos en los alimentos por inoculárselos al ganado, puede provocar daños al alterar nuestro microbioma sano.

- **Consumo de fibra:** Quienes consumen más fibra tienden a tener un microbioma más diverso que quienes llevan una dieta baja en fibras, aunque esta diversidad puede recuperarse, al menos parcialmente, si se cambia a una dieta rica en fibra.[59, 60]

- **Exposición a medicamentos (distintos de los antibióticos):** Medicamentos que mucha gente toma con regularidad, como el paracetamol, los inhibidores de la bomba de protones y la metformina, alteran el microbioma, y esa alteración puede contribuir a los efectos secundarios que traen consigo las medicinas.[61, 62, 63, 64, 65] De hecho, recientemente se sugirió que la respuesta variable de la gente a un mismo medicamento puede estar causada por sus diferentes microbiomas. Esto puede ser así incluso para medicinas contra el cáncer que les funcionan a unos pacientes pero no a otros (la medicina personalizada es ahora mismo otro campo efervescente de investigación, como el tratamiento personalizado contra el cáncer).[66]

- **Genética:** Como mencionamos antes, si bien los gemelos idénticos no tienen microbiomas idénticos, sí son un poco más parecidos que los de mellizos. Algunos grupos de bacterias pueden heredarse, e incluso los microbios que han evolucionado dentro de un grupo ancestral pueden permanecer y seguir beneficiándote más que los microbios más recientes que hayas adquirido en algún momento de tu vida.[67, 68, 69] Sin embargo, aún no se sabe el grado en que nuestra composición genética determina el aspecto de nuestro microbioma y es tema de intensas investigaciones científicas (la nuestra incluida).

- **Ejercicio.** Los atletas extremos tienen diferentes microbiomas que otros que tienen el mismo sexo, edad y peso. Una parte de esta variación puede deberse a que llevan diferentes dietas, pero los estudios con ratones sugieren que el puro ejercicio tiene un impacto sobre la composición del microbioma.[70, 71, 72]

- **Compañeros de departamento y mascotas:** La gente que vive junta comparte rasgos del microbioma, y las mascotas también afectan a éste, aunque dichos efectos tienden a concentrarse sobre todo en los microbios de la piel más que en los del intestino.[73]

Influencias menores, pero significativas

■ **Cambios a corto plazo en la dieta:** Qué comas hoy, cuando estés en una dieta a corto plazo, cuando viajes o hagas algún otro cambio temporal a tu dieta tiene un efecto sobre tu microbioma, pero si reanudas tu manera habitual de comer, tu microbioma también tiende a volver a la normalidad.[74, 75] Esto se parece a lo que vimos en nuestro estudio del pan: cambios a corto plazo al microbioma igualaban los cambios a largo plazo de los consumidores de pan a largo plazo.

**TRASPLANTES FECALES:
¿CIENCIA DE VANGUARDIA O PELIGROSO EXPERIMENTO?**

¿Te imaginas que te trasplanten las heces fecales de alguien más al intestino delgado? Aunque no lo creas, esto es ciencia nueva e innovadora y ya ha sido un tratamiento efectivo para algunas personas con ciertas afecciones intestinales graves, como una *C. diff* recurrente. El tratamiento es tal como suena: heces fecales de una persona sana se implantan en el recto de alguien con problemas de salud, y la teoría es que esto lleva buenas bacterias del donante que pueden ayudar a superar a las villanas que están causándole problemas a la persona enferma. Hay otros modos de hacer el trasplante de la microbiota fecal (TMF), como en forma de pastillas, aunque lo tradicional es que el trasplante vaya directamente al colon.

Cuando este tratamiento se ha usado para tratar a pacientes que sufren de una *C. diff* resistente a los antibióticos, más de 90% de los casos se resolvieron en cuestión de semanas, lo cual es asombroso. También se ha usado para resolver algunos casos de colitis ulcerosa. Esto es importante, porque la *C. diff* es un problema mundial, y si bien los antibióticos son la primera vía de tratamiento, muchas veces son resistentes a los antibióticos, además de recurrentes. En esos casos los TMF se han vuelto la siguiente oleada de combate. Realmente parece funcionar como magia (aunque por el momento sólo para resolver infecciones de *C. diff*): alguien que lleve meses sufriendo de esa afección y esté en riesgo de morir se cura completamente con el tratamiento.

Se han intentado abordar de manera similar algunas otras enfermedades, como la colitis ulcerosa, la diabetes, la enfermedad de Crohn, la enfermedad inflamatoria intestinal (EII) e incluso el síndrome metabólico antes mencionado, pero los resultados de estos experimentos con trastornos crónicos han sido más variables. Se ha incluso sugerido que la respuesta al TMF es personalizada: algunas personas reaccionan mejor a trasplantes de algunos donantes que a los de otros. Esto indica (y lo comentaremos con más detalle en las siguientes secciones) que el microbioma afecta de manera muy determinante nuestra respuesta individual a los alimentos y al tratamiento médico.

La transferencia fecal es un proceso muy regulado; los médicos deben obtener permiso para usar el tratamiento, y hasta ahora sólo está aprobado para tratar la *C. diff*, pero es un campo de investigación creciente. Una compañía llamada OpenBiome, que reúne y almacena muestras de heces fecales donadas por personas sanas, ha proporcionado más de 16000 tratamientos a profesionales clínicos de más de 700 centros médicos de todos los estados de los Estados Unidos y en seis países. Sin embargo, está muy lejos de ser un tratamiento estándar y actualmente nada indica que el TMF vaya a ser exitoso, o confiablemente exitoso, para ninguna afección fuera de la *C. diff*. De todas formas mucha gente tiene la esperanza de que el tratamiento se expanda; es un campo de investigación activo.

Mientras tanto, no intentes hacerlo tú mismo. El TMF es un método un poco agresivo, crudo y hasta cierto punto incontrolado para modular el microbioma. Hay historias de gente que lo hace por su cuenta, pero no puede saberse con exactitud qué contiene la muestra fecal del donante y puedes transmitirte a ti mismo bacterias patógenas o, en teoría, podrías incluso transmitir la tendencia del donante a adquirir alguna enfermedad. Uno de estos ejemplos es una mujer que recibió un tratamiento exitoso para una infección de *C. diff* con un trasplante fecal de su hija obesa. La mujer muy pronto subió 14 kilos tras el procedimiento, y se volvió obesa también ella. Está por verse si eso fue una complicación directa de su TMF. Desafortunadamente, cualquier resultado positivo de transferir muestras fecales de donantes delgados a receptores obesos parecen temporales, al menos en los estudios publicados hasta ahora.

La idea de que el TMF pueda algún día erradicar las infecciones intestinales y curar la obesidad es emocionante y prometedora, pero todavía no llegamos a eso. Para realmente entender y controlar lo que estamos haciendo cuando recurrimos a TMF necesitamos una mejor comprensión mecanicista de cómo funciona, así como más investigaciones y práctica. Con ese conocimiento podremos imaginar un futuro en el que se trasplanten los microbios o sus productos y no todo el microbioma intestinal de una persona.

Foco de investigación:
los ritmos circadianos[76]

La alteración del ritmo circadiano es uno de los resultados de la tecnología moderna y puede provocar algunos problemas de salud. Hemos visto ya pruebas de que los trabajadores nocturnos tienen un mayor riesgo de obesidad,[77] infarto[78] y cáncer mamario.[79] Un estudio de 2011 mostraba incluso que si por 10 años o más trabajas en el turno de noche aumentas el riesgo de diabetes tipo 2 en un 40%.[80] Sin embargo, por mucho tiempo la relación entre el trabajo nocturno y la enfermedad no fue clara. Como hay decenas de millones de trabajadores nocturnos en múltiples profesiones (22.5 millones o más en Europa y más de 15 millones en los Estados Unidos), así como gente que con frecuencia vuela de una zona horaria a otra y millones de personas con perturbaciones crónicas del sueño que probablemente estén afectadas por un trastorno del ritmo circadiano, nos pareció que era importante entender mejor el problema, que además nos intrigaba.

Como ya estábamos muy metidos en la investigación del microbioma, pensamos que bien sería posible que éste pudiera no ser inmune a los cambios espectaculares en la actividad de los genes que acompañan a la actividad circadiana. Como los ritmos circadianos están relacionados con la exposición a la luz y tus microbiomas andan en la oscuridad de tus intestinos, no pensarías que el microbioma tiene mucho que ver con los ritmos circadianos. Sin embargo, nos preguntamos si quizá, como las bacterias se desarrollan directamente con los alimentos disponibles para ellas y el consumo de comida por lo general cambia entre el día y la noche, puede haber una conexión entre el ritmo circadiano y el microbioma. Por lo general comemos de día y dormimos de noche. Nuestros procesos digestivos son diferentes en esos periodos, así que tales diferencias podrían también tener un efecto profundo sobre el microbioma. Pensamos que sonaba verosímil y decidimos estudiarlo. No sabíamos si encontraríamos algo, pero eso es parte de lo emocionante de las investigaciones: estudiar y experimentar con lo que nunca nadie ha experimentado. Y vaya que dimos con una mina de oro.

Asombrosamente, descubrimos que el microbioma humano sigue su propio ritmo circadiano, y éste está controlado tanto por nuestro propio reloj biológico humano interno como por nuestros horarios y hábitos alimenticios. Esas bacterias se dan cuenta de este ritmo y reaccionan de común acuerdo con tu respuesta. Específicamente, descubrimos que algunos microbios abundan más por la mañana, lo que significa que están creciendo y reproduciéndose más, y otros abundan más en la noche, cuando crecen y se reproducen más. Si un organismo cambiara su ciclo de sueño / vigilia, y por lo tanto su ciclo de alimentación, ¿se alteraría el microbioma en respuesta?

Para descubrirlo realizamos un experimento con ratones. Empezamos básicamente por hacerlos "trabajar el turno de noche" manteniéndolos despiertos cuando lo normal sería que durmieran, prácticamente provocándoles un *jet lag* de ocho horas. Los ratones son nocturnos, así que en este caso tuvimos que mantenerlos despiertos durante el día y dejarlos dormir sólo de noche.

En presencia de este desfase horario artificialmente inducido registramos cambios notables en los microbiomas de los ratones, como que fueron llevados a un estado de disbiosis, es decir que su microbiota dejó de funcionar correctamente, lo que causó cambios perceptibles en su salud. Vimos cambios tanto en la composición del microbioma como en su función; por consiguiente, los ratones se volvieron mucho menos eficientes en lo que respecta al crecimiento celular, reparación del ADN y desintoxicación, y se volvieron obesos e intolerantes a la glucosa:[81] tal como los trabajadores nocturnos. Pudimos asimismo transferir las bacterias con desfase horario a ratones libres de gérmenes, y también ellos se pusieron obesos y adquirieron intolerancia a la glucosa.

Esta teoría es mucho más difícil de probar en seres humanos, por supuesto, pero sí estudiamos a una pequeña cantidad de personas mientras viajaban por el mundo, por ejemplo de los Estados Unidos al Extremo Oriente o de regreso. Este viaje provocaba un desfase de ocho horas similar al que les indujimos a los ratones. Fuimos muy populares en el campus porque ofrecíamos a los estudiantes un boleto gratis de viaje redondo a los Estados Unidos a cambio de unas cuantas muestras fecales. Sacamos muestras de las bacterias intestinales de esta gente tres veces a lo largo de dos semanas, con lo que captamos las principales etapas del *jet lag*, y descubrimos que la composición de sus microbios cambiaba de maneras sorprendentemente parecidas. Además transferimos los bichos con desfase horario de los humanos en ratones libres de gérmenes y pudimos ver claramente que transferir los microbios intestinales del momento en el que el *jet lag* estaba en su punto máximo inducía mucho mayor obesidad e intolerancia a la glucosa.

Nos alivió descubrir que los microbios intestinales de los viajeros volvieron a la normalidad dos semanas después de sus vuelos, y transferirles sus bichos a ratones en ese momento ya no conllevaba una mayor obesidad e intolerancia a la glucosa. En nuestra opinión, nuestro trabajo finalmente ofrece por lo menos una explicación parcial de la observación epidemiológica de que los trabajadores nocturnos son más propensos al síndrome metabólico. Curiosamente, en estudios de seguimiento descubrimos que el ritmo circadiano del microbioma está estrechamente relacionado con el del huésped. De hecho, hace poco mostramos que al alterar el ritmo del microbioma en ratones podemos afectar la función diurna de los órganos, como el hígado, y afectar por tanto su capacidad de descomponer sustancias químicas y medicamentos.[82]

Si bien el impacto de la perturbación del ritmo circadiano está claro, hacer cambios como rechazar un trabajo nocturno lucrativo, negarse a hacer un viaje transcontinental o irse a la cama cuando se pone el sol y levantarse al amanecer no son opciones prácticas y no te permitirían aprovechar muchos de los placeres modernos de la vida. Sin embargo, lo que queremos señalar es que mientras más aprendamos sobre cómo se ve influido el microbioma por los ritmos circadianos mejor entenderemos cómo podríamos modificar estos efectos a través de otros medios que no sean volver a levantarse y acostarse estrictamente con el sol.

Foco de investigación: edulcorantes artificiales[83]

Ya hemos hablado brevemente sobre la relación entre los edulcorantes artificiales y el aumento de peso, pero en caso de que sigas consumiendo refresco de dieta, o si quieres saber más sobre el tema, hemos hecho investigaciones específicas sobre el efecto que los edulcorantes artificiales pueden tener sobre el microbioma.

Como con el trabajo en el turno de noche, ha habido indicaciones previas de que consumir edulcorantes artificiales no calóricos se asocia con la obesidad y la diabetes. Esto es antiintuitivo porque esos endulzantes no tienen calorías y muchas veces tanto gente a dieta como organizaciones nacionales han afirmado que los edulcorantes artificiales pueden ayudar a bajar de peso al reducir el consumo de calorías. Queríamos descubrir por qué tantos estudios de investigación apoyan la idea de que un producto sin calorías contribuiría al aumento de peso y a las perturbaciones de la glucosa relacionadas. Todos sabemos que mucha gente con sobrepeso bebe refrescos de dieta, pero la mayoría probablemente supone que es un intento de bajar de peso, no la causa del peso excesivo.

Antes de empezar nuestra investigación nos fuimos un poco más atrás. Como ya mencionamos, la postura oficial de la Asociación Estadounidense del Corazón y la Asociación Estadounidense de la Diabetes sobre los edulcorantes no nutritivos apoya su uso; en 2012 declararon lo siguiente:[84]

- Sustituir azúcares por edulcorantes no nutritivos para añadir a alimentos y bebidas puede ayudar a que la gente alcance y mantenga un peso corporal saludable, siempre y cuando la sustitución no lleve a más tarde comer calorías adicionales como "compensación".
- Para la gente con diabetes, los edulcorantes no nutritivos que se usan solos o en alimentos y bebidas siguen siendo una opción y si se usan adecuadamente pueden ayudar al control de la glucosa.
- Sustituir por edulcorantes no nutritivos los azúcares añadidos a las bebidas y otros alimentos tiene la posibilidad de ayudar a la gente a alcanzar y mantener un peso corporal saludable y le sirve a la gente con diabetes para tener un control de la glucosa.

Las razones detrás de esta declaración pueden entenderse, al parecer. El poder endulzante de la mayoría de los edulcorantes artificiales de pocas calorías es por lo menos 100 veces más intenso que el del azúcar regular, así que cuando los usas sólo hace falta un poco. Así, con una menor cantidad uno puede satisfacer el antojo de dulce y hacerlo con menos calorías. Entonces ¿menos calorías no debería traducirse en menor aumento, o mayor pérdida, de peso?

Además, con excepción del aspartame, el cuerpo no puede descomponer los edulcorantes artificiales no calóricos. Eso es lo que los hace "no calóricos": el cuerpo no puede extraer energía de ellos. Nos dan el sabor dulce del que tenemos antojo y luego pasan por nuestro organismo sin ser digeridos, así que ¿cómo podrían tener mayor efecto?

Y sin embargo este mismísimo argumento era el quid de nuestra hipótesis y dio lugar a nuestra investigación sobre edulcorantes artificiales y el microbioma: los alimentos y nutrientes como la fibra (y ciertas sustancias químicas, como los edulcorantes artificiales) que salen del estómago sin haberse digerido pasan *al microbioma* sin digerir, lo que significa que es más probable que influyan en la acción del microbioma de una manera para la que éste puede no haber estado preparado. El microbioma está acostumbrado a recibir fibra no digerida, que consume como alimento (la fibra es un prebiótico). Pero ¿qué haría con los edulcorantes artificiales? Sospechábamos que éstos serían potencialmente tóxicos para las bacterias y que podrían incluso matar a especies benéficas. O quizá algunos microbios intestinales digieren una parte del edulcorante artificial y producen así metabolitos desconocidos que la persona podría recoger y ellos de alguna manera influir sobre su salud. Sea cual sea el mecanismo, nunca nadie había planteado la pregunta, así que decidimos hacerlo e intentar encontrar la respuesta.

Añadimos grandes dosis (pero no mayores que lo que actualmente permite la Administración de Alimentos y Medicamentos, calibradas de peso de humano a peso de ratón) de los tres edulcorantes artificiales más usados —aspartame, sucralosa y sacarina— al agua de los ratones. Después de varias semanas de beber agua con edulcorante, nos sorprendió ver un efecto espectacular: la mayoría de los ratones se volvieron intolerantes a la glucosa, lo que significa que su capacidad de metabolizarla se vio muy reducida (la intolerancia a la glucosa es el distintivo de la diabetes).

Nos sorprendió que nadie hubiera visto el posible vínculo entre los edulcorantes artificiales y la intolerancia a la glucosa. Como somos científicos escépticos, al principio no creíamos lo que veíamos, así que les pedimos a nuestros estudiantes que repitieran los experimentos. Vimos los mismos resultados. Parecía que una de las maneras más fáciles y directas de inducir intolerancia a la glucosa en los ratones... ¡era alimentarlos con edulcorantes artificiales!

A esas alturas era evidente que algo interesante se estaba cocinando, porque en ese ambiente controlado los edulcorantes artificiales a todas luces estaban teniendo efectos metabólicos adversos. Queríamos estudiar mejor ese sorprendente fenómeno y nos centramos en uno de los edulcorantes más comunes, la sacarina. Repetimos los experimentos con sacarina usando un grupo de ratones de diferentes orígenes genéticos y con diferentes dietas y tuvimos los mismos resultados. Poco a poco redujimos los niveles de sacarina que les dábamos, pero incluso con niveles bajos desarrollaron intolerancia a la glucosa. Las dosis más bajas de sacarina que dieron lugar a esos efectos negativos eran comparables con el consumo normal de una persona que le pone edulcorante al café o toma refrescos de dieta.

Seguíamos sin entender por qué los edulcorantes estaban teniendo ese efecto, así que decidimos hacer otros experimentos. A continuación probamos la hipótesis de que la microbiota intestinal participa en ese fenómeno. Pensamos que las bacterias podrían causar esa intolerancia a la glucosa como reacción a los edulcorantes, que el cuerpo puede no reconocer como alimento. Para eso primero tratamos a los ratones con antibióticos para erradicar sus microbiomas, y esto tuvo como resultado *una reversión total de los efectos de los edulcorantes artificiales sobre el metabolismo de la glucosa*. Esto fue una primera señal, y muy convincente, de que el mirobioma en efecto participa en el metabolismo de la glucosa, pero no nos detuvimos ahí.

A continuación transferimos la microbiota de los ratones que consumían edulcorantes a ratones "libres de gérmenes", y el resultado fue que la intolerancia a la glucosa se transmitió completita a los ratones receptores. Eso fue prueba concluyente de que los cambios a las bacterias intestinales están implicados en los efectos perjudiciales de los edulcorantes.

Finalmente hicimos el experimento primordial: tomamos la microbiota de ratones normales que nunca habían consumido edulcorantes artificiales y la cultivamos en ampollas, fuera del cuerpo, en presencia

El consumo de edulcorantes artificiales altera la composición y actividad del microbioma y puede inducir intolerancia a la glucosa en el ratón o en el huésped humano

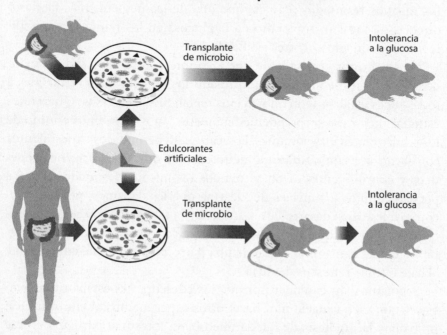

de edulcorantes artificiales, para eliminar la influencia de cualquier otro elemento. Luego transferimos esa microbiota cultivada en el exterior a ratones libres de gérmenes. Nos preguntamos qué podría pasarles a roedores que nunca hubieran consumido edulcorantes artificiales si se expusieran a bacterias que sí los hubieran consumido. También eso provocó intolerancia a la glucosa en los ratones libres de gérmenes. Estábamos cada vez más convencidos del grave impacto negativo de los edulcorantes artificiales sobre las bacterias intestinales.

Una caracterización detallada de la microbiota de esos ratones reveló cambios profundos en sus poblaciones bacterianas, entre ellos la adquisición de funciones microbianas que se sabe que son causa de una propensión a la obesidad, la diabetes y complicaciones de estos problemas tanto en ratones como en seres humanos.

Aún no estábamos del todo satisfechos, quizá porque los resultados seguían pareciendo muy sorprendentes. Queríamos saber si el efecto se presentaría también en humanos, así que llevamos a cabo un experimento controlado de pequeña escala. Le pedimos a un grupo de voluntarios que normalmente no comían o bebían nada que contuviera edulcorantes que los consumieran durante una semana. Tomamos muestras de microbioma y analizamos los niveles glucémicos en ayunas de cada participante al principio del estudio. Luego todos anotaban cada cosa que comían, incluso los edulcorantes, en una app para teléfono que creamos. Al cabo de esa semana volvimos a probar los microbiomas y los niveles de glucosa de todos. Los descubrimientos arrojaron que más o menos la mitad de los voluntarios había empezado a desarrollar una intolerancia a la glucosa ¡al cabo de *tan sólo una semana* de consumo de edulcorantes en niveles actualmente permitidos por la Administración de Alimentos y Medicamentos! Esto nos pareció asombroso y causa de una investigación más enérgica sobre la seguridad de ese aditivo. También, observa que la mitad tuvio una respuesta drástica a los edulcorantes pero la otra mitad no.

La composición de sus microbiota intestinales explicaba la diferencia: descubrimos dos poblaciones diferentes de bacterias intestinales humanas: una que inducía intolerancia a la glucosa al exponerse a los edulcorantes y una segunda a la que éstos parecían serle totalmente indiferentes. También descubrimos que, basados en las muestras de microbioma que tomamos antes del consumo de edulcorantes artificiales, podíamos predecir qué individuos responderían de manera negativa a edulcorantes antes de que los hubieran consumido.

A partir de nuestra investigación creemos que ciertas bacterias de los intestinos de quienes desarrollaron intolerancia a la glucosa reaccionaron a los edulcorantes químicos secretando metabolitos que luego provocaron una respuesta inflamatoria parecida a la que les ocurriría a algunas personas después de comer gran cantidad de azúcar. Eso promovió cambios perceptibles en la capacidad del cuerpo para utilizar azúcar. Aunque el edulcorante no era azúcar y no contenía calorías, su efecto en el microbioma era bastante parecido, como si el microbioma percibiera los edulcorantes artificiales como azúcar, independientemente de su contenido calórico.

Esta investigación recibió mucha publicidad internacional. Los resultados eran lo bastante decisivos como para creer que se justificaba llevar a cabo ensayos humanos a gran escala como parte de una reevaluación de las recomendaciones artificiales acerca de los edulcorantes artificiales, cuyos resultados pueden merecer que se reconsidere el actual consumo masivo y no regulado de productos endulzados artificialmente.

En cuanto a nosotros en lo personal, los dos le poníamos edulcorante al café y tomábamos refrescos de dieta, y nunca se nos ocurrió que fuera perjudicial, sino todo lo contrario. Sin embargo, en vista de nuestros sorprendentes resultados, hemos decidido no volver a consumirlos, y conocemos a muchas otras personas que también dejaron de hacerlo después de leer nuestro estudio (nota para los curiosos: la stevia no es un edulcorante artificial y no la estudiamos).

También creemos que como había algunas personas cuyas bacterias intestinales no reaccionaban a los edulcorantes, esta investigación es también una prueba más de la necesidad de personalizar la nutrición, sobre todo tomando en cuenta la configuración del microbioma exclusiva de cada persona. Ahora están surgiendo empresas que pueden hacer perfiles de los microbiomas de la gente y realizar esta prueba de manera accesible, así que quizá pronto puedas descubrir si toleras esos edulcorantes o no. Mientras tanto, sin embargo, creemos que vale la pena tomar en cuenta las probabilidades. Mejor dejar de tomar refrescos de dieta, de ponerles edulcorantes artificiales al café y al té y de comer alimentos que los contengan hasta que estés seguro de que estos productos no dañan tu metabolismo (pero no regreses al azúcar: es igualmente dañina, aunque de manera distinta. Sería mucho más seguro y sano beber agua en vez de refresco).

Aún tenemos mucho que aprender sobre el microbioma, en especial sobre lo que podemos hacer para manipularlo a nuestro favor. Sabemos que la fibra ayuda a cultivar un microbioma sano y sabemos que los edulcorantes artificiales y ciertos estilos de vida pueden tener un impacto negativo. Tenemos pruebas de que los flavonoides pueden ayudar a proteger contra la recuperación de peso, pero aún no sabemos con certeza si los suplementos de probióticos de verdad sirven para algo. Básicamente tenemos todavía mucho por aprender, así que más allá de comer fibra y evitar los edulcorantes artificiales, aún no podemos decir nada seguro. Creemos que al comprender mejor el papel del microbioma y los metabolitos que produce en estados de enfermedad podremos planear intervenciones más dirigidas que pudieran específicamente exterminar ciertas bacterias o introducir otras que nos ayuden. Quizá algún día todo esto sea posible con cápsulas que contengan lo que nuestros microbiomas necesiten. Pero mientras tanto, tenemos otra vía, algo más fácil de medir, para entender las reacciones personales, y las del microbioma, a lo que comemos y a la manera como vivimos. Esa medición es la glucosa.

Capítulo 6

Glucosa en sangre: el indicador definitivo

Shay es piloto en una aerolínea y tiene horarios de vuelo regulares. Por años ha seguido la misma rutina diaria. A la misma hora todos los días pilotaba un vuelo que iba al mismo lugar y el mismo día regresaba a su ciudad. El viaje completo tomaba varias horas, así que siempre se llevaba un tentempié: un sándwich, que siempre se comía después del vuelo a su destino… y siempre en el vuelo de regreso se sentía cansado. Esto le inquietaba, por supuesto, porque los pilotos de avión deben estar alerta y la fatiga dificulta el mantenerse vigilante. No entendía por qué se sentía tan cansado, pues dormía suficiente y hacía ejercicio con regularidad. Esperaba no estar desarrollando alguna clase de enfermedad. Luego se integró a nuestro estudio.

Cuando Shay empezó a seguirle la pista a su glucosa como parte de nuestro estudio, descubrió algo sorprendente: cada vez que comía pan experimentaba un pico de glucosa extremo. El pan no tiene este efecto en todo mundo. Ahora ya sabemos también (como explicamos en el capítulo 1) que incluso los *diferentes tipos* de pan pueden provocar diferentes respuestas en diferentes individuos. Algunas personas comen pan, o una clase específica de pan, y sólo tienen una leve subida de azúcar. Otras tienen unos grandes picos, y Shay era una de estas últimas, así que el pan parecía un probable responsable de su fatiga vespertina. Shay decidió tratar de cambiar su sándwich por una comida de avión estándar, que por lo general contenía alimentos a base de almidones que no eran pan, como arroz o pasta. Tras el cambio en lo que comía, su fatiga de la tarde *desapareció por completo*.

¿Podía algo tan simple como intercambiar el pan por pasta o arroz tener un efecto tan drástico sobre la fatiga vespertina? Una pregunta más precisa sería: ¿podría algo tan simple como cambiar el pan por pasta o arroz tener de verdad un efecto tan drástico sobre los niveles de glucosa en sangre? La respuesta es, por supuesto, sí.

La glucosa es una pieza importante del rompecabezas de la nutrición personal porque influye sobre tus niveles de energía y fatiga (como pasaba con Shay), pero su inestabilidad (fuertes subidas, bajones significativos) también puede tener un impacto negativo sobre muchos aspectos de tu salud. Pero ¿exactamente qué es la glucosa y por qué importa tanto? ¿Por qué nos la pasamos hablando de ella y por qué está tan centrada en ella nuestra investigación? He aquí lo que necesitas saber.

Glucosa: tu combustible personal

Nuestro cuerpo y cerebro funcionan principalmente con azúcar, así que podrías pensar que necesitas mucha. Sin embargo, si tu glucosa —o el azúcar que tienes en la sangre— está dentro del rango normal, probablemente sólo tengas aproximadamente cinco gramos de azúcar en todo el cuerpo, es decir, el equivalente a poco más de una cucharadita. Pero incluso una cantidad tan pequeña es fundamental para tu supervivencia. Un nivel de glucosa en sangre normal son 80 mg/dl. Si tu nivel de azúcar en la sangre cayera por debajo de los 60 mg/dl, tendrías baja la glucosa, o sea que estarías en un estado hipoglucémico. Si tu glucosa bajara a 40 mg/dl (alrededor de media cucharadita), probablemente empezarías a sentirte mareado y débil. Una caída mayor podría acabar en un desmayo, o posiblemente en la muerte, si la situación no se tratara rápidamente. En el otro extremo, si fueras diabético y tu glucosa alcanzara los niveles peligrosamente altos de 300 a 400 mg/dl (como 25 gramos o cinco cucharaditas), te enfrentarías a serios riesgos para la salud, tanto a corto como a largo plazo.

Para tener una idea de cómo la dieta puede influir sobre el azúcar en tu organismo, una lata de 355 mililitros de un refresco no dietético de cualquier tipo contiene 40 gramos de azúcar, u ocho cucharaditas. Eso es suficiente para mandar tu sangre muy por encima del rango diabético alto. Un cuerpo sano puede manejar una entrada de gran cantidad de azúcar como ésta de vez en cuando, pero múltiples veces al día puede muy rápido inclinar la balanza de la glucosa a rangos crónicos malos para la salud y ponerte en riesgo.

Cuando comes carbohidratos (ya sea de caramelos, pan, pasta, arroz, fruta o verduras), tu cuerpo los convierte en glucosa, lo que abastece de combustible a tus músculos, órganos y cerebro. Tener los niveles glucémicos en un rango saludable es fundamental para el funcionamiento, y tu cuerpo tiene intrincados mecanismos para controlar muy rigurosamente el azúcar en sangre a fin de mantenerla en un estrecho rango beneficioso para que puedas tener suficiente energía: no demasiado poca (hipoglucemia) —que podría causar confusión, mareo, temblores, ansiedad, ataques y pérdida de conciencia— ni demasiada (hiperglucemia) —que podría causar sed extrema, micción excesiva, debilidad, confusión, peligrosos desequilibrios del pH de la sangre, neuropatía y en algunos casos incluso coma diabético y muerte—.

El control de la glucosa es un delicado malabarismo en el que participan muchos sistemas de tu cuerpo. Así es como funciona el proceso:

1. Cuando ingieres alimentos que contienen carbohidratos, tus jugos gástricos y enzimas digestivas descomponen esos azúcares y almidones y los convierten en glucosa.

2. Cuando la glucosa llega a tu intestino delgado unos diminutos salientes con forma de vellosidad llamados *microvilli* son maravillosamente eficientes para absorber la glucosa y dirigirla a tu torrente sanguíneo. Qué tanto entre allí depende de qué y cuánto hayas comido. Si comiste una gran cantidad de cualquier tipo de comida o si comiste ciertos tipos de carbohidratos, tu glucosa puede subir más de lo normal, más allá de la gama estrecha que tu cuerpo trata de mantener. A eso se le llama *hiperglucemia postprandial* (o *después de la comida*), o lo que llamamos un pico de glucosa.

3. En cuanto el cerebro detecta la presencia de un exceso de glucosa en la sangre, manda al páncreas una señal. Células especializadas llamadas *beta*, ubicadas en "islas" o pequeños racimos de células dentro del páncreas (llamados *islotes de Langerhans*), "sienten" los niveles de azúcar del cuerpo. Secretan insulina en pequeñas ráfagas a lo largo del día y liberan cantidades mayores de insulina después de las oleadas de glucosa tras las comidas. Estas células beta son fundamentales para una producción suficiente de insulina y para mantener constante la glucosa. En la diabetes juvenil, insulinodependiente o tipo 1, gente joven llega a tener fuertes inflamaciones en los islotes de Langerhans que a la larga provocan

su destrucción. Para no morir, la gente con diabetes tipo 1 tiene que inyectarse insulina por el resto de su vida para reemplazar sus células beta pancreáticas destruidas. La insulina es como una llave que abre las células para recibir glucosa. Si comes mucho o consumes ciertos carbohidratos y tus niveles glucémicos se elevan considerablemente, tu cuerpo puede reaccionar de forma exagerada y liberar demasiada insulina. Esto puede provocar que tu glucosa baje demasiado (hipoglucemia). Uno de los síntomas es que después de comer, cuando tendrías que estar satisfecho, te da mucha hambre (en la siguiente sección te enseñaremos a usar los grados de hambre como método para rastrear la glucosa).

4. Mientras que el páncreas controla la producción de insulina, otros órganos, principalmente el hígado y los músculos, usan insulina para permitir el consumo de glucosa para la obtención de energía. El hígado, por ejemplo, recoge más glucosa y la convierte en glucógeno para almacenarlo (las reservas de glucógeno son bastante limitadas; ni siquiera los atletas pueden guardar más de 3000 calorías). Todo azúcar restante que no vayan a emplear las células, el hígado u otros órganos del cuerpo (como los músculos, el corazón o el cerebro), y que puede andar por ahí si tu glucosa subió mucho, se convierte en grasa y se almacena en células grasas. Así es como los picos de glucosa pueden provocar obesidad: una constante glucosa alta superior a lo que tu cuerpo necesita se traduce en un almacenamiento constante de ese exceso de azúcar en forma de grasa rica en energía en las células adiposas. Mientras más exceso de azúcar tengas en la sangre, mayores serán las reservas de grasa que acumules.

5. Cuando tu glucosa está guardada, tu cuerpo se da cuenta de que necesita más combustible (glucosa), y entonces te vuelve a dar hambre. Normalmente eso debería ocurrir tres o cuatro horas después de tu última comida y justo a tiempo para la siguiente. Cuando vuelves a comer algo, el ciclo empieza de nuevo.

Cuando la glucosa sube demasiado

Si estás sano y comes alimentos que tu sistema ha evolucionado para poder administrar, tu control de glucosa tendría que funcionar perfectamente bien. Sólo en casos excepcionales falla el control del azúcar, como

Respuesta de glucosa después de la comida

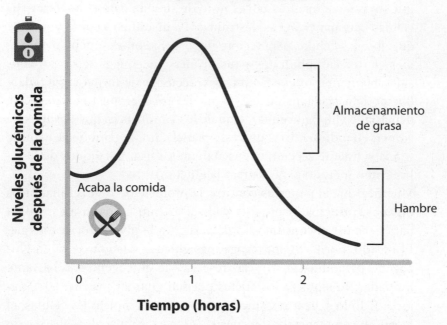

con la diabetes tipo 1 o juvenil. Sin embargo, a veces, si la gente come demasiado, o come alimentos inapropiados por mucho tiempo, eso puede interferir con el sistema de control de glucosa del cuerpo y provocar que los niveles glucémicos se eleven considerablemente. En respuesta, la insulina puede subir demasiado, y este desequilibrio puede provocar una cascada de problemas de salud.

Resistencia a la insulina

Los niveles de glucosa crónicamente altos estresan todo el sistema. Es así especialmente si tienes una tendencia familiar a un control de glucosa anormal o diabetes tipo 2. Esto a la larga puede dar lugar a una afección llamada *resistencia a la insulina*, en la que tu cuerpo se insensibiliza a los efectos de ésta. Cuando adquieres esa afección se necesita más insulina que antes para sacar el azúcar de tu sangre y llevarla a tus células. Como ese proceso destructivo a menudo no tiene síntomas, la resistencia a la insulina ha sido denominada "el asesino silencioso".[1] Puedes no saber que tienes esta afección hasta que hayas sufrido ya un daño por muchos años, porque no sientes tus niveles de glucosa hasta que están ya sumamente perturbados. Al principio el páncreas reacciona a los altos niveles glucémicos aumentando su producción de insulina. Este exceso de insulina empuja la mayoría del exceso de azúcar a las células y puede normalizar parcialmente los altos niveles de glucosa. Con el tiempo, esta actividad extenuante puede hacer que las células beta del páncreas se agoten. El páncreas llega al punto de que ya no puede seguir suministrando toda la insulina necesaria para mantener un nivel decente de glucosa, y es aquí cuando la resistencia a la insulina progresa para convertirse en diabetes tipo 2 o diabetes del adulto.

Nos gusta usar la analogía de un termostato y un aire acondicionado. Un aire acondicionado con termostato sirve para mantener tu casa a una temperatura determinada, de modo que cuando la temperatura baja de cierto nivel el aire se apaga, y cuando sube de cierto nivel el aire se enciende. Sin embargo, si se deja abierta la puerta o hace un día inusitadamente caluroso, hasta un aire acondicionado al que se le haya dado mantenimiento podría tener que estar encendido todo el tiempo y no poder conservar una temperatura constante en la habitación, para a la larga tal vez descomponerse. Del mismo modo, tu cuerpo tiene mecanismos para mantener la glucosa bajo control, pero si tu dieta y tu estilo de vida frustran esos mecanismos (porque "dejas la puerta abierta"), éstos pueden fallar y crear una situación destructiva.

MUERTE DE CÉLULAS BETA PRODUCTORAS DE INSULINA

Si bien aún no estamos completamente seguros de qué es lo que mata a las células beta en la diabetes crónica del adulto, una glucosa elevada probablemente contribuye en gran parte a este deterioro:

- Un estudio demostró que en gente cuya glucosa subía sólo un poco por encima de 100 mg/dl, dos horas después de una prueba de tolerancia a la glucosa ya había una disfunción detectable de las células beta, y con cada pequeño aumento de glucosa a las dos horas, el deterioro de las células beta se volvía más evidente[2]
- Otro estudio mostraba que en gente con un nivel glucémico sólo un poco más alto de lo normal (con glucosa en ayunas entre 110 y 125 mg/dl), había una pérdida de un promedio de 40% de sus células beta.[3]
- Otro estudio más mostró que cuando unos ratones reciben trasplantes de células beta, esas células sobreviven mucho mejor cuando los

niveles de glucosa del ratón se mantienen por debajo de los 150 mg/dl. En aquellos cuyo nivel glucémico subía por encima de los 150 mg/dl había un nivel mucho mayor de muerte de células beta trasplantadas.

Síndrome metabólico

En muchos casos, gente que sufre de resistencia a la insulina también adquiere varias afecciones simultáneamente, como la obesidad (sobre todo alrededor de la cintura), presión alta, triglicéridos altos, colesterol alto y acumulación de grasa en las células hepáticas (llamada *hígado graso*). En conjunto, esto define una afección llamada *síndrome metabólico*. Cerca de 40% de la población adulta de los Estados Unidos sufre de una o más características de este síndrome. Aunque no hay síntomas físicos que puedas "sentir", es una afección peligrosa que te predispone a muchos problemas serios de salud, desde la diabetes hasta la cardiopatía. Como comentamos en el capítulo 2, la epidemia de síndrome metabólico que ha afectado a nuestra especie en el último siglo se ha vinculado estrechamente con muchos cambios nutricionales y de estilo de vida que adoptamos con la modernización, y muchos de estos cambios han impactado drásticamente nuestro microbioma intestinal, con un efecto expansivo en todo el cuerpo.

Prediabetes

Si a tu cuerpo le toma más tiempo de lo normal controlar la glucosa y necesita insulina adicional para conseguirlo, cabe la posibilidad de que seas prediabético. Oficialmente, el diagnóstico se da cuando los niveles glucémicos en ayunas están por lo regular entre 100 y 125 mg/dl. Es una afección grave porque es probable que la gente con prediabetes progrese a diabetes tipo 2 en pocos años. También es una afección común y que a menudo no se diagnostica: se calcula que 470 millones de personas en el mundo occidental tendrán prediabetes para el año 2030,[4] y muchas de ellas quizá no lo sepan hasta haber llegado a una diabetes en estado avanzado. Ser prediabético también es algo que no puedes sentir. Es posible que no tengas ningún síntoma perceptible, que es la razón por la que pasan muchos años sin que se diagnostique.

Diabetes tipo 2

Cuando la glucosa alcanza cierto nivel —por ejemplo, dos o más pruebas que muestran niveles glucémicos en ayunas de 126 mg/dl o más—, el diagnóstico es diabetes tipo 2. A diferencia de la diabetes tipo 1, que no está causada por la dieta y el estilo de vida sino por una destrucción inflamatoria del páncreas, la tipo 2 se ve considerablemente afectada por la dieta y el estilo de vida (y a menudo puede tratarse, sobre todo en la fase prediabética, con cambios en la dieta y el estilo de vida). Esta distinción importante significa que si nos adaptamos a una dieta efectiva que baje los niveles de glucosa podremos prevenir, ralentizar o incluso potencialmente revertir la diabetes tipo 2.

Oficialmente, la diabetes tipo 2 se diagnostica con tres pruebas: una de glucosa en ayunas (la glucosa cuando despiertas después de no haber comido en toda la noche), una de tolerancia a la glucosa (una prueba de cómo reacciona tu glucosa después de tomar una solución de glucosa pura) y una de hemoglobina A1c (HBA1c, medición de sangre que indica tus niveles glucémicos promedio a lo largo de los dos o tres meses anteriores).

Ya que tienes diabetes tipo 2, hay varios tipos de terapia que pueden ayudarte a controlar tu glucosa. Podrían recetársete varios medicamentos (como la sulfonilurea) que fomentan que las células beta de bajo rendimiento produzcan más insulina. Podrías tomar otras medicinas (como metformina y otros) que estimulan al hígado y los órganos secundarios para absorber más azúcar. También puedes inyectarte insulina para suplementar la producción reducida de tu exhausto páncreas. Algunas personas con diabetes pueden no necesitar insulina, pero si la enfermedad no se maneja, probablemente la necesitarán en alguna fase.

HbA1c: TU GLUCOSA A LO LARGO DEL TIEMPO

La HbA1c es una prueba que mide el porcentaje de hemoglobina que está glucosilada, o que trae una molécula de glucosa pegada. Un resultado normal estaría normalmente en torno al 5% o menos. Un nivel más alto significa que tienes demasiada hemoglobina pegada a moléculas de azúcar. Esta prueba es interesante porque, mientras que una sola prueba de azúcar en ayunas únicamente puede predecir los niveles de glucosa de una persona en el momento de la medición, la prueba

HbA1c muestra un panorama a más largo plazo: representa tu nivel glucémico promedio en los dos o tres meses anteriores. Si tu glucosa sube con frecuencia y regularidad, eso se reflejará en el porcentaje indicado en tu HbA1c.

Varios estudios han asociado niveles anormales de HbA1c con el riesgo de presentar cardiopatías, incluso en gente sin diabetes. Un estudio mostró que gente no diabética con niveles de HbA1c por abajo de 5% tenían una baja incidencia de enfermedades cardiovasculares y mortalidad por cualquier causa, pero que cada aumento de 1% por arriba del 5% se asociaba con un riesgo relativamente mayor de morir por cualquier causa, incluso después de enmendar otros factores que pudieran influir en los resultados, como exceso de peso, presión alta, altos niveles de colesterol e historia de enfermedad cardiovascular.[5] Otro estudio mostró que los nieles de HbA1podían predecir paros cardiacos en gente con niveles glucémicos normales.[6] Por todas estas razones, se trata de una prueba útil para analizar las tendencias de la glucosa y diagnosticar prediabetes o diabetes.

Nosotros creemos que estas afecciones se dan en grados. No es que un día seas normal y saludable y al día siguiente de pronto prediabético o diabético. La gente se desliza poco a poco en estas afecciones con el tiempo, incluso a lo largo de los años, y a menudo sin darse cuenta. Alguien puede saber o no saber que se volvió resistente a la insulina o prediabético. Puede ser que no sepan que tienen síndrome metabólico y con frecuencia no saben que tienen diabetes en estado avanzado. Los mismos resultados de las pruebas que los médicos usan en la actualidad para diagnosticar síndrome metabólico, prediabetes y diabetes son, francamente, un poco arbitrarios. Hay rangos oficiales, pero todos son paradas en un camino que lleva a la mala salud y todos tienen un elemento común: mal control de la glucosa.

Puede ser inquietante saber que haya tanta gente sin diagnosticar, pero no sorprendente. No puedes sentir la diabetes. Si tienes mucho sobrepeso, tu médico puede sospecharlo, y la obesidad es un factor de riesgo para los problemas del control de la glucosa, pero la gente con diabetes no siempre tiene sobrepeso y no toda la gente obesa tiene diabetes.

Un médico podría hacerte una prueba de azúcar en sangre en tu chequeo anual si se lo pides, pero probablemente no será más que una prueba de glucosa en ayunas, lo cual puede decirte, o no, qué tanto estás logrando controlar la glucosa en el día a día.

Hay, sin embargo, una medición que puede servir mejor para detectar los problemas de control de la glucosa: una que podría predecir si tienes la tendencia a desarrollar resistencia a la insulina, síndrome metabólico o una prediabetes que esté progresando a diabetes tipo 2. Se llama *respuesta de la glucosa después de comer.*

Ya hemos mencionado esa medición en este libro, pues formó parte de nuestra investigación previa, pero ahora te interesa directamente a ti. Gracias a algunas investigaciones se ha confirmado que la respuesta de la glucosa después de comer está directamente relacionada no sólo con las probabilidades de contraer diabetes sino también cardiopatía, cáncer y otras enfermedades crónicas.[7, 8, 9] Esta "respuesta de glucosa postprandial" o respuesta del azúcar en sangre después de comer puede ser un indicador aún más preciso, o más temprano, de prediabetes o diabetes que la glucosa en ayunas, las pruebas de tolerancia a la glucosa o las HbA1c. Además puedes medirlo tú mismo. Como verás en el siguiente capítulo, esto es un tema central de nuestras investigaciones sobre la nutrición personalizada. También tú te concentrarás en él cuando comiences a leer el programa que se presenta en estas páginas, pues cuánto te suba el azúcar después de comer un alimento dado es una medida directa de cuán nocivo puede ser ese alimento para tu salud. Qué tan frecuentemente comas esos alimentos dañinos puede ser un indicador de tu riesgo de diabetes futura.

Otras razones para controlar tu glucosa

La diabetes no es el único problema que puede presentarse por un mal control de la glucosa y de un nivel glucémico muy elevado. Cuando la glucosa está alta demasiado tiempo, o con frecuencia se eleva después de comer, hay un mayor riesgo de lo siguiente:

- **Aumento de peso y exceso de grasa corporal.** Hay estudios que han demostrado que se quema más grasa (oxidación de grasa) después de consumir alimentos que no elevan sustancialmente los niveles de glucosa, mientras que hay mayor almacenamiento de grasa después de comer alimentos que provocan subidas de glucosa, debido al menos en parte a los efectos anabólicos que ejerce la insulina.[10] Investigaciones en ratas muestran que la glucosa más alta después de comer se traducía en aumento de peso y que la insulina más alta (causada por las subidas de glucosa) aumentaba la grasa corporal.[11, 12] En otras palabras, si lo que comes provoca grandes picos y bajones de glucosa, es más probable que almacenes grasa y subas de peso que si lo que comes mantiene tu glucosa más bien pareja.

- **Hambre, antojos y poca energía.** Cuando los picos de azúcar desencadenan una alta secreción de insulina, esto puede provocar que la glucosa caiga por debajo del estándar de glucosa de una persona dada (el nivel de glucosa antes de comer o al despertar). Esto causa una intensa sensación de hambre, sobre todo ganas de ingerir azúcar o almidón, lo que a menudo trae consigo que se coma en exceso, y continúa así el círculo vicioso de comer-sentir hambre-comer. Mucha gente también menciona tener mucha fatiga y baja energía, tanto con picos de glucosa como con picos de insulina.

- **Mortalidad general.** Puede sonar extremo decir que si tu glucosa sube después de la comida es más probable que mueras. Sin embargo, al menos un estudio demostró que los mayores niveles de azúcar una hora después de la comida, aunque no dejaran de estar en rango "normal", era un buen predictor de muerte por cualquier causa para más de 2 000 personas sanas (no diabéticas) durante el estudio de 33 años.[13] La glucosa alta misma no mata a la gente, pero sí trae consigo o se asocia con muchas otras consecuencias a la salud que pueden ponerte en un mayor riesgo de muerte prematura.

- **Cardiopatía.** Sabemos que la glucosa alta en general contribuye a la cardiopatía. Muchos estudios lo han demostrado. Uno específicamente mostró una asociación significativa entre frecuentes niveles altos de glucosa después de comer y sucesos cardiovasculares, así como una mayor tendencia general a morir por cualquier causa durante el seguimiento de 14 años del estudio.[14] En otras palabras, el estudio indicaba que si uno tiende a tener glucosa elevada después de comer, es más probable que tenga un paro cardiaco o muera por cualquier otra causa.

Otro estudio mostraba que la glucosa alta una hora después de una prueba de sobrecarga oral de la glucosa (que simula haber comido) se correlacionaba con muchos diferentes indicadores de cardiopatía, como inflamación, proporción lipídica anormal y resistencia a la insulina, incluso en los no diabéticos.[15] Un estudio más mostró que en mujeres no diabéticas posmenopáusicas no había asociación entre los niveles de glucosa en ayunas y la ateroesclerosis (estrechamiento de las principales arterias, incluidas las que abastecen al corazón, el cerebro y los órganos secundarios, lo que finalmente puede traer consigo paro cardiaco y derrame cerebral), pero había una *fuerte asociación* entre altos niveles de glucosa después de una prueba de tolerancia a la glucosa y progresión de la ateroesclerosis, que es la causa subyacente de la enfermedad de las arterias coronarias y de la mayoría de los casos de derrame cerebral.[16] Otro estudio demostró que la glucosa alta vuelve más "pegajoso" el colesterol LDL (el "malo"), con lo que se hace más probable que se adhiera a la pared arterial, lo que aumenta el riesgo de enfermedad coronaria: más pruebas de que la glucosa anormal, y no sólo el colesterol anormal, es un factor de riesgo y que, de hecho, pueden actuar conjuntamente para empeorar la salud cardiovascular.[17]

Estas conexiones con problemas cardiovasculares —y puede verse que hay muchas— se relacionan con las *respuestas de la glucosa después de comer*, no sólo con las respuestas a la glucosa en ayunas, a los diagnósticos de diabetes o a otros típicos factores de riesgo relacionados con la glucosa.[18] *Lo que importa es la respuesta de la glucosa después de comer*, mucho antes de que se diagnostique cualquier enfermedad, y es exactamente la misma respuesta de la glucosa después de comer que puede controlarse con la dieta personalizada. Es una de las razones por las que elegimos esta medición para nuestras investigaciones, como verás en el siguiente capítulo, y por las que también la elegimos para que te hagas tú mismo las pruebas, como verás en la segunda parte, "El Programa de la Dieta Personalizada".

■ **Cáncer.** Si bien no tenemos ninguna prueba directa de que la glucosa alta después de comer cause cáncer, hay investigaciones[19, 20, 21, 22, 23] interesantes que indican que una glucosa alta después de comer y una glucosa alta en ayunas pueden estar asociadas con un mayor riesgo de progresión tumoral. Hay un fenómeno, llamado el *efecto Warburg*, descubierto en 1924 por el fisiólogo y premio Nobel alemán Otto Warburg. En uno de sus importantes descubrimientos, Warburg demostró que las células cancerosas tienen un metabolismo muy diferente que las normales. Dependen mucho del azúcar para sobrevivir y crecer, y metabolizan la glucosa a unos ritmos altísimos en comparación con las células sanas. La idea de que "el azúcar aviva el cáncer" lleva muchos años en el aire debido a esta investigación, pero por lo general sólo en círculos de salud holística. Cuando la genética del cáncer se volvió un campo de estudio popular perdió aceptación la idea de que el azúcar tenía un papel fundamental en dicha enfermedad, pero algunos investigadores recientemente han empezado a concentrarse de nuevo en este fenómeno. Es posible (aunque se requiere más investigación) que en realidad sea más probable que los tumores crezcan con fuerza en un ambiente rico en glucosa,[24, 25] y que cuando haya un suministro limitado de glucosa se vea afectado el crecimiento de las células cancerosas, pero esto sigue siendo una teoría preliminar. Creemos que es un campo de investigación prometedor. Algunas investigaciones también han asociado la glucosa alta después de comer y en ayunas con el cáncer, y un informe que muestra que eliminar los carbohidratos dietéticos puede ralentizar la progresión del cáncer. Estas asociaciones ameritan mayores estudios en seres humanos.

■ **Demencia.** Probablemente cualquiera con un familiar que sufra demencia estará muy motivado a evitar esta enfermedad neurodegenerativa. Administrar la glucosa puede ser una manera eficaz de hacerlo. Según una teoría, el daño a los vasos sanguíneos provocado por los frecuentes niveles glucémicos altos supone también daño a los vasos sanguíneos del cerebro. Esto podría dificultar el flujo de la sangre al cerebro y empeorar los síntomas de demencia. Muchos estudios muestran que la diabetes tipo 2 es un factor de riesgo para la demencia. La demencia y la diabetes tienen varias características en común, como un metabolismo de la glucosa afectado, resistencia a la insulina, estrés oxidativo y amiloidosis (producción de placas de amiloide en el cerebro, que están asociadas, en el caso de algunos ancianos, con un riesgo de demencia),[26] y cuando los dos desórdenes se presentan juntos, probablemente uno empeora al otro.[27]

Curiosamente, por lo menos un estudio demostró que los niveles glucémicos por encima del promedio, incluso cuando no eran lo suficientemente altos para justificar un diagnóstico de diabetes, se correlacionaban con un incremento en el riesgo de demencia.[28] Otro estudio inquietante mostró que los niveles de glucosa en el extremo alto del rango normal en gente sin diabetes puede estar asociado con un riesgo de disfunción cognitiva y aumentar el riesgo del encogimiento cerebral asociado con la vejez y la demencia: específicamente, atrofia de la región del hipocampo.[29] Quizá los niveles de glucosa que actualmente se consideran normales son de hecho demasiado altos.

■ **Neuropatía.** La neuropatía se considera una complicación común de la diabetes a largo plazo. Sin embargo, incluso en gente sin diabetes, según algunas investigaciones la neuropatía puede presentarse cuando la glucosa se mantiene elevada dos horas después de comer.[30] Otro estudio mostró que, mientras que en los diabéticos se dañaban las fibras nerviosas gruesas, los no diabéticos (o prediabéticos) con glucosa alta después de comer sufrían un daño perceptible en las fibras nerviosas finas.[31]

Asociaciones de glucosa elevada después de comer con la salud

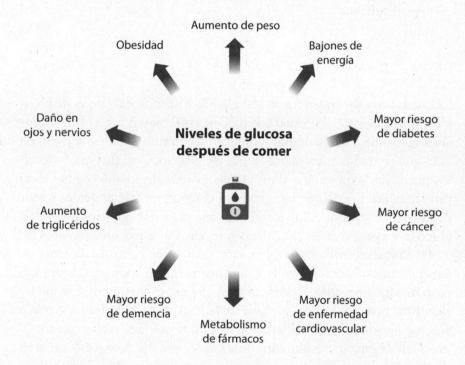

Es importante que sepas que tus niveles glucémicos cambian *sobre todo* como reacción a la comida, así que lo que comas es determinante para administrar la glucosa y a la vez controlar tu peso y regular tu salud. Las decisiones alimenticias no sólo se tratan de calorías y nutrientes: si comes de modo que tus niveles de glucosa se mantengan estables reducirás tu riesgo de obesidad y de enfermedad metabólica, por no decir que aumentará tu energía y te sentirás más despierto.

La causa de tus anormales niveles de glucosa podría ser simple, tan simple como ese sándwich que comes todos los días, o bien más compleja, resultado de diferentes decisiones y hábitos alimentarios perjudiciales (esto es lo que descubrirás en la segunda parte).

El problema es que la mayoría de la gente no tiene idea de cuáles son sus niveles de glucosa en un momento dado. La única razón por la que Shay, el piloto participante de nuestro estudio, descubrió que el pan estaba provocándole picos de glucosa fue porque se inscribió en nuestro estudio. Por fortuna hay una manera de descubrir lo que está haciendo tu glucosa, y para eso no necesitas estar en un estudio. En la segunda parte te explicaremos cómo puedes darle seguimiento a tu glucosa con un sencillo aparato.

Cómo mejorar el control de la glucosa

La buena noticia es que en esta resbaladilla disfuncional que va de picos glucémicos después de comer a la diabetes real, pasando por la resistencia a la insulina, en cualquier momento un cambio de dieta y estilo de vida que se traduzca en menos picos de glucosa y niveles más normales puede darle un vuelco al problema. Lo que decidamos comer es el principal factor de lo que hace nuestra glucosa, así que podemos tomar decisiones distintas e influir significativamente sobre nuestros niveles de glucosa. La pregunta es: ¿qué decisiones distintas debemos tomar?

Hay muchas teorías sobre la mejor manera de controlar la glucosa. Sabemos que el ejercicio ayuda, específicamente breves periodos de ejercicio de alta intensidad,[32] pero también el ejercicio de intensidad moderada funciona.[33] Sabemos que una dieta baja en carbohidratos ayuda a algunas personas,[34, 35] una dieta baja en grasas pareció servirles a otras,[36] una dieta vegana les resultó útil a unas más[37] y también una dieta rica en cereales integrales pareció serlo.[38] La Asociación Estadounidense de la Diabetes recomienda escoger alimentos que tengan un menor impacto sobre la glucosa[39] y algunas investigaciones la apoyan.[40] Otras investigaciones, sin embargo, indican que eso realmente no ayuda a reducir el riesgo de diabetes o cardiopatía.[41] El hecho de que haya tanta investigación contradictoria sobre lo que realmente ayuda al control de la glucosa es, a nuestro parecer, una prueba más de que el control de la glucosa es un asunto sumamente individual. Detengámonos un poco más en un método que ha recibido mucha atención por su supuesta capacidad de controlar fluctuaciones de glucosa: comer alimentos con un menor índice glucémico (IG). ¿Podrá esto ser por fin una respuesta al control de la glucosa para todos?

CÓMO EL ESTILO DE VIDA INFLUYE SOBRE LA GLUCOSA

La comida será el más evidente factor modificante de los niveles de glucosa, pero también otras decisiones de estilo de vida que no tienen nada que ver con la dieta pueden tener un impacto considerable sobre tu glucosa y a fin de cuentas sobre tu riesgo de diabetes. En términos generales, tal como con la comida, las circunstancias de estilo de vida con potencial de influir en tus niveles de glucosa en ambas direcciones son, con toda probabilidad, variables:

- **Ejercicio de alta intensidad.** Cuando haces ejercicio de alta intensidad suben tus niveles de glucosa porque tu cuerpo está descomponiendo el glucógeno para que tus células musculares puedan usarlo. Sin embargo, vale la pena ese aumento de glucosa a corto plazo porque los efectos beneficiosos, como una mayor sensibilidad a la insulina (lo opuesto a la resistencia a la insulina, y que es el estado natural de tu cuerpo) o un mejor control de la glucosa, duran hasta tres días después del ejercicio.
- **Sueño.** La investigación muestra que la falta de sueño afecta el metabolismo de la glucosa y eleva los niveles de insulina,[42] lo que a su vez puede traducirse en obesidad y diabetes.
- **Estrés.** El estrés está relacionado con los aumentos súbitos de glucosa, y una glucosa alta, incluso en quienes no tienen diabetes, puede causar serios problemas de salud, sobre todo en gente que ha vivido traumas o enfermedades serias.[43] En algunas personas el estrés también puede hacer que la glucosa baje demasiado.
- **Medicamentos.** Hay muchas medicinas de las que se sabe que aumentan los niveles de glucosa,[44] entre ellas las píldoras anticonceptivas, la progestina, los suplementos de niacina, ciertos descongestivos, barbitúricos, corticoides, antipsicóticos y diuréticos.[45] Otros fármacos pueden provocar bajones de glucosa (hipoglucemia), por ejemplo algunos antibióticos, los betabloqueadores y por supuesto medicinas para la diabetes como la metformina y la insulina.[46]
- **Fumar.** Fumar aumenta el riesgo de resistencia a la insulina,[47] lo que puede provocar elevados niveles de glucosa.

- **Fluctuaciones hormonales.** Algunas mujeres experimentan mayores niveles de azúcar en sangre durante la menstruación, pero otras no.[48] Este efecto parece ser sumamente personal.
- **Ayuno.** Estar largos periodos sin comer puede provocar fuertes caídas de la glucosa.[49]
- **Edulcorantes artificiales.** Nuestra investigación muestra que los edulcorantes artificiales alteran las bacterias intestinales de una manera que puede deteriorar el metabolismo de la glucosa en algunas personas.[50]

Estos factores dejan claro que adaptarte a un estilo de vida saludable —dormir suficiente, manejar el estrés, dejar de fumar y evitar los edulcorantes artificiales— aumenta tus posibilidades de mantener estable la glucosa, aunque nunca la midas, y que hacerlo vale la pena y probablemente no tenga un efecto negativo sobre tu salud. Con todo, la mejor manera de determinar exactamente qué impacta sobre tu glucosa y cómo normalizarla eficazmente con el paso del tiempo sólo puede descubrirse mediante las pruebas de glucosa.

El índice glucémico

El índice glucémico (IG) es un sistema para clasificar los alimentos según cuánto influyan sobre la glucosa; se basa en una escala de 1 a 100. Los alimentos sin contenido de carbohidratos, como el aceite de oliva o el filete de res, no tienen un IG porque no contienen carbohidratos y por lo tanto no deberían influir directamente sobre el azúcar en sangre. La glucosa pura está clasificada en 100 porque debería aumentar el azúcar en sangre (la glucosa) más que cualquier otro alimento. Todos los alimentos que contienen carbohidratos están en algún punto entre 1 y 100. Esto suena razonable, sobre todo porque comer alimentos bajos en IG no sólo se promueve ampliamente en textos sobre temas de salud sino que también es parte de muchas dietas populares. En teoría, el consumo de alimentos altos en IG causará un pico de glucosa, y el consumo de alimentos bajos en IG la mantendrá más estable. Si pudiéramos conocer con certeza la probabilidad de que un alimento nos provoque o no un pico de glucosa, finalmente podríamos saber qué comer para obtener el máximo beneficio para la salud.

El problema es que el IG en realidad no revela esta información. La mayoría de los valores de IG que ves en libros o en internet se basan en un experimento realizado por una compañía (no hay un organismo oficial que haga esto o que apruebe la publicación de los valores de IG). Para ese experimento, un pequeño grupo de personas bebió glucosa pura y se midió sus niveles de azúcar en sangre. Luego ingirieron diferentes alimentos y sus valores de glucosa se registraron y promediaron para llegar a un número final entre 1 y 100.[51] Hasta aquí todo bien, pero recuerda que seguir puros promedios es un método limitado. Si todos los que consumen un alimento particular, como un plátano, tuvieran respuestas de glucosa muy similares, el promedio podría considerarse un indicador bastante confiable de cómo reaccionará la mayoría de la gente a ese alimento. Sin embargo, si las respuestas de glucosa a un alimento, digamos una manzana, variaran ampliamente, y algunas personas experimentaran una reacción muy alta a la manzana pero otras una muy baja, el promedio de esas respuestas no revelaría información importante sobre ninguna de las personas a las que se les hizo la prueba. Nunca sabrías si eres alguien que responde con picos o bajones a ese alimento viendo el IG, que sería un valor ubicado a la mitad.

Por ejemplo, la siguiente figura muestra los resultados de un grupo de gente a la que se le midieron sus respuestas de glucosa al plátano y a la manzana. Las reacciones al plátano fueron muy parecidas. Un promedio de esos números, todos amontonados alrededor del 65, probablemente será exacto para la mayoría de la gente. Sin embargo, las respuestas a la manzana van de 45 a casi 90. El promedio para una manzana sería de 65, igual que el del plátano, pero la respuesta individual a una manzana podría estar en cualquier punto de la gama entre 45 y 90 (y posiblemente fuera de cualquiera de esos dos resultados). Es probable que respondieras a un plátano como los otros del estudio pero no con la manzana. Si te basaras en el IG, nunca sabrías con certeza si las manzanas te están provocando picos de glucosa o si para ti en lo personal son una buena opción. Por lo tanto, conocer el valor de IG de un plátano podría servirte de algo, pero conocer el de una manzana quizá no. El índice glucémico por sí solo no puede decirte qué valores corresponderán a tus reacciones a cualquier alimento.

Los valores del IG tienen algunos otros problemas:

■ El IG puede usarse únicamente para alimentos y comidas para los que ha se ha medido. No puede extrapolarse el IG de un alimento

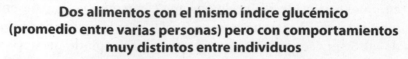

Dos alimentos con el mismo índice glucémico (promedio entre varias personas) pero con comportamientos muy distintos entre individuos

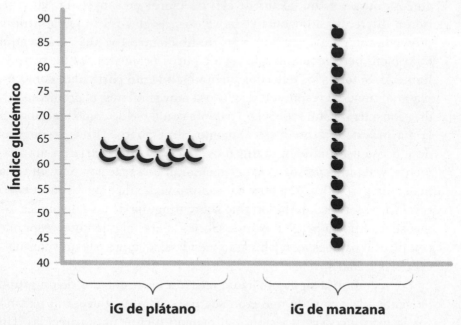

que no se haya medido basándose en el IG de alimentos medidos existentes.

- El IG no es aditivo, lo que implica que no puedes medir el IG de, por ejemplo, el brócoli, sumarlo al IG de las zanahorias y saber con certeza qué comportamiento tendrá una comida que contenga brócoli y zanahorias. Como la gente normalmente no come los alimentos solos, cualquier combinación puede hacer que los valores de los alimentos en lo individual pierdan significado.
- No puedes saber qué impacto tendrá agregarle a la comida ingredientes que tal vez no se han medido. Brócoli y zanahorias en una sopa o salsa de queso caseras serán un número desconocido.
- El IG se usa también para evaluar la carga glucémica (CG) y mide la relación entre el contenido de carbohidratos de ciertos alimentos y la cantidad de carbohidratos de una porción. Por ejemplo, si el IG de una papa horneada es 111, la CG de una papa al horno de 140 gramos es 33. Es difícil entender qué significan estos números, y no puedes determinar qué les pasará si le agregas mantequilla

y crema ácida a la papa al horno o si la papa pesa 220 gramos y no 140. Y sin tomar en cuenta la CG, la influencia de la glucosa no es lineal. No hay manera de determinar cómo cambiará el IG de acuerdo con el tamaño de tu porción.

■ Usar el IG puede ser problemático, y las investigaciones sobre la efectividad de comer de acuerdo con el IG lo confirma. Algunos estudios muestran que una dieta rica en alimentos con un alto IG se asocia con un mayor riesgo de diabetes y enfermedades cardio-vasculares, mientras que otros no muestran ninguna asociación. Todo esto pone en tela de juicio los beneficios de usar el IG para encontrar los alimentos adecuados para bajar la glucosa. Como la investigación sobre la efectividad del IG es tan variada, ésta es una razón más por la que conocer tus propias respuestas de glucosa es la única manera real de tomar decisiones alimentarias que sepas que mantendrán estable tu glucosa. Si no fuiste una de las personas del experimento con el que se creó el IG nunca sabrás cuáles serán tus propios valores de glucosa después de ingerir un alimento. De hecho, tu respuesta puede ser muy diferente, e incluso opuesta a las de esas personas, cuyas reacciones de todas formas se promediaron. Puede ser que el IG no tenga nada que ver contigo como individuo.

Tus respuestas de glucosa son singulares, y si bien pueden corresponder a mediciones estándar como el índice glucémico una parte del tiempo, esto no siempre será así. No puedes estar seguro de si tu glucosa se inestabilizará por comer de más, o con una dieta habitual rica en carbohidratos o en grasas. Nunca puedes estar seguro de que unas "reglas" sobre la glucosa obtenidas de alguien más se te apliquen a ti.

Conteo de carbohidratos

Una manera más sencilla como mucha gente trata de controlar su glu-cosa —y un método a menudo recomendado por los médicos para sus pacientes diabéticos— es contar los gramos de carbohidratos. Probable-mente cualquiera que alguna vez haya hecho una dieta baja en carbohi-dratos esté familiarizado con esta idea. Como las comidas más ricas en carbohidratos por lo general (en promedio) provocan mayores niveles de glucosa después de comer, contar carbohidratos parecería un método racional para evaluar la subida del azúcar en sangre después de la comida.

Vimos este resultado en el estudio del que hablaremos en el siguiente capítulo: en las aproximadamente 50 000 comidas consumidas por los participantes de nuestro estudio descubrimos una asociación significativa entre el contenido de carbohidratos y la respuesta de glucosa después de comer. Sin embargo, hubo muchas excepciones: gente que tenía una alta respuesta de glucosa a comidas con bajo contenido de carbohidratos y gente que tenía una baja respuesta de glucosa a comidas con alto contenido de carbohidratos. Que la mayoría haya reaccionado con glucosa alta a una comida con muchos carbohidratos no significa que todo mundo haya reaccionado así, y de hecho muchos no lo hicieron. Así, como con el IG, el conteo de carbohidratos *podría* ser un indicio de cómo responderás a un alimento pero no te dice con seguridad si el arroz, el pan, las galletas o el helado están creándote picos de glucosa perjudiciales para tu salud.

Otras investigaciones han mostrado que el conteo de carbohidratos no funciona muy bien.[52] Hay dos razones para esto:

1. Como vimos en nuestro estudio, la gente tiene diferentes sensibilidades a los carbohidratos. Algunas personas tienen respuestas muy fuertes y otras no, así que un solo valor para una cantidad determinada de carbohidratos para predecir la respuesta de todo mundo no funcionaría.

2. Las comidas son complejas. Algunas tienen más grasa o proteína, lo que tiende a suavizar la glucosa después de comer (pero no siempre). El contexto también importa. Si los alimentos se ingieren antes o después de hacer ejercicio o en diferentes momentos del día, estos factores también tienen un efecto: es decir, se ha demostrado que dos comidas con idéntica cantidad de calorías pero que varían en la de grasa o proteína o en la cercanía del ejercicio u hora del día tienen respuestas de glucosa muy variables en distintas personas. Por estas razones, un modelo que sólo use contenido de carbohidratos no será un buen predictor de respuestas.

CONTEO DE CARBOHIDRATOS PARA DIABÉTICOS

Con frecuencia a la gente con diabetes tipo 1 que pierde las células beta debido a la pancreatitis y que depende de la insulina inyectada se le pide que cuente sus carbohidratos para que eso le ayude a determinar la dosis de insulina que tiene que inyectarse después de comer para mantener intactos sus niveles de glucosa, pero es bien sabido, como queda consignado en la bibliografía científica, que ese método no funciona muy bien. Los pacientes suelen informar que cuando basan su dosis en el conteo de carbohidratos, a veces no se inyectan suficiente insulina y entonces sus niveles de glucosa después de comer permanecen muy altos, o bien se inyectan demasiada insulina y entran en un peligroso estado hipoglucémico que los hace necesitar más azúcar para elevar su glucosa a un nivel seguro. Esto a menudo se vuelve un círculo vicioso.

Tenemos un amigo con diabetes tipo 1 que describe ese mismísimo problema. Nos dijo que para él es muy difícil predecir sus niveles de azúcar basándose en el conteo de carbohidratos y que sus niveles en ocasiones dependen de la hora del día, de si hizo ejercicio el día anterior y otros factores que no tienen nada que ver con el contenido de carbohidratos de sus comidas. Eso para él es muy frustrante porque se trata de una tarea diaria y todo el tiempo tiene que estar calculando sus respuestas para controlar su nivel de glucosa. Un objetivo a largo plazo de nuestra investigación es revelar un mejor método, más preciso y por lo tanto más seguro, para que la gente con diabetes determine sus dosis de insulina. De hecho actualmente estamos haciendo investigaciones sobre este emocionante nuevo concepto, tanto con diabetes juvenil (tipo 1) como con diabetes del adulto (tipo 2).

Sin embargo, puedes descubrir algo que tal vez influya sobre tu peso, tu energía y tus riesgos de salud. Puedes determinar tu singular respuesta de glucosa a una comida inmediatamente después, en tiempo real. Puedes medirte la glucosa y obtener información instantánea sobre el efecto de los alimentos que acabas de ingerir. A diferencia de buscar una lista de IG en internet con la esperanza de que te diga algo útil, la glucosa es algo fácil de medir, es precisa y revela la respuesta personal al consumo de alimentos determinados.

Elegimos la glucosa en sangre como el eje fundamental de nuestra investigación y la usamos como la medición principal para determinar, por cada individuo, exactamente qué alimentos provocaban peligrosos picos de glucosa. Fue un experimento fascinante, sorprendente y esclarecedor, y que implicaba todo un cambio de paradigma. Con él se mostró que la gente puede aprender modos de comer adaptados a sus particularidades y saber lo que pasa cuando personaliza su dieta basándose en sus mediciones de glucosa.

Capítulo 7

El Proyecto de Nutrición Personalizada

Donna y su familia vienen de los Estados Unidos pero llevan ya varios años viviendo en Israel. Antes de su traslado creían que cambiar su dieta de la estadounidense estándar a la "mediterránea" beneficiaría a toda la familia. Habían oído hablar de la manera saludable como se supone que la gente come en esta región del mundo. Sin embargo, después de un tiempo de vivir en Israel, toda la familia subió de peso. Donna y Charles, su esposo, estaban preocupados. ¿Por qué subían de peso en un entorno con tan buenas opciones de alimentación saludable? ¿Por qué sus hijos estaban engordando? Quisieron participar en el Proyecto de Nutrición Personalizada no sólo para contribuir a la ciencia sino para aprender algo sobre sí mismos. No imaginaron que cambiaría su vida.

Donna y Charles se inscribieron en nuestro estudio y empezaron a llevar un seguimiento de sus respuestas de glucosa a los alimentos. Lo primero que descubrieron se relacionaba con las hamburguesas. Eran una comida predilecta de la familia pero siempre iba acompañada de cierto sentimiento de culpa, pensando que se trata de "comida chatarra". Les sorprendió mucho enterarse de que ese plato favorito se traducía en respuestas de glucosa perfectamente saludables en los dos. Sin embargo, muchos de los alimentos que la familia consumía en grandes cantidades, como cereal, pan pita y arroz, provocaban picos anormales de glucosa tanto en Donna como en Charles. Si bien habían tenido algunas respuestas diferentes a los alimentos, también encontraron muchos que para los dos eran buenos, y normalmente no eran los que ellos esperaban. Después del estudio idearon la dieta familiar en torno de sus mutuos alimentos "buenos", evitando sus mutuos alimentos "malos". Aunque a sus hijos no se les habían hecho pruebas (el estudio sólo incluía a gente de 18 años en adelante), suponían que, como tenían tantas mediciones comunes, era probable que sus hijos respondieran de manera similar. Tal como habían esperado, toda la familia empezó a bajar de peso poco a poco; también los niños. Todos observaron también que tenían más energía. El niño más grande se unió a un equipo de futbol local y Donna y Charles pronto se dieron cuenta (y les contaron a sus amigos) de que habían encontrado una manera racional de cambiar por completo la salud y energía de toda la familia, compatible con la vida y preferencia de cada integrante.

Tener una respuesta individual a los alimentos tiene sentido en un plano intuitivo. Sabemos que todos somos distintos; sabemos que tenemos diferente genética y diferentes estilos de vida, y en años recientes hemos descubierto que todos tenemos distintas composiciones de microbios intestinales. Estos factores se traducen en tener diferentes enzimas, diferentes genes, diferentes genes bacterianos y probablemente muchos otros factores singulares aún por descubrir. No es de sorprender que todos respondamos diferente a los mismos alimentos. No es de sorprender que las dietas y recomendaciones dietéticas que pretenden ser para todo mundo no a todos les funcionen. Es casi como si esto tuviera que haber sido nuestra suposición inicial: que diferentes personas tienen diferente respuesta a, digamos, una rebanada de pan o una galleta o un *T-bone*; a una hamburguesa o a un tazón de cereal. Si todos respondiéramos de la misma manera, eso sería el resultado sorprendente.

También tiene sentido, aun sin un respaldo científico, que una dieta universal no sería igual de efectiva para todos. Sin embargo, esto realmente no se había demostrado de una manera que satisficiera a la gente. Ofrecer orientación y consejos sobre la dieta tampoco ha sido la práctica o pensamiento habitual de los organismos gubernamentales ni de los responsables de formular políticas.

Queremos cambiar esa manera de pensar. De hecho, nuestra propia investigación, realizada en más de 1 000 sujetos de investigación (una cantidad sin precedentes), ha demostrado exactamente por qué la nutrición, para ser lo más beneficiosa posible para todos, sin lugar a dudas debe ser personalizada.

Planeando el estudio

Sabíamos que necesitábamos un nuevo enfoque para entender y con suerte predecir la respuesta de glucosa individual después de comer.

También sabíamos, por las fallas del índice glucémico, que los promedios de grupos de personas no son suficientemente informativos para nadie que esté tratando de controlar su glucosa. Nuestro primer objetivo era demostrar que diferentes personas responden diferente a los alimentos e incluso a los mismos alimentos en las mismas cantidades. Como ya hemos comentado, elegimos la glucosa como la principal medición porque:

- la glucosa después de comer ofrece una respuesta a los alimentos inmediata y medible;
- la fluctuación de glucosa es un buen indicador de peso y problemas de salud;
- hay buena tecnología para vigilar la glucosa: pudimos medir la glucosa de nuestros sujetos de estudio cada cinco minutos durante una semana entera, lo que se tradujo en respuestas de glucosa para aproximadamente 50 000 comidas y tentempiés en total.

Empezamos por reclutar a 1 000 voluntarios sanos para participar en nuestro estudio. Nos dio gusto descubrir que la gente estaba ansiosa por inscribirse y decía querer aprender más sobre sí misma, obtener información personalizada sobre qué comer, saber qué contenía su microbioma o bajar de peso.

La gente que se unió a nuestro estudio iba de los 18 a los 70 años y no había sido diagnosticada con diabetes del adulto (esto era un requisito para la participación porque queríamos estudiar respuestas de glucosa en personas sanas no diabéticas). Aproximadamente la mitad de los participantes tenía sobrepeso y como una cuarta parte era obesa, una cifra que se aproxima a la de la población no diabética de Israel (donde hicimos el estudio), de los Estados Unidos y del mundo desarrollado en general.

Primero recolectamos mucha información sobre cada persona: con qué frecuencia comía, cómo vivía y sus antecedentes médicos. Tomamos mediciones del cuerpo, como altura, peso y circunferencia de la cadera. Hicimos un perfil de pruebas sanguíneas y tomamos una muestra de heces fecales de cada quien para conocer su microbioma.

¿POR QUÉ INCLUIR EL MICROBIOMA?

De todas las medidas de nuestro estudio, las bacterias intestinales fueron tal vez el factor más novedoso y curioso que examinamos. Nadie más que estudie la glucosa ha hecho eso, así que ¿por qué lo incluimos? Como se comentó en el capítulo 5, y como científicos que por el momento sólo están aprendiendo, sabemos que el microbioma tiene un efecto importante sobre el peso, la salud y las respuestas de glucosa. También sabemos por nuestra investigación que todo mundo tiene una "firma" de microbioma única, así que queríamos descubrir si esto tenía algo que ver con las respuestas de glucosa únicas. Nuestra anterior investigación del microbioma ha resultado ser esclarecedora, así que nos pareció necesario descubrir si el microbioma era un jugador central de la nutrición personalizada. Como verás en este capítulo, lo era.

A continuación conectamos a cada participante a un sensor de glucosa y se dio un seguimiento constante de sus niveles de glucosa durante una semana (ahora mismo esa tecnología sólo está disponible con receta para gente con un diagnóstico de diabetes, pero en la siguiente sección presentaremos un modo de aproximarse a ella con medidores de glucosa). Durante esa semana los participantes anotaron todo lo que comieron en una app para teléfonos que creamos: una que también hemos personalizado para que puedan usarla los lectores de este libro. Aunque dejamos que los participantes del estudio comieran lo mismo de siempre en casi todas las comidas, queríamos que una estuviera estandarizada entre todos, así que siempre le dimos a todo mundo un desayuno que consistía en un menú alternado de pan, pan con mantequilla, polvo de fructosa mezclado con agua o polvo de glucosa mezclado con agua. Reconocemos que no es un desayuno particularmente rico o sustancioso, pero esto nos permitió comparar con exactitud varias respuestas a comidas uniformes en nuestra población estudiada. En total, pudimos obtener datos de casi 7 000 desayunos separados, así como de 50 diferentes comidas por participante, para totalizar alrededor de 50 000 comidas entre 1 000 personas, con 10 millones de calorías anotadas junto con grandes cantidades de datos de salud relacionados.

El resultado de estos parámetros fue que tuvimos una cantidad inaudita de datos muy específicos con los cuales trabajar, y esto también convirtió a nuestro estudio en el más grande que jamás se hubiera concentrado en la respuesta de glucosa después de comer.

En la segunda fase del estudio tomamos esta cantidad enorme de datos y la usamos para crear un algoritmo que pudiera predecir, incluso en alguien que no formara parte del estudio original, exactamente cuál sería su respuesta de glucosa después de comer a la mayoría de los alimentos, a partir de unas cuantas simples mediciones de salud y una muestra de su microbioma.

Lo que descubrimos

Después de que nos llovieron los datos y los analizamos nos dimos cuenta de haber comprendido algo sorprendente: *todo era personal*. En otras palabras, para cada descubrimiento médico y nutricional que salía a colación en este estudio, había *mucha gente cuyos resultados diferían mucho*. Por ejemplo, por cada alimento con probabilidades de causar una alta respuesta de glucosa después de comer en promedio (como el pan pita) había gente que tenía una baja respuesta, y por cada alimento con probabilidades de causar una baja respuesta de glucosa después de comer en promedio (como el chocolate, debido probablemente a su alto contenido de grasas), había gente a la que le provocaba una alta repuesta glucémica.

En la siguiente figura puede verse que los diferentes alimentos tienen distintos promedios. Por ejemplo, el chocolate y el helado tienen bajas respuestas de glucosa después de comer en promedio, pero las barras muestran las variaciones *reales* (no promediadas) de la gente del estudio. Puede verse aquí que para comidas con promedio de altas respuestas de glucosa después de comer hay también quienes tuvieron reacciones todavía más bajas que quienes respondieron a comidas con bajos promedios.

Antes de entrar demasiado en el aspecto de variabilidad y personalización de nuestro estudio, discutamos primero las tendencias o modas no personalizadas significativas que descubrimos con él. Una advertencia: si bien éstas son tendencias *generales* y tu respuesta individual puede diferir de la mayoría, es *probable* que tengas respuestas similares. Unas pruebas de azúcar en sangre pueden confirmarlo, pero antes de que lo intentes hay algunas cosas que considerar acerca de lo que afectó las fluctuaciones de glucosa en muchos participantes de nuestro estudio, y a veces la mayoría. Las primeras cuatro tendencias que describimos en las siguientes páginas se relacionan con la comida, pero las tendencias restantes se relacionaban con la persona que la ingería.

Promedio de respuestas de glucosa a diferentes alimentos en nuestro estudio

Ordenado según la respuesta promedio. Las barras representan los percentiles 25-75. Obsérvese que para cada alimento hay una alta variabilidad de la respuesta de glucosa de una persona a otra.

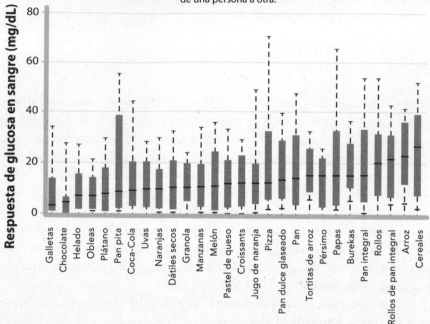

Tendencia generalizada 1: contenido de carbohidratos

Como mencionamos en el capítulo anterior, vimos la tendencia de que la cantidad de carbohidratos se correlacionaba significativamente con la respuesta de glucosa después de comer. Por lo general, mientras más carbohidratos, mayor la respuesta. Mucha gente del estudio era bastante sensible a los carbohidratos, lo que significa que su respuesta de glucosa a la comida seguía muy estrechamente el contenido de carbohidratos. Esta gente probablemente se beneficiaría, en general, del conteo de carbohidratos, o incluso de seguir el IG, a falta de información más específica.

Sin embargo, también encontramos a muchas personas que no son sensibles a los carbohidratos, y para ellas el contenido de carbohidratos en los alimentos tenía poca relación, o ninguna, con la respuesta de glucosa después de comer. Esto fue sorprendente pero cierto. También había un gradiente de personas entre estos dos extremos, de muy alta a muy baja sensibilidad, así como variabilidad en la respuesta a alimentos ricos en carbohidratos específicos (como una repuesta alta / baja o baja / alta a una solución de fructosa comparada con el pan blanco, o al helado comparado con las galletas).

En términos generales, el puro conteo de carbohidratos *no podría predecir de manera confiable* la respuesta de glucosa después de comer en ningún individuo, pero la correlación estaba ahí, en general.

Tendencia de carbohidratos: mayores carbohidratos en la comida se asocian, en promedio, con una mayor respuesta de glucosa

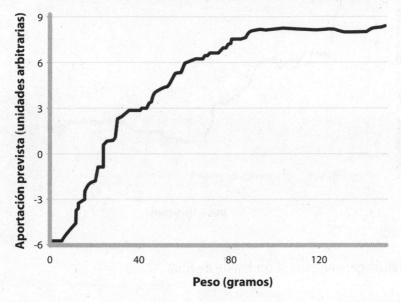

Tendencia generalizada 2: contenido de grasa

En general, mientras más grasa se le añada a una comida, menor será la respuesta de glucosa después de comer. Esto puede sonar sorprendente pero de hecho coincide con estudios anteriores que han mostrado que agregar grasa a las comidas puede reducir la respuesta de glucosa después de comer.[1] Pero aquí también encontramos que este efecto variaba según la persona y por tanto no era una estrategia colectivamente confiable. Cuando se añadió grasa, mucha gente del estudio tuvo una menor respuesta de glucosa después de comer, pero para otros eso tuvo poco efecto o ninguno. Si descubres que comer un alimento rico en carbohidratos como el pan te provoca un pico de glucosa, tal vez puedas corregirlo simplemente añadiéndole un poco de grasa: mantequilla, por ejemplo.

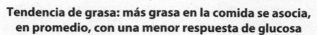

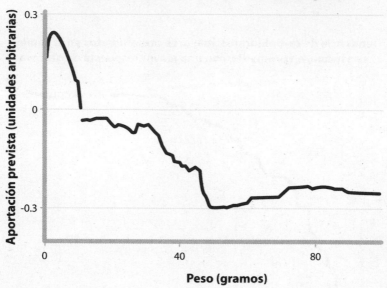

Tendencia de grasa: más grasa en la comida se asocia, en promedio, con una menor respuesta de glucosa

Tendencia generalizada 3: contenido de fibra

En lo que respecta a la fibra, la tendencia fue interesante y hasta cierto punto compleja. En general, más fibra en una comida tendía a aumentar la respuesta de glucosa para esa comida pero tenía un efecto positivo a más largo plazo: provocar menos picos de glucosa *en comidas futuras*. En otras palabras, 24 horas después de una comida rica en fibra, la respuesta de glucosa de la mayoría de la gente mejoró aunque en su momento la comida con contenido de fibra provocara una mayor respuesta de glucosa después de comer.

Como únicamente digerimos fibra dietética con ayuda de nuestras bacterias intestinales, sospechamos que este positivo efecto demorado y reducido de la respuesta de glucosa después de comer puede deberse a un pequeño cambio en las bacterias intestinales que responden a la fibra añadida.

Sin embargo, si bien encontramos a mucha gente que con la fibra tenía un efecto adverso a corto plazo y un efecto beneficioso a largo plazo, también puede ser que algunas personas al comer fibra tuvieran un efecto positivo tanto a corto como a largo plazo. Otras podrían tener un efecto negativo tanto a corto como a largo plazo. Eso es lo que esperaríamos, tomando en cuenta las pruebas que encontramos a favor de la personalización, pero se necesita investigar más en este campo. En cuanto a ti, lector o lectora, en la segunda parte tendrás la oportunidad de descubrir si tienes una respuesta positiva o negativa a los alimentos con mucha fibra.

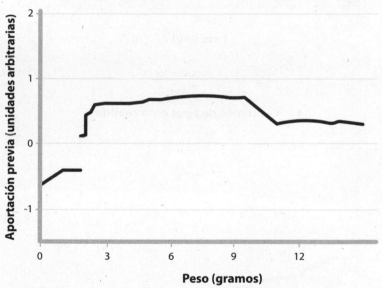

Tendencia de fibra: mayor contenido de grasa en la comida se asocia, en promedio, con una mayor respuesta de glucosa

Tendencia generalizada 4: contenido de sodio y agua

En general, un mayor contenido de sodio en los alimentos se asociaba con una mayor respuesta de glucosa después de comer, pero un mayor contenido de agua se asociaba con una menor respuesta de glucosa

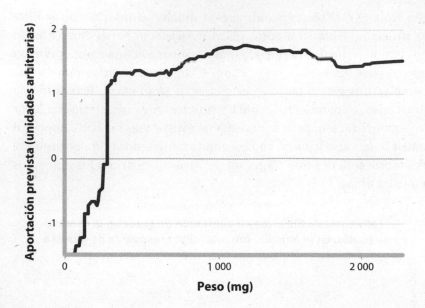

Contenido de sodio en la comida

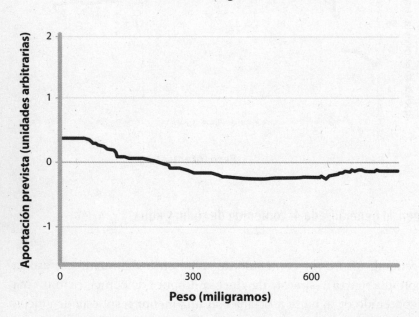

Contenido de agua en la comida

después de comer. Como se comentó antes en estas páginas, hay pruebas de que limitar la sal en la dieta probablemente sea innecesario para la mayoría de la gente. Nuestro actual estudio indica que en algunos casos, y para algunas personas, la sal puede tener un efecto negativo en la respuesta de glucosa después de comer, pero no necesariamente en toda la gente. En algunos participantes el sodio no incrementó la respuesta de glucosa después de comer.

Tendencia generalizada 5: horarios de las comidas en relación con la hora de despertar

Mientras más tiempo había transcurrido desde haberse despertado, mayor era la respuesta de la glucosa después de comer, así que esta respuesta tras el desayuno era por lo general más baja que la respuesta tras la cena. Sin embargo, no a todo mundo le pasó esto. Algunos participantes experimentaron justo lo contrario: sus respuestas de glucosa más alta ocurrieron por la mañana y fueron más altas en el desayuno que en la cena. En la segunda parte, cuando hagas tu pro-

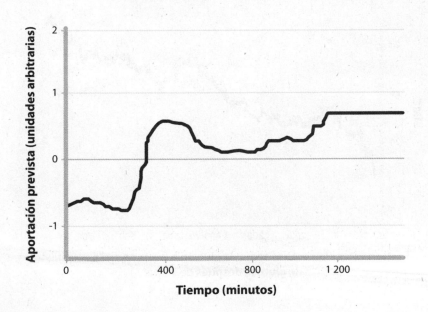

Tiempo después de haber despertado

pia prueba de glucosa, tendrás oportunidad de descubrir si es más probable que tengas respuestas de glucosa más altas en la mañana o en la noche.

Tendencia generalizada 6: factores de riesgo para la salud

Cuando se trataba de factores de riesgo, nuestros datos revelaron algunas tendencias sorprendentes. Las respuestas de glucosa después de comer eran por lo general más altas en presencia de varios factores de riesgo conocidos, entre ellos los siguientes:

- **IMC.** Esta medida de la grasa corporal se basa en el peso en relación con la estatura (si no conoces ya tu IMC, hay muchas calculadoras disponibles en línea que pueden ayudarte a determinar el tuyo).[2] Nuestro estudio mostraba claramente que mientras más alto es tu IMC, más probable es que tengas respuestas de glucosa después de comer más altas que el promedio.

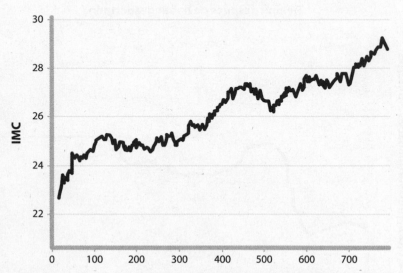

Las respuestas de glucosa más altas están asociadas con un mayor IMC

Participantes clasificados según la glucemia posprandial o respuesta de glucosa después de comer

Sin embargo, la correlación entre el IMC y la respuesta de glucosa después de comer no siempre se daba. Algunas personas con alto IMC tendían a presentar más bajas respuestas de glucosa después de comer, otras tenían respuestas más altas.

- **HbA1c.** En el capítulo anterior hablamos de esta medida del azúcar en sangre que refleja los niveles de los tres meses anteriores. Es una de las pruebas para diagnosticar diabetes o prediabetes. Los niveles normales están entre 4 y 5.7%, pero los diabéticos intentan mantener sus niveles por debajo del 7%.[3] En nuestro estudio, en general, mientras más alto el porcentaje de HbA1c, más alta la probabilidad de respuestas elevadas de glucosa después de comer. Como siempre, había excepciones.

- **Glucosa en ayunas.** Esta prueba del azúcar en sangre a primera hora de la mañana es una prueba de diabetes fundamental. Los niveles normales están casi siempre entre 70 y 99 mg/dl (3.8 a 5.5 mmol). Se considera que tienes prediabetes si tu glucosa en ayunas está sistemáticamente entre 101 y 125 mg/dl (5.6 a 6.9 mmol), y te diagnosticarán diabetes si está sistemáticamente en 126 mg/dl (7 mmol) o más.[4] En nuestro estudio vimos una fuerte

Las respuestas de glucosa más altas están asociadas con un mayor porcentaje de HbA1c

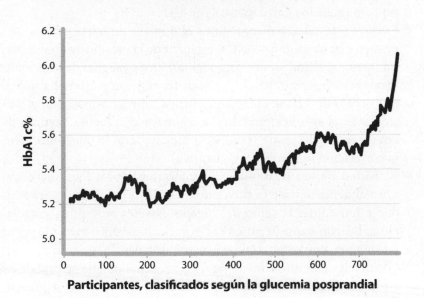

Participantes, clasificados según la glucemia posprandial

Las respuestas de glucosa más altas están asociadas con mayores niveles de glucosa en ayunas

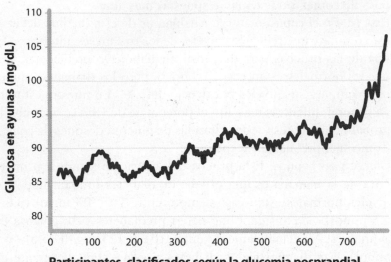

correlación entre las respuestas de glucosa en ayunas y de glucosa después de comer, aunque, como con todas las otras mediciones, no para todos los participantes fue así.

- **Presión arterial sistólica.** Ésta es el número de hasta arriba, o el primero, en una interpretación estándar de la presión arterial; el valor menor se llama *presión arterial diastólica* y es igual de importante para muchos aspectos de la salud. Tener presión arterial sistólica por debajo de 120 se considera normal. Mientras más alta la presión arterial sistólica, más alta la respuesta de glucosa después de comer en mucha gente (también probamos con la diastólica, pero la correlación no parecía significativa).

- **Actividad de ALT o de alanina aminotransferasa.** Esta medición normalmente se hace (a través de un análisis de sangre) para ayudar a determinar la salud del hígado. Niveles más altos (correlacionados con daño hepático) se correlacionaban a menudo, pero no siempre, con respuestas de glucosa después de comer más altas. Los niveles más altos de ALT pueden ser señal de que se está desarrollando hígado graso, una enfermedad que a menudo se presenta en personas obesas o diabéticas.

- **PCR o proteína C reactiva.** Esta medida para ver si hay inflamación en alguna parte del cuerpo se considera un marcador de enfermedad o infección no específico y se correlaciona positivamente con la respuesta de glucosa después de comer en general, pero no siempre.
- **Edad.** Por supuesto que ésta no podemos controlarla, pero sí vimos una correlación entre la edad y la respuesta de glucosa después de comer. A mayor edad, mayor probabilidad de que la respuesta de glucosa después de comer sea elevada, pero, una vez más, no siempre pasó así.

Curiosamente, no todas las tendencias anteriormente mencionadas se restringían a los extremos. Por ejemplo, no vimos respuestas de glucosa en azúcar elevadas sólo en personas con obesidad mórbida o nivel de diabetes HbA1c. Incluso dentro del rango normal de IMC, quienes tenían números altos (como 24, en oposición a 22) tendían a tener respuestas de glucosa después de comer más altas. Esto indica que no debes tener un nivel serio de factor de riesgo para que tu respuesta de glucosa se vea afectada. Parece que ésta se ve influida, *en general*, en un continuo a lo largo de toda la gama de saludable a enfermo.

Tendencia generalizada 7: microbioma

La mayoría de la gente no conoce la composición de su microbioma. Esta clase de pruebas para el consumidor son muy nuevas y apenas hace poco estuvieron disponibles (véase la página 200 para mayor información sobre DayTwo, una empresa a la que damos asesoramiento y cuyas pruebas de microbioma se basan en nuestra investigación). Pero pronto, algún día, probablemente podrás descubrir la composición de tu microbioma. Cuando probamos los de nuestros participantes en el estudio vimos tendencias muy interesantes relacionadas con bacterias específicas en el microbioma. Por ejemplo, tener niveles más altos de una bacteria llamada *Parabacteroides distasonis* se asociaba con más altas respuestas de glucosa después de comer, mientras que mayores niveles de la bacteria *Bacteroides dorei* se asociaba con menores respuestas de glucosa después de comer.

Algunas bacterias ya se han correlacionado con un mal control de la glucosa, así como con factores de riesgo como obesidad, resistencia a la insulina y perfiles lipídicos alterados (como el colesterol alto).[5] Estas correspondencias ya conocidas generalmente se aplican en nuestro estudio. Por ejemplo, *Eubacterium rectale*, una bacteria que puede fermentar hidratos de carbono y fibras dietéticas para producir metabolitos útiles para ti,[6] por lo general muestra una asociación con menores respuestas de glucosa después de comer. Las bacterias que se sabe que están asociadas con la obesidad, como las antes mencionadas *Parabacteroides distasonis*[7] y *Bacteroides thetaiotaomicron*,[8] generalmente se correlacionan con una mayor respuesta de glucosa después de comer.

Además, si había presencia de ciertas bacterias eran más probables las altas respuestas de glucosa después de comer con alimentos particulares, como pan blanco o fructosa, pero no con otros. Había interacciones mucho más complejas en las que participaba la microbiota; algunas de ellas coincidían con creencias habituales sobre la naturaleza beneficiosa o perjudicial de bacterias específicas y otras eran descubrimientos nuevos sobre las bacterias con los que no había asociaciones previas. Imaginamos que mientras más descubramos sobre el microbioma, más esclarecedora se volverá esta línea de investigación.

Tendencia generalizada 8: casos atípicos

Como has visto a lo largo de este capítulo, y tal como conjeturamos, en todas las tendencias había casos atípicos. Sin importar qué pasara a veces o con frecuencia, siempre había gente que no respondía según lo esperado o como la mayoría. Las respuestas variaban no sólo según las tendencias de peso o presión arterial, o según si la comida contiene muchos carbohidratos o mucho sodio, sino frente a alimentos muy particulares, como plátano y galletas. Por ejemplo, las siguientes dos gráficas muestran a dos participantes distintos y sus reacciones a una solución de glucosa en comparación con pan y al plátano en comparación con las galletas. Obsérvese cómo tienen respuestas opuestas a estos alimentos ricos en carbohidratos. En un participante las galletas no elevaron la glucosa pero el plátano sí. En el otro participante fue todo lo contrario.

Estas reacciones opuestas son la parte más interesante de nuestro estudio. Nuestro conjunto de datos era tan grande y nuestro análisis tan abarcador que estos resultados tienen un impacto enorme: muestran,

Ejemplo de dos participantes de nuestro estudio que tuvieron respuestas glucémicas contrarias con glucosa y con pan

(la respuesta del participante de arriba fue más alta a la glucosa y más baja al pan)

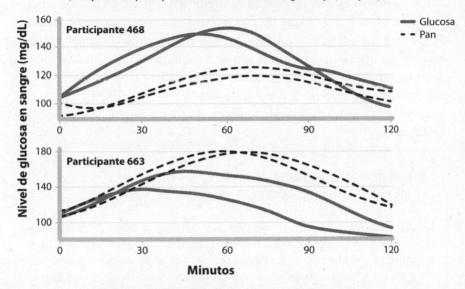

Ejemplo de dos participantes de nuestro estudio que tuvieron respuestas glucémicas contrarias con plátano y con galletas

(la respuesta del participante de arriba fue más alta al plátano y más baja a las galletas)

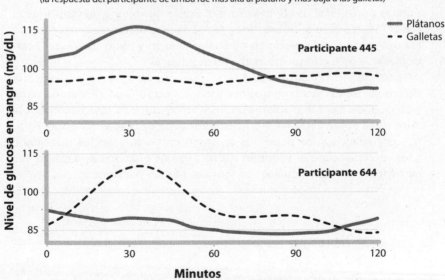

de manera más concluyente que nunca antes, que un enfoque universal y genérico de la nutrición sencillamente no puede funcionar. Esto nos convence de que las respuestas a los alimentos son sumamente personales y están más allá de cualquier medición específica (i. e., carbohidratos, azúcar, grasa) y que las dietas, para mantener niveles saludables de glucosa, deben por tanto estar hechas a la medida. También explica, en nuestra opinión, por qué el actual paradigma nutricional, en busca de la mejor dieta, falla por su base. La mejor dieta para todo mundo no existe. Nuestra respuesta a los alimentos es personal, así que nuestro consejo nutricional debe serlo también. Pero aquí no acaba nuestra investigación.

LA HISTORIA DE ERAN SEGAL:
¿ES MEJOR COMER HELADO Y NO ARROZ?

Keren, mi esposa, es nutrióloga clínica, y cuando le mostré los datos de nuestro estudio los resultados le impresionaron. Un ejemplo que la dejó impactada fue nuestro descubrimiento de que algunas personas tenían un pico de glucosa después de comer helado y no después de comer arroz, pero que otras —algo que ella no esperaba para nada— tenían un pico después de comer arroz (incluso arroz integral) pero no con el helado. De hecho, descubrimos que *más gente tenía picos de glucosa después de comer con el arroz que con el helado.*

Como nutrióloga, mi esposa depende de directrices dietéticas generales porque así es como se formó. Por lo tanto, una de las primeras cosas que les dice a los muchos prediabéticos recién diagnosticados a los que atiende es que dejen de comer helado y mejor consuman carbohidratos más complejos, como arroz integral.

Cuando vio nuestros datos se dio cuenta de que para la mayoría de sus pacientes sus consejos nutricionales no sólo no servían de nada sino que, de hecho, podían estarlos acercando más rápidamente a la mismísima enfermedad que con esos consejos se pretendía evitar. Ahora sus consejos a los pacientes se basan en las tendencias que vimos y les recomienda que prueben sus respuestas glucémicas a diferentes alimentos para saber cuáles son los que más les convienen.

La creación del algoritmo

Ya que tuvimos todos nuestros datos, el siguiente paso era determinar si podíamos traducirlos en información útil, sobre todo si eran tan variables y tan resistentes a las regularidades obvias y universales. Decidimos que la respuesta era tratar de poner todo en un algoritmo, una sola fórmula compleja que una computadora pudiera usar para predecir, a partir de información sobre un individuo (la información que recopilamos al principio de nuestro estudio, como las pruebas de sangre y de microbioma), exactamente qué alimentos tendrían probabilidades de aumentar su respuesta de glucosa después de comer.

Para elaborar ese algoritmo tomamos la información sobre el microbioma y todos los otros datos clínicos que recopilamos e ideamos subalgoritmos avanzados para buscar automáticamente reglas que pudieran predecir respuestas glucémicas a la comida personalizadas. Por ejemplo, si tienes más de 50 años y tienes cierta especie de bacteria, tu respuesta glucémica a un plátano será alta. Luego enchufamos todos esos datos en un superalgoritmo que combinaba decenas de miles de tales reglas automáticamente deducidas de los datos. Como puede verse en las siguientes dos gráficas, el algoritmo pudo predecir la respuesta glucémica después de comer con mucha mayor precisión que el conteo de carbohidratos.

Nuestra propuesta algorítmica es parecida a la manera como sitios web tales como Amazon te recomiendan libros, salvo que lo aplicamos a la respuesta de la gente a los alimentos, y el resultado fue un éxito. Tomamos a 100 nuevas personas que no habían formado parte de nuestro estudio y probamos el algoritmo con ellas. Trabajamos muy arduamente para llegar a ese punto: para nosotros era una prueba muy importante y estábamos ansiosos por ver los resultados. Por eso nos hizo mucha ilusión ver que nuestro algoritmo podía tomar a cualquier persona, incluso gente que no formó parte del estudio original, y predecir su respuesta glucémica personalizada a cualquier comida con gran precisión. Eso demostró que nuestro algoritmo aprendía las reglas con las que los parámetros personales se asocian a respuestas glucémicas a los alimentos personalizadas.

Tener un algoritmo que predice respuestas alimentarias personalizadas nos llevó a preguntarnos si no podría además ayudar a idear dietas personalizadas que pudieran normalizarle a cualquiera los niveles de glucosa en sangre.

Como paso final reclutamos e hicimos el perfil de 26 nuevos participantes, en su mayoría prediabéticos (que para nosotros son interesantes porque su afección es muy común y con la dieta adecuada puede revertirse). Le pedimos al algoritmo que ideara dos dietas para cada persona.

Los carbohidratos en la comida son un predictor significativo pero insuficiente de la respuesta glucémica

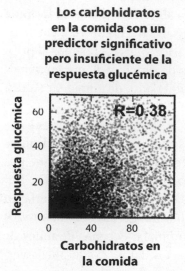

Nuestro algoritmo de aprendizaje automático predice con precisión las respuestas glucémicas personalizadas

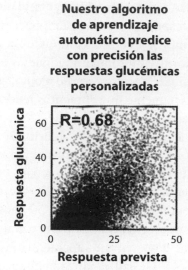

En una dieta, que llamábamos la mala, le pedimos predecir qué comidas le provocarían a la persona picos de glucosa; en la otra, la dieta buena, le pedimos predecir con qué comidas tendría respuestas bajas.

Luego los participantes siguieron cada una de las dietas por una semana. Pusimos una restricción a las dietas: todos los desayunos, almuerzos, cenas y tentempiés tenían la misma cantidad de calorías, se tratara de la buena o de la mala dieta. Cada persona recibió una dieta personalizada diferente basada en las predicciones del algoritmo; es interesante observar que en las dietas buenas de algunas personas había alimentos que estaban en las malas dietas de otras.

A continuación presentamos las dos dietas de uno de nuestros participantes. Puede verse que las selecciones de comida no son las que se encuentran en las dietas típicas.

	Dieta 1	Dieta 2
Desayuno	Muesli	Huevos y pan
Almuerzo	Sushi	Hummus y pan pita
Tentempié vespertino	Mazapán	Edamame

	Dieta 1	Dieta 2
Cena	Maíz tostado y nueces	Fideos con vegetales y tofu
Tentempié nocturno	Chocolate y café	Helado

¿Adivinas cuál es la que el algoritmo predijo que era la dieta buena y cuál la mala? Como puedes ver, cada dieta contiene alimentos como helado y chocolate, que normalmente no aparecerían en las dietas estándar, así como alimentos que normalmente se consideran sanos, como sushi y nueces, o hummus y tofu.

Les pedimos a estudiantes nuestros que no participaban en este proyecto que adivinaran cuál dieta era cuál, y se dividieron prácticamente a la mitad. Hemos dado ya una conferencia sobre este tema decenas de veces, a menudo a públicos muy numerosos, y cuando planteamos esta pregunta siempre se dividen, con frecuencia a la mitad. La pregunta no es trivial y la respuesta no es obvia. Ninguna de las dietas parece convencional, y para un sujeto diferente en el estudio, la "buena" y la "mala" dieta serían completamente diferentes. Es un enigma que sólo el algoritmo puede responder.

En este caso, la dieta 2 era la que predijo el algoritmo como la buena para este participante, y la dieta 1 la mala. Para otro participante podía haber sido exactamente al revés.

Ahora que el algoritmo podía crear dietas buenas y malas, estábamos ansiosos por ver qué tan bien funcionaban éstas en la vida real. Pusimos información para cada uno de nuestros 26 nuevos participantes en el algoritmo y creamos para cada uno una dieta buena y una mala: 52 dietas en total. Cada uno siguió su dieta buena personalizada por una semana y su dieta mala personalizada la siguiente.

La siguiente gráfica representa las respuestas glucémicas de la persona a la que se le dieron las dietas buenas y malas que se muestran en el cuadro anterior. Esta gráfica muestra los niveles de glucosa continuos de este participante durante la dieta mala (la línea negra) durante toda una semana y la dieta buena (la línea gris) por otra semana. En la mala dieta pueden verse con claridad niveles anormalmente altos de glucosa después de las comidas, lo que indica que este participante tiene un metabolismo de la glucosa afectado y tal vez sea prediabético. Éste fue el resultado mientras ese participante comía muesli, sushi y nueces.

Comparación de los niveles continuos de glucosa en sangre por una semana después de uno de los participantes prediabéticos que siguieron nuestra dieta "mala" (gráfica con picos) y nuestra dieta "buena" (gráfica plana). Ambas dietas tenían la misma cantidad de calorías en cada comida.

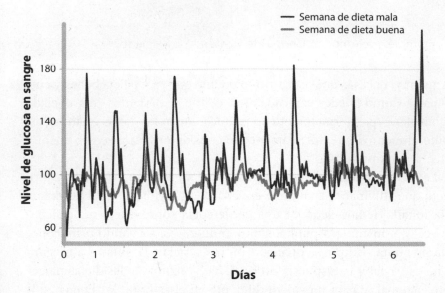

Pero en la buena dieta, que incluye el huevo, el fideo y el helado, y que *tenía la misma cantidad de calorías en cada comida que la dieta mala*, los niveles de glucosa después de comer permanecieron en total normalidad, sin un solo pico en toda la semana. Creemos que si este participante hiciera esta dieta (con todo y el helado) durante varias semanas más, podría revertir su estado prediabético.

Encontramos resultados similares en la mayoría de los participantes para los que ideamos dietas buenas y malas a la medida con nuestro algoritmo. Los resultados fueron francamente sorprendentes: la prueba de que uno puede manipular sus niveles de glucosa de forma tan significativa que se puede pasar de niveles prediabéticos a normales en tan sólo una semana, y tan sólo cambiando de comida, es algo sin precedentes.

SUE C.

Tengo cuarenta y tantos años y trabajo en una empresa internacional, así que con frecuencia tomo vuelos trasatlánticos. Toda la vida he sido sana. Fumo un poco pero no tomo medicinas. Cada año me hago chequeos médicos y siempre he tenido resultados normales en todas las pruebas. Reconozco que estoy un poco pasada de peso, pero estoy tan ocupada que no tengo tiempo para ninguna clase de programa formal de control de peso o rutina de ejercicios.

Un amigo de la familia que trabaja para los investigadores me contó del Proyecto de Nutrición Personalizada y me convenció para inscribirme. Obtuve algunos resultados dietéticos interesantes, pero lo más importante que salió de todo eso fue que descubrí que tengo prediabetes. No tenía idea de tener esa afección, pero ahora sé que afecta casi a 40% de la población. En mi caso, las pruebas de glucosa en ayunas que me hacía el médico durante mi chequeo anual no eran suficientes para descubrirlo, pero desde que me midieron continuamente por una semana entera durante el estudio, mis respuestas de glucosa problemáticas eran mucho más evidentes y a todas luces por encima de lo normal. Me siento muy afortunada con este diagnóstico, pues ahora sé que 70% de la gente con prediabetes a la que no se vigila termina por desarrollar diabetes propiamente dicha en una o dos décadas, y no planeo ser una de ellas.

Hice un cambio de vida completo. Preocupada por mi corazón, dejé de fumar. Dejé de viajar con tanta frecuencia de una zona horaria a otra, sólo lo necesario, y también reconocí que cambiar el momento de comer influye notablemente sobre mi control de glucosa. También cambié la dieta, desde luego. Como menos arroz, evito las naranjas, pero una vez a la semana puedo tomarme una cerveza y el cereal que tanto me gusta está de regreso en el menú. Incluso me inscribí en un estudio de seguimiento para prediabetes, donde comía mis dietas personalizadas "buena" y "mala" una vez por semana y, sorprendentemente, cuando comía la "buena" mis niveles de glucosa se normalizaban por completo. Ahora hago esa nueva dieta, trato de hacer ejercicio y me siento de maravilla. Estoy agradecida con el Proyecto de Nutrición Personalizada por mi diagnóstico oportuno y por la capacidad de recuperar el control sobre mi salud.

Lo que esto significa para ti

Estos resultados indican muchas cosas complejas y dan mucha esperanza para el futuro. Basándonos en la gran variabilidad observada en la respuesta a los alimentos de 1 000 personas, nuestra conclusión es que *no existe una dieta que sea la mejor para todo mundo*. Si has estado sufriendo con dietas que no funcionan, por fin puedes ponerle fin a eso. Sencillamente todos somos demasiado diferentes, y ahora tenemos pruebas determinantes. Esto significa que si cierta dieta no te ha funcionado, quizá no era la dieta indicada para ti. Puede ser que tus "fracasos" dietéticos del pasado no sean tu culpa. Una dieta puede haber fallado simplemente porque no tomaba en cuenta información sobre *ti* como individuo.

El siguiente paso de nuestra investigación será iniciar estudios de intervención alimentaria de más largo plazo en poblaciones tanto prediabéticas como diabéticas. Esos estudios durarán un año completo. Como creemos que el efecto de normalizar los niveles de glucosa en sangre durarán un periodo más largo que la semana que ya hemos observado, tenemos la esperanza de que una intervención a más largo plazo pudiera revertir y posiblemente curar las enfermedades metabólicas que constituyen una de las peores epidemias de nuestros tiempos. Creemos que ahora tenemos el enfoque correcto y las herramientas adecuadas para hacerlo, y que se puede conseguir sin medicamentos: simplemente con cambios dietéticos a la medida de cada persona.

En líneas más generales, creemos que estamos entrando a una nueva era en el estudio de la nutrición. Creemos que ahora estamos alejándonos de las dietas y los consejos alimentarios estandarizados y hacia una frontera de personalización, en sus muchos aspectos. Estamos aprendiendo a plantear preguntas más dirigidas y encontrando las respuestas. Algún día, cuando tus hijos o tus nietos vayan a la escuela, pronosticamos que no se les darán clases sobre directrices nutritivas iguales para todos, sino que posiblemente les enseñen a determinar qué directrices nutritivas son las mejores para cada quien. Estamos deseando que llegue ese día.

Y ahora tú también tienes algo que hacer. Puedes participar en el juego haciendo tu propio análisis de glucosa y anotando tus resultados en nuestra app gratuita para determinar qué alimentos estabilizarán *tu* glucosa. Esto podría ser exactamente lo que hace falta para que por fin pierdas esos kilos de más, obtengas energía y estés sano. En el siguiente capítulo empezarás esa nueva travesía.

SEGUNDA PARTE

El Programa de la Dieta Personalizada

Capítulo 8

Cómo analizar tus índices de glucosa

Bienvenido a la sección de *La dieta personalizada* dedicada al programa. A estas alturas probablemente ya tienes mucha curiosidad de saber qué reacciones tienes a alimentos específicos y cómo las medirás. Puede ser que también te preguntes si los alimentos que crees que te sientan bien son en efecto beneficiosos para tu glucosa y si los que crees que te sientan mal quizá no son tan malos a fin de cuentas. Quizá te sientes optimista con respecto al helado o cruzas los dedos para que resulte que el brócoli está prohibido.

Como has visto, la gente de nuestro estudio y otros que han adoptado la dieta personalizada se han llevado muchas sorpresas. Pero, sin importar de cuánta gente hayamos visto los resultados, no hay manera de que sepamos cuáles serán los tuyos. Tendrás que descubrirlo por tu cuenta. Es hora de investigar exactamente qué alimentos contribuirán a tu salud y a tu control de peso y qué alimentos probablemente será mejor que queden fuera de tu saludable dieta personalizada.

El análisis de glucosa en sangre

La clave para encontrar tu dieta personalizada es analizar tu glucosa en sangre antes y después de comer los alimentos específicos que disfrutas o que desearías poder disfrutar con más frecuencia. Tu respuesta de glucosa es como un medidor que registra si varios aspectos de tu organismo, entre ellos tu microbioma, están reaccionando de manera favorable o desfavorable a tus elecciones alimentarias y a tu estilo de vida. Incluso sin saber qué especies conforman tu microbioma o cómo influyen tu genética o tus condiciones de salud sobre tu tolerancia a ciertos alimentos, medirte la glucosa puede darte la respuesta en líneas generales: tu cuerpo responderá bien a ciertas comidas y alimentos, con un gradual aumento y descenso de la glucosa dentro de un estrecho rango; responderá mal a ciertas comidas y alimentos, con un drástico aumento y descenso de la glucosa, o bien tendrá una glucosa que se mantenga elevada más tiempo del que debería. Toda esta información puedes descubrirla con un simple pinchazo en el dedo. Aunque puede no sonar muy tentador, es relativamente simple y la única manera de ver en tiempo real cómo responde tu cuerpo a alimentos o comidas específicas.

Lucy, una colega nuestra, hace poco decidió (porque le insistimos) intentar hacer ella misma sus análisis de glucosa. Dudaba por tener que pincharse un dedo y porque pensaba que el proceso sería complicado y confuso. Compró un "equipo básico" para monitoreo de glucosa en la farmacia, y cuando averiguó cómo funcionaba lo intentó. Le sorprendió que apenas si sentía el piquete del alambrito de la lanceta y lo rápido y fácil que era de hacer. Sin embargo, lo que más le sorprendió fue lo fascinante que era obtener retroalimentación inmediata sobre cómo respondía su cuerpo a ciertos alimentos.

La primera semana Lucy se enteró de que, si bien muchos alimentos que le encantan, como pan tostado con mantequilla, vino tinto y frituras de maíz, mantenían estable su glucosa, otros alimentos, como el cereal de caja, la pasta y el *latte* de moca que se toma por las mañanas, le provocaban grandes picos glucémicos. Al poco tiempo empezó a llevar a todas partes su aparato en la bolsa y a probar todos los alimentos que le gustaba comer habitualmente, así como nuevos alimentos, platos de restaurante y tentempiés. En su teléfono inteligente registró listas detalladas de sus "buenos" y "malos" alimentos, para su fácil consulta, y la motivación que le da ver esos resultados ha sido suficiente para mantenerla alejada de los alimentos que le provocan picos de glucosa.

Si bien entendemos que pincharte el dedo puede parecer un escollo, te aseguramos que los resultados personalizados que obtendrás del experimento valdrán mucho la pena. Te alegrará haberlo hecho.

Es muy fácil, y mientras más lo haces, más parece una cosa de nada. Hemos descubierto que cuando la gente empieza a analizar su glucosa y a obtener información instantánea por su cuenta, más quiere aprender. Algunos practican los análisis por tan sólo una semana, como puedes hacer siguiendo el plan que se traza en este libro, pero muchos se convierten en unos entregados analistas de glucosa que constantemente prueban nuevos alimentos y comidas y vuelven a probar en diferentes situaciones —como después de hacer ejercicio, comer el mismo alimento en diferentes momentos del día, a la hora de probar un nuevo alimento o en un nuevo restaurante, o de vacaciones— para poder tener toda la información posible sobre sus reacciones de glucosa personalizadas. Hemos visto cómo en muchos exparticipantes de nuestro estudio se resuelven afecciones como sobrepeso y prediabetes. Si estás dudando de usar esta poderosa e informativa herramienta de nutrición y salud porque tendrás que pincharte el dedo, piensa en esto:

- La lanceta es sumamente delgada y sólo te da un piquetito en el dedo. Mucha gente dice que apenas si lo siente.
- Nada más tienes que hacer estas pruebas de glucosa por una semana. Puedes seguir probando nuevos alimentos si lo deseas, y a mucha gente le resulta tan interesante que sigue analizando según se necesite, pero tú puedes aprender bastante sobre tus reacciones personales a lo que comes a lo largo de tan sólo una semana.
- Los suministros, que alguna vez fueron costosos y eran exclusivamente para diabéticos, ahora son bastante accesibles y es fácil comprarlos sin receta. Se consiguen en cualquier farmacia, en muchas tiendas de descuento y en línea.
- La información que obtendrás es invaluable y no hay otra manera de obtenerla tan precisa o exacta.
- Millones de diabéticos tienen que pincharse el dedo muchas veces al día para mantener su glucosa bajo control. ¿No preferirías pincharte el dedo algunas veces al día durante una semana para *evitar* la diabetes?

Aunque creemos que todo mundo debería hacerse análisis de glucosa debido a toda la información que esta técnica proporciona, entendemos que algunas personas siguen sintiendo que no pueden hacerlo. Al final de este capítulo hablaremos de algunos otros métodos para evaluar tus elecciones alimentarias, sólo que son más difíciles, toman más tiempo y son menos precisos. La regla de oro para entender cómo te afectan los alimentos a ti en lo individual es el análisis de glucosa. Es la verdadera clave para entender tu dieta personalizada ahora mismo.

¿ANÁLISIS DE SANGRE SIN EL PINCHAZO EN EL DEDO?
ALGÚN DÍA NO MUY LEJANO

En el futuro pude ser que haya tecnología no invasiva para medir la glucosa en sangre que no requiera pincharse un dedo, pero eso probablemente está aún a años de distancia. Hay también una empresa, llamada DayTwo, que obtuvo del Instituto Weizmann de Ciencias la autorización para comercializar nuestra tecnología de nutrición personalizada. Han creado un método para analizar el microbioma y dar resultados basándose en una muestra fecal, sin necesidad del análisis de glucosa en sangre. Lo usan para, a partir de grandes bases de datos de respuestas de glucosa a los alimentos, ofrecer recomendaciones de comidas que muy probablemente serán favorables para el individuo en cuestión, y luego aplican el algoritmo que creamos para predecir las respuestas. La diferencia fundamental entre esta tecnología y la prueba directa de la glucosa en sangre es que su análisis recoge varios parámetros, entre ellos el de microbioma, que en conjunto pueden predecir reacciones a alimentos que no han sido parte de la dieta o que no has medido. Además obtendrás enseguida todos los resultados. Encuentra más información sobre cómo funciona esta tecnología en la página 251.

Cómo analizar tu glucosa

Analizar tu glucosa en sangre es fácil, pero si te organizas antes de comenzar lo será aún más y te ayudará a evitar pruebas innecesarias. En este programa de dieta personalizada lo que harás es:

1. Planear qué alimentos quieres probar y comprar lo que vayas a necesitar.
2. Comprar tus suministros para el análisis de glucosa.
3. Hacer un análisis de prueba para que entiendas cómo se usa el equipo de análisis de sangre.
4. Organizar tu calendario de análisis de glucosa. Harás un análisis de base por la mañana, luego probarás los alimentos analizando la sangre antes y, en intervalos, después de consumirlos (todo esto se planifica en la sección de análisis de comida).
5. Analizar tu glucosa en respuesta a comidas y alimentos específicos.
6. Dar seguimiento a tus resultados con nuestra app, por tu cuenta, o en una tabla de las que se presentan en este libro (como la de la página 214).

7. Analizar tus resultados para determinar qué alimentos y comidas te sientan bien y cuáles te provocan un pico de azúcar.
8. Disfrutar tus propios alimentos "buenos" sin sentimiento de culpa y eliminando tus alimentos "malos" o determinando maneras de modificar los picos con las ideas del siguiente capítulo.
9. Ver cómo se normalizan tu peso y tus mediciones de salud... ¡y disfrutar de la vida!

Comencemos.

Cómo planificar tus alimentos de prueba

Probablemente tienes curiosidad de saber cómo responderá tu glucosa a una serie de alimentos diferentes que consumes. Planear qué alimentos y comidas es prioritario analizar te ayudará a obtener respuestas en el periodo más corto posible. Ya sea que hagas los análisis por una semana o los extiendas haciendo menos análisis a lo largo de un periodo más largo, planifica primero tus alimentos y comidas de prueba prioritarios. Sugerimos analizar lo siguiente:

- La comida que te gusta consumir con frecuencia, con todo y los elementos que incorporas en una comida, como un sándwich con papas fritas y una Coca-Cola. Podrías analizar cada cosa por separado, pero si siempre las comes juntas, bien podrías ver si esa combinación de alimentos te funciona. También, si casi siempre desayunas lo mismo, te convendrá hacer la prueba.
- Alimentos que hayas estado evitando porque crees que no son buenos para ti, a fin de que puedas ver si quizá en realidad no son tan malos. Pruébalos en el tamaño de porción que probablemente comerías si supieras que puedes comerlos. Por ejemplo, si te encantan el helado o el chocolate pero piensas que no deberías comerlos, puedes probarlos esta semana para averiguar si de verdad te hacen daño.
- Alimentos (o comidas) que hayas estado consumiendo porque crees que deberías, aunque no los disfrutas tanto. Si causan un pico de glucosa, felizmente podrás eliminarlos. Si no te gustan especialmente la avena, las fresas y zarzamoras y la ensalada (y tratas de atragantarte con ellas porque son "buenas" para ti), ponlas a prueba para ver si de verdad te sientan tan bien como piensas.

- Alimentos o bebidas que te dan curiosidad, como café, plátano, queso, vino, cerveza o mantecadas. Ingiérelos como tentempiés separados de tus comidas para que puedas probarlos sin otros alimentos.
- Alimentos o bebidas que adquieres fuera de casa y comes habitualmente. ¿Tienes un restaurante favorito? ¿Todos los días pides un café? ¿Sales a menudo a comer sushi, tacos o pasta? Analiza también los platos de esos restaurantes. No importa si no conoces todos los ingredientes en el plato o la bebida: no estás analizando ingredientes. Recuerda, esto se trata de probar tus experiencias alimentarias de la vida real.

Comidas y alimentos que quiero probar

Lleva aquí un registro de todo lo que quieras probar y palomea el recuadro cuando lo hayas hecho (en la siguiente sección te enseñaremos exactamente cómo hacer las pruebas y registrar tus resultados). Esto te servirá para llevar un control de todo lo que quieras probar. Sin embargo, no tienes que hacer una prueba con cada comida, y puedes tomarte más de una semana para las pruebas si así lo prefieres.

	Desayuno	Probado
1.	_____	☐
2.	_____	☐
3.	_____	☐
4.	_____	☐
5.	_____	☐
6.	_____	☐
7.	_____	☐

Almuerzo   Probado

1. _____ ☐
2. _____ ☐
3. _____ ☐
4. _____ ☐
5. _____ ☐
6. _____ ☐
7. _____ ☐

Cena   Probado

1. _____ ☐
2. _____ ☐
3. _____ ☐
4. _____ ☐
5. _____ ☐
6. _____ ☐
7. _____ ☐

Tentempiés   Probado

1. _____ ☐
2. _____ ☐
3. _____ ☐
4. _____ ☐
5. _____ ☐
6. _____ ☐
7. _____ ☐

Alimentos diversos	Probado
1. _____	☐
2. _____	☐
3. _____	☐
4. _____	☐
5. _____	☐
6. _____	☐
7. _____	☐

Adquirir tus suministros

Antes de empezar a probar tu glucosa necesitarás algunos suministros. Como la gente con diabetes necesita vigilar su glucosa, los suministros para analizarla se han podido comprar sin receta médica por muchos años, pero tradicionalmente eran costosos (y los cubrían los seguros). Sin embargo, en años recientes se han vuelto mucho más accesibles, no sólo porque hay más gente con diabetes que nunca antes sino probablemente también porque los análisis de glucosa se han vuelto más populares entre los *biohackers* (gente a la que le gusta experimentar con lo que afecta su salud), entre quienes hacen dietas bajas en carbohidratos y entre otros que quieren saber qué hace su glucosa. Además estas pruebas se han vuelto de alta tecnología, lo que las hace más fáciles y accesibles para todos, con pruebas de azúcar en sangre que pueden conectarse por Bluetooth o por cable a medidores de glucosa y apps asociadas para teléfonos móviles y computadoras.

Probablemente todo lo que necesitas se encuentra junto en un equipo de entre 20 y 50 dólares. Busca en línea "suministros para medir glucosa en sangre" o compara precios en farmacias y tiendas de descuento. Hay muchas opciones, y los precios probablemente seguirán bajando conforme se vaya popularizando analizarse la glucosa. Éstos son todos los componentes que necesitas:

- **Medidor de glucosa en sangre.** Éstos pueden ser muy simples y económicos, o de alta tecnología. Algunos hasta se sincronizan con tu teléfono inteligente por Bluetooth y automáticamente dan seguimiento a los resultados de tus análisis.

- **Instrumentos de punción y lancetas.** Son sencillos y económicos. Necesitas sólo un instrumento, y los grandes paquetes de lancetas duran mucho tiempo.
- **Tiras de prueba de glucosa.** Éste es el artículo más costoso, y como no todas las tiras funcionan con todos los medidores, lo mejor es primero encontrar unas tiras de buen precio y luego comprar un medidor de glucosa que se ajuste a ellas. Casi todas las tiras de prueba que se venden sin receta son iguales en lo que respecta a su precisión, así que no está mal guiarse por el precio, que puede variar enormemente. Un bote con 100 tiras podría costar hasta 200 dólares en una farmacia, pero también puedes conseguir cajas de 50 tiras desde 10 o 12 dólares. Con entre cinco y seis mediciones por comida, eso equivale a un dólar por comida en gastos de pruebas.

Tomarse una prueba de ensayo

Cuando tengas tus suministros estarás listo para empezar. Antes de lanzarte a hacer tus pruebas de alimentos, haz uno o dos ensayos para entender cómo usar el equipo. Al principio puede parecer complicado, pero cuando lo hagas verás qué fácil es. Sigue las instrucciones de los suministros que compraste —cada uno tiene su propio procedimiento—, pero en términos generales esto es lo que harás:

1. Encender el monitor (a veces también abrir la app de tu teléfono, si es que se sincroniza con tu monitor).
2. Cuando se te indique, poner una tira de prueba en el monitor.
3. Poner una lanceta en el instrumento de punción.
4. Poner el dedo contra el instrumento de punción y apretar el botón para que te dé un ligero pinchazo en el dedo.
5. Poner el dedo en el extremo de la tira de prueba. Sólo se necesita una gotita de sangre.
6. Espera a que el monitor registre tu medición de glucosa. Esto normalmente tarda apenas unos segundos.
7. Registra los resultados junto con la hora y la situación (por ejemplo, cuando te acabas de levantar, 30 minutos después de determinado alimento, y así sucesivamente).

Cuando empieces a hacer las pruebas recomendamos una fase de calibración. Analiza tu glucosa dos o tres veces seguidas para ver si obtienes resultados similares —deberían estar entre 10 y 20 mg/dl o (para diabéticos) en niveles más altos, en el rango de 10 a 20 mg/dl; los resultados deberían estar alejados uno de otro entre 10 y 20%—. Esas desviaciones son normales porque muchas cosas influyen en tus resultados: cómo diste el pinchazo, el tamaño de la gota de sangre, incluso la temperatura del aire. Todo esto no son más que "interferencias" en la medición, no te preocupes si tus resultados oscilan entre los parámetros anteriormente mencionados. Las pruebas caseras de glucosa no son tan precisas como las que usan los médicos, y esa variación es normal. Si obtienes una variación grande una vez, probablemente sólo sea un error, pero si haces múltiples pruebas seguidas y siguen siendo un desbarajuste (con distancias de más de 20%), puede ser que el medidor sea defectuoso y tendrás que cambiarlo por uno nuevo.

Cuando empieces a hacer las pruebas puedes considerar que superar entre 10 y 20% el nivel que tenías antes de comer es una señal válida proveniente de los alimentos que comiste. Esto te permitirá hacer buenas mediciones. Si descubres que de vez en cuando obtienes una medida extremadamente alta o extremadamente baja, también podría ser un error. Intenta volver a hacer las mediciones (véase la página 221 para más información sobre qué hacer si esto pasa).

Cuando hayas adquirido el hábito de analizar tu glucosa verás que es algo fácil y rápido de hacer. Si llevas siempre contigo los suministros en una bolsa, podrás hacer la prueba en cualquier lugar y en cualquier hora según lo necesites.

Organizar tu agenda de pruebas

Hay muchas formas de organizar tus horarios de pruebas, dependiendo de qué tan frecuentemente quieras hacerlas. Podrías hacer pruebas con cada comida y tentempié durante una semana, o analizar sólo una comida diaria durante varias semanas, hasta que hayas probado todo lo que quieres. También podrías hacer algo intermedio.

Lo primero que tienes que hacer con tu plan es determinar tu glucosa en ayunas. Eso mide cómo está cuando acabas de despertar, antes de comer nada, y funciona como línea base para que puedas ver a partir de ella cómo diferentes alimentos afectan tu glucosa. Esto es muy importante porque cada vez que hagas pruebas con una comida estarás dando seguimiento a tus subidas y caídas de glucosa. Si conoces tu línea base sabrás cuándo ha vuelto a la normalidad tu glucosa. Saber cuánto tiempo le tome a tu glucosa volver a la normalidad es tan importante para tus pruebas como saber cuánto se te eleva la glucosa después de consumir un alimento particular.

Cuando hayas decidido probar con una comida o tentempié específicos tendrás que medirte la glucosa una vez inmediatamente antes de comer. Si no está en tu nivel de glucosa en ayunas (el número que obtuviste cuando hiciste la prueba al despertar) o cerca de él, espera a hacer la prueba hasta que haya vuelto a la normalidad. A veces, si comiste algo recientemente, tu nivel puede estar demasiado alto. Siempre debes empezar la prueba en tu línea base o cerca de ella.

Luego vas a hacer cuatro pruebas distintas después de comer, en incrementos de 30 minutos, empezando 30 minutos después del primer bocado. En otras palabras, harás pruebas 30, 60, 90 y 120 minutos después. Si al cabo de dos horas tu glucosa sigue alta, sigue probando cada 30 minutos hasta que esté entre 10 y 20% de la medición de glucosa en ayunas que obtuviste al despertar.

Por ejemplo, tu glucosa en ayunas, la de base, es 85 mg/dl (no será exactamente igual cada mañana, pero deberían ser parecidas). Suponiendo que desayunas en cuanto te levantas, tu glucosa en ayunas puede contar como tu medición antes de desayunar. Después de tu primer bocado de desayuno, empieza a tomar el tiempo. A los 30 minutos haz otra medición. Tu glucosa podría haber llegado a 120 mg/dl. A los 60 minutos podría estar a 100 mg/dl. A los 90 minutos podría estar en los 95 mg/dl. A las dos horas tendría que haber vuelto a aproximadamente 85 mg/dl.

Tus mediciones individuales podrían ser muy diferentes de este ejemplo y llegar mucho más alto. En 60 minutos podrían volver a la línea base. Podría no ir muy alto pero quedarse ahí más tiempo. Estas fluctuaciones pueden ocurrir por muchas razones, entre ellas tus propios parámetros de salud, la composición del microbioma, la hora del día y por supuesto los alimentos que consumes. Pero lo que de verdad importa es cómo respondes *tú* a ese desayuno que *a ti* te gusta.

Al principio no sabrás si tu glucosa está aumentando bruscamente porque así eres tú. Si tu glucosa *siempre* sube aproximadamente a 120 mg/dl después de comer, entonces esto es normal en ti, pero si un alimento de repente te lleva a 160 mg/dl, eso sería un pico. Si eres diabético, tu subida normal podría ser mayor; por ejemplo, si tu aumento típico es a 160 mg/dl, una respuesta glucémica después de comer que de repente superara los 200 mg/dl se consideraría un pico para ti. Mientras más pruebas hagas, más idea te harás de lo que es normal para ti y lo que no (esto será fácil de seguir y discernir con nuestra app gratuita).

¿SON "NORMALES" TUS RESULTADOS?

Una cosa es que nosotros te digamos que aprendas lo que es normal *para ti*, pero probablemente te estés preguntando cómo sabrás si tus niveles de glucosa son normales *en general* o si indican la posibilidad de que fueras prediabético o diabético. Esto es importante. Algunas personas de nuestro estudio descubrieron que lo eran porque estuvieron analizando su glucosa.

Si bien cualquiera puede tener picos de glucosa de vez en cuando y éstos pueden ser específicos de algún alimento o situación, si tu glucosa sistemáticamente está por encima de cierto nivel, puede ser que eso justifique una visita al médico para hacer otras pruebas. De acuerdo con la Asociación Estadounidense de la Diabetes, éstas son las pautas de glucosa en ayunas y después de comer:

CIFRAS DE GLUCOSA EN AYUNAS

Normal para una persona sin diabetes	70-99 mg/dl
Rango prediabético	100-125 mg/dl
Rango diabético	Por arriba de 125 mg/dl
Objetivo recomendado por la ADA para diabéticos	80-130 mg/dl

CIFRAS DE GLUCOSA DOS HORAS DESPUÉS DE COMER

Normal para una persona sin diabetes	Menos de 140 mg/dl
Rango prediabético	140-199 mg/dl
Rango diabético	Por arriba de 200 mg/dl
Objetivo recomendado por la ADA para diabéticos	Menos de 180 mg/dl

Recuerda que, si bien el objetivo general es llevar tu glucosa al rango normal, el propósito de probar comidas y alimentos en lo individual es determinar qué alimentos te provocan la respuesta más sana. Elegir esos alimentos te ayudará a ir empujando para abajo tus picos de glucosa. Probablemente a la larga esto también reducirá tus niveles en ayunas.

Programa de pruebas ideal

Éste es el programa que recomendamos:

- Al despertar (para determinar una línea base)
- 30 minutos después del primer bocado del desayuno
- 60 minutos después del desayuno
- 90 minutos después del desayuno
- 120 minutos después del desayuno
- Antes del almuerzo
- 30 minutos después del primer bocado del almuerzo
- 60 minutos después del almuerzo
- 90 minutos después del almuerzo
- 120 minutos después del almuerzo
- Antes del tentempié de la tarde (en su caso)
- 30 minutos después del primer bocado del tentempié
- 60 minutos después del tentempié
- 90 minutos después del tentempié
- 120 minutos después del tentempié
- Antes de la cena
- 60 minutos después de la cena
- 90 minutos después de la cena
- 120 minutos después de la cena
- Antes y después de cualquier otro tentempié, tal como lo harías con una comida, incluso con los tentempiés de medianoche
- Inmediatamente antes de ir a la cama, para saber si volviste a la línea base

Pueden parecer muchas pruebas, pero mientras más pruebas hagas, más información tendrás. De nuevo, recuerda que no tienes que probar todas las comidas y tentempiés todos los días. Si quieres extender las pruebas por un periodo más largo, es igual de efectivo.

LA IMPORTANCIA DE VOLVER A LA LÍNEA BASE

Para obtener la medición más precisa de una comida o un alimento a partir de la prueba de glucosa, ésta tendría que estar en la línea base *antes* de que comas. La línea base está entre 10 y 20 mg/dl de la medición de glucosa en ayunas o al despertar que tomas temprano en la mañana. Si haces la prueba antes de alguna comida y la glucosa está más alta que esto (que puede pasar sobre todo si tus comidas están muy cercanas unas de otras), tu resultado no necesariamente será confiable. Si la medición antes de comer es de más de entre 10 y 20 mg/dl de tu línea base, recomendamos que o mejor no hagas la prueba con esa comida o esperes a comer hasta que tu glucosa haya vuelto a la línea base.

Qué comas y a qué hora puede ser diferente de otras personas; por eso también puedes ajustar tu plan de pruebas para que responda a tus necesidades o a tus horarios. Te presentamos otras dos opciones:

OPCIÓN DE PROGRAMA DE PRUEBAS 1

Si no quieres hacer la prueba con toda comida o tentempié sino que prefieres probar sólo con algunos a lo largo del día, y el resto del tiempo comer sin hacer pruebas, puedes seguir esta opción. Tal vez hagas pruebas sólo un día a la semana, o dos o tres días a la semana. Si es eso lo que prefieres, sigue este programa, que puedes llevar por varias semanas o hacerlo aleatoriamente mientras te resulte productivo:

- Al despertar (para establecer una línea base)
- Justo antes de cualquier comida o alimento que quieras poner a prueba
- 30 minutos después del primer bocado de esa comida o alimento
- 60 minutos después
- 90 minutos después
- 120 minutos después
- Inmediatamente antes de ir a la cama para ver si volviste a la línea base

OPCIÓN DE PROGRAMA DE PRUEBAS 2

Otra opción es poner a prueba todas tus comidas pero no hacer tantas pruebas antes o después de ellas. Este programa no te dará tanta información sobre tus subidas y bajones de glucosa, pero te dará datos básicos útiles para que sepas dónde están los verdaderos problemas. Si es eso lo que prefieres, intenta con este programa:

- Al despertar (para establecer una línea base)
- Justo antes de una comida o un tentempié
- 60 minutos después del primer bocado de cualquier comida o alimento
- 120 minutos después

Independientemente del programa de prueba que elijas, es importante que tengas uno y que sepas que te dará más información de la que tenías antes.

Empieza a hacer pruebas y dar seguimiento a tus resultados

Ahora que tienes todo listo, es momento de empezar a hacer pruebas de acuerdo con tu plan alimentario y tu programa de pruebas. Sobre la marcha irás dando seguimiento de tus resultados para poderlos analizar. Hay dos maneras de hacerlo: con nuestra app, que puedes descargar de nuestro sitio web en www.thepersonalizeddiet.com, o por tu cuenta. Almacena todo y computará tus respuestas a partir de los datos en bruto que captures. Resumirá tus respuestas a las comidas y te ofrecerá otros resúmenes de tu ingesta nutricional. Además es gratis y funciona en cualquier teléfono inteligente. Una vez más, puedes descargarla en www.thepersonalizeddiet.com. Te va a gustar usarla porque:

- Te organiza todos los datos y la información. Elegirás los ingredientes que componen el plato que estés comiendo a partir de una base de datos de más 10 000 alimentos. Esta base de datos incluye valores nutricionales (calorías, carbohidratos, grasa, proteína, vitaminas y minerales), que es un plus porque te ayudará a determinar si tus comidas están equilibradas y si no estás cotidianamente comiendo en exceso. La app también puede calcular tus necesidades calóricas y nutricionales.
- Te recordará cuándo hacer la prueba.
- Tomará las mediciones de glucosa que captures y te mostrará una gráfica de tu respuesta glucémica, junto con una calificación para cada comida que toma en cuenta la longitud y también la altura de

la subida. Este sistema de calificaciones hace que sea fácil ver cuáles comidas fueron favorables y cuáles lo contrario.

■ Te organizará todas las comidas y hará una lista de las que has puesto a prueba, junto con la calificación que se le haya dado a cada una. Podrás clasificar esa lista y verla cuando quieras para poder recordar fácilmente qué alimentos y comidas fueron "buenos" y cuáles "malos".

Pensamos que esta app será de lo más útil y facilitará enormemente el trabajo de mantener la información anotada y organizada.

Sin embargo, si prefieres crear tu propio sistema está bien. Mantén un registro de todos tus resultados y anota cuando hayas hecho las pruebas. Podrías hacerlo en un cuadro y luego meter los datos a una gráfica, a mano o con un programa como PowerPoint. Eso te dará un registro de qué comiste y cuándo, además de una representación visual de qué líneas son normales para ti y cuáles se van demasiado arriba o se mantienen elevadas mucho más de lo normal. Estas subidas más altas y más largas son tus picos de glucosa y son señal de tus "malos" alimentos o comidas.

Ejemplo de cuadro hecho en casa para seguimiento de la glucosa

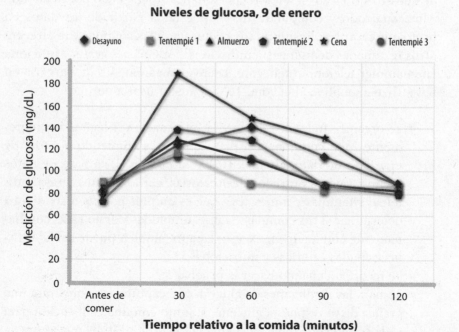

Niveles de glucosa, 9 de enero

He aquí un ejemplo de cómo podrías llevar esta información por tu cuenta si de verdad no quieres usar la app.

Desayuno:	Tentempié 1:	Almuerzo:
• Avena con frutos rojos • Café con leche	• Manzana con crema de almendra	• Sándwich de pavo • Papas fritas
Tentempié 2:	**Cena:**	**Tentempié 3:**
• Naranja	• Curry de lentejas • Arroz basmati, • Samosa • Bebida de yogurt	• Helado de chocolate

Si te gustan más los números que las gráficas también podrías hacer un cuadro como el siguiente, donde puedes listar tus números.

	Desayuno:	Tentempié 1:	Almuerzo:
	• Avena con frutos rojos • café con leche	• Manzana con crema de almendra	• Sándwich de pavo • Papas fritas
Antes de comer	84	91	84
30 min	125	118	130
60 min	142	90	112
90 min	115	84	90
120 min	90	88	85
Tentempié 2:	**Cena**		**Tentempié 3:**
	• Naranja	• Curry de lentejas • Arroz basmati • Samosa • Bebida de yogurt	• Helado de chocolate
Antes de comer	75	79	90

30 min	140	190	115
60 min	130	150	114
90 min	89	132	90
120 min	80	90	84

Sin embargo, creamos la app para quitarte la carga de tener que crear tus propios cuadros o sistema. Esperamos que la uses.

Organizar tus datos

Después de haber registrado tus reacciones a las diferentes comidas y alimentos de tu lista de la página 213 es hora de mirar tu lista de buenas comidas y alimentos (los que sólo dieron lugar a una suave elevación de la glucosa) y a la de malas comidas y alimentos (los que dieron lugar a un pico de glucosa más notorio). Si has estado usando la app, todo eso ya se hizo por ti y tienes calificaciones que te muestran qué alimentos te sirven y cuáles te perjudican. Si has estado registrando los datos por tu cuenta, podrías organizar por ti mismo esa información así:

Comida / alimento a prueba   **¿Bueno o malo?**

Desayuno:

1. _____   _____

2. _____   _____

3. _____   _____

4. _____   _____

5. _____   _____

6. _____   _____

7. _____   _____

Almuerzo:

1. _____   _____

2. _____   _____

3. _____   _____

4. _____   _____

5. _____   _____

6. _____   _____

7. _____   _____

Cena:

1. _____   _____

2. _____   _____

3. _____   _____

4. _____   _____

5. _____   _____

6. _____   _____

7. _____   _____

Tentempiés:

1. _____   _____

2. _____   _____

3. _____   _____

4. _____   _____

5. _____   _____

6. _____   _____

7. _____   _____

Varios / Alimentos solos:

1. _____   _____

2. _____   _____

3. _____   _____

4. _____   _____

5. _____   _____

6. _____   _____

7. _____   _____

NADAV G.

Me siento afortunado por haberme enterado del Proyecto de Nutrición Personalizada del Instituto Weizmann porque formé parte del estudio y me cambió la vida. Cuando modifiqué mis hábitos alimenticios para incluir los alimentos buenos para mí (como manzanas, quinoa, hummus, sopa de matzá, sushi y chocolate) y eliminar los malos (como el cereal, el plátano, la pasta y las donas), bajé ocho kilos. No extraño los alimentos malos para mí porque ver mis reacciones de glucosa hicieron que les perdiera el gusto, al ya saber lo que estaban haciéndome. Llevo ya más de un año poniendo en práctica los cambios y no he vuelto a subir ni un kilo.

Si no puedes o no quieres analizar tu glucosa

Si quieres tener bajo control tu glucosa pero de verdad no quieres analizarla, o por alguna razón no puedes, hay otra manera de obtener una idea bastante buena, aunque menos precisa, de cómo afectan tu glucosa comidas y alimentos específicos: llevar un seguimiento de tus grados de hambre y tu peso. Por lo general, el hambre después de comer, cuando deberías estar saciado, es señal de que el azúcar en sangre está subiendo demasiado y luego cayendo demasiado debido a una oleada de insulina.[1, 2] En otras palabras, un pico de glucosa. Por lo general, subir de peso es señal de que la glucosa ha subido demasiado y ha causado que la insulina se levante y cause un mayor almacenamiento de grasa. El hambre, como puedes ver, es un indicio más inmediato de la glucosa, mientras que el aumento de peso es un indicio a más largo plazo de que tu dieta en general está contribuyendo al almacenamiento de grasa, probablemente mediante el mecanismo de producción excesiva de insulina en respuesta a una glucosa alta.

Para hacer un seguimiento puedes registrar cuánta hambre tienes en intervalos después de cada comida o tentempié. A nosotros nos gusta usar la siguiente escala numérica:

1. Nada de hambre
2. Un poco de hambre
3. Hambre moderada
4. Mucha hambre
5. Muchísima hambre

Registra tu hambre antes de comer y una, dos y tres horas después. La app también puede hacer esto en tu lugar: incluye una función de registro de hambre. Luego puedes organizar los resultados en la app (descárgala en www.thepersonalizeddiet.com) o por tu cuenta con tu propio cuadro, que podría parecerse a esto:

	Grado de hambre antes	Grado de hambre una hora después	Grado de hambre dos horas después	Grado de hambre tres horas después
Desayuno				
Tentempié				
Almuerzo				
Tentempié				
Cena				
Tentempié				

También puedes hacer gráficas de esas subidas y bajadas tal como lo haces con los números de la glucosa, aunque esta gráfica será más sencilla, o puedes nada más ver los números: alimentos que provocan hambre después de comerlos tienen cierta correlación con picos de glucosa más altos. Mientras mayor sea el número o mientras más tiempo se mantenga alto un número (mientras más tiempo te quedes con hambre), más alto será el pico. Los alimentos que no te hacen sentir hambre después de comerlos se correlacionan con bajas subidas de glucosa. Esto puede ayudarte a determinar qué alimentos son los mejores para ti y qué alimentos pueden estar causando daño.

Otra manera todavía menos precisa pero posiblemente efectiva de dar seguimiento a tu glucosa es subiendo y bajando de peso. Para este método lleva un registro de lo que comes cada día. Luego, una vez a la semana, registra tu peso. Tomará más de una semana obtener un indicio de qué está pasando porque el peso responde más lento. También pasa que, como el peso responde a tantos factores, puede ser difícil saber qué es lo que está causando un aumento; sin embargo, por lo general puedes probar diferentes alimentos o combinaciones de alimentos y ver si tu peso responde positiva o negativamente.

Una vez más, la app puede hacer el seguimiento por ti y además registrar cuántas calorías has estado comiendo entre los registros semanales de peso, si es que quieres saber eso, aunque no alentamos que se preste demasiada atención a las calorías, salvo como un indicador de que no estás comiendo en exceso. Debería interesarte más saber qué alimentos afectan tu glucosa que cuántas calorías estás ingiriendo. De todas formas a algunas personas les gusta llevar este registro.

Puedes llevar el registro de tu peso por tu cuenta, pero una vez más, será mucho menos preciso. Si has estado comiendo muchos carbohidratos y subiendo de peso, podrías intentar reducirlos, o podrías probar con otros carbohidratos, o comer más fibra, o consumir más grasa o menos grasa. Sin análisis de glucosa, tus experimentos serán mucho más generales y menos informativos.

Si no haces pruebas de glucosa, sugerimos que uses juntos los métodos del hambre y el peso. Haz lo que mejor te funcione, sabiendo que de todas formas puedes usar la app.

Preguntas frecuentes sobre los análisis de glucosa en sangre

Presentamos a continuación algunas preguntas sobre el análisis de la glucosa que nos han planteado. Puede ser que tengas preguntas parecidas antes de empezar con tus pruebas y cuando ya las estés haciendo con regularidad, ya sea por una semana o si decides extenderlas.

1. *¿Duele el pinchazo en el dedo?*

Casi nada, aunque depende de tu sensibilidad. Mucha gente dice que apenas si siente el piquete en el dedo. Otros son más sensibles, pero de todas formas lo hacen, pues vale la pena por la información que obtienen. Muy rara vez nos hemos topado con alguien que deje de hacer las pruebas por esta molestia.

2. *¿Cuál es un nivel normal de glucosa antes de comer y a los 30, 60, 90 y 120 minutos?*

La Asociación Estadounidense de la Diabetes sólo especifica cuáles deberían ser las cifras de glucosa en ayunas y de glucosa dos horas después de las comidas (véase la página 208). Puedes encontrar muchas opiniones distintas sobre cuáles deberían ser esos números en otros momentos, desde 15 minutos hasta tres horas después de comer. Sin embargo, no hay un consenso oficial sobre esto. Recomendamos que no te preocupes sobre qué tanto cuadran tus mediciones con un número por prueba. En vez de eso, mira todo el arco de tu subida de glucosa. Si llega demasiado alto en comparación con otros números, considéralo un pico. Si sube y se queda arriba mucho tiempo antes de bajar a la normalidad comparado con otros números, también puede ser señal de que la comida o alimento no te sienta bien.

3. *He observado que después de una comida mi glucosa sube, baja, y luego vuelve a subir. ¿No debería nada más subir y luego bajar?*

El páncreas libera insulina en dos etapas. Cuando siente una elevación de la glucosa por la comida, las células beta entran en acción y empiezan a liberar insulina. Esto se llama una *liberación de insulina de primera fase.* En ocasiones la cantidad de insulina es suficiente para procesar la glucosa de tu comida. Si no es suficiente —quizá comiste mucho o seguiste comiendo por mucho tiempo—, el páncreas normalmente secretará más insulina; esto se llama *liberación de insulina de segunda fase.* Esto debería ser suficiente para volverte a bajar la glucosa al nivel de la línea base antes de tu siguiente comida.

4. *¿Qué pasa si mi comida dura más de 30 minutos, tiene muchos tiempos o termina con postre? ¿De todas formas cuento los 30 minutos desde el principio de la comida y hago la prueba antes de que termine?*

Si tu comida va a durar más de 30 minutos, empieza a hacer mediciones en cuanto empieces a comer y luego cada 30 minutos (aunque no hayas terminado de comer, si es posible) hasta 90 minutos después de terminar de comer. Entonces puedes examinar la gráfica de glucosa para ese periodo entero. Estos análisis son muy útiles y te dirán cómo respondes a una comida más larga. Sin embargo, esta estrategia puede ser menos útil para determinar qué parte de la comida causó algún pico. Mientras más comida o tiempos comas, más factores habrá en juego.

5. *A veces como postre, pero no me gusta inmediatamente después de cenar. ¿Qué pasa si lo como 30 o 60 minutos después de una cena? ¿Cómo afecta eso mis pruebas?*

Si comes el postre 60 minutos después de haber empezado a comer, de todas formas puedes hacer la prueba y evaluar los primeros 90 minutos después de haber empezado la cena, pues el efecto del postre tardará como 30 minutos en hacerse notar. Si comes el postre antes de 30 minutos, puedes considerarlo parte de la cena y eso sería como probar la respuesta a una comida más compleja (véase la pregunta anterior); entonces debes hacer la medición 90 minutos después del postre. Si comes el postre más de una hora después de la comida puedes hacer la medición por separado, como si fuera una comida individual —aunque si la glucosa no ha vuelto a tu línea base antes del postre quizá la medición no sea tan precisa como si lo comieras solo—.

6. *¿Y si vuelvo a comer antes de que la glucosa vuelva a la normalidad o a las dos horas de otra comida? ¿En qué momentos hago las pruebas?*

En este caso de todas formas puedes hacer una medición de la comida, pero ten en cuenta que tu respuesta no será la que esperarías ver si lo comieras cuando tu glucosa estuviera de vuelta a la línea base. Más bien trátala como la respuesta que obtendrías si consumieras esa comida después de la que acabas de comer un poco antes. Esto es útil para mostrar lo que pasa si tienes comidas muy juntas. Si comer frecuentemente tiende a provocarte picos de glucosa sabrás que es mejor esperar hasta que la glucosa vuelva a la línea base antes de comer otra vez.

7. *Tuve un gran pico de glucosa después de 30 minutos, pero mi nivel volvió a la normalidad al cabo de una hora. ¿Es algo que deba preocuparme?*

En ocasiones puedes obtener una medición que parezca inusitadamente alta (como por arriba de 200 mg/dl) o inusitadamente baja (como por abajo de 50 mg/dl). Si estas mediciones son precisas y ocurren a menudo, consulta a tu médico familiar para que te comente los resultados. Sin embargo, mediciones extremas registradas una vez pero que no se repiten, a menudo no son reales. Los equipos de prueba, por infinidad de razones, también pueden equivocarse. Puede ser que no haya habido suficiente sangre en la muestra, que la muestra estuviera mezclada con algo o que el medidor fallara. Digamos que comiste un pan dulce y a la hora de tomar la tira de prueba tenías azúcar en la mano: algo tan simple podría sesgar los resultados de manera drástica y provocar alguna inexactitud. Si obtienes una medición que parece demasiado baja o demasiado alta, haz otra. Si la segunda medición está mucho más cercana a lo normal puedes suponer que es la correcta. Si sigue siendo muy alta o muy baja al cabo de tres pruebas, probablemente sea exacta. Sin embargo, incluso entonces no está claro que los números bajos o altos aislados sean críticos o importen mayormente. Por lo general miramos la subida total de la glucosa después de comer con el tiempo, y ésa es la base de la calificación que damos en la app. Una subida rápida que pronto baja de nuevo a la normalidad no se registraría como algo especialmente significativo. Lo más importante es cómo te compares contigo mismo con diferentes comidas a lo largo del tiempo. ¿Tu glucosa suele actuar así o es algo extraño en ti? Sin embargo, si frecuentemente y en varias pruebas estás obteniendo números muy altos o muy bajos, llama a tu médico (ve la siguiente pregunta).

8. *¿En qué momento debo hablar con mi médico si creo que los resultados de mi glucosa en ayunas (al despertar) o después de comer son demasiado altos?*

Si tus resultados de glucosa en ayunas (al despertar) o después de comer están sistemáticamente en la gama prediabética o diabética según se indica en los cuadros de la página 208, será buena idea que hables con tu médico, que podrá hacerte un análisis de glucosa en ayunas y posiblemente una de respuesta de glucosa para determinar si tienes un problema médico. Como estás tomando mediciones periódicas, tienes más información que un médico que únicamente toma una instantánea (basándose en una prueba en el consultorio), así que si has estado viendo números sistemáticamente altos, esa información es útil para tu doctor. Y si eres prediabético o diabético, un diagnóstico te permitirá responder de manera apropiada para volver a bajarte la glucosa. A menudo esto puede hacerse con dieta, pero en algunos casos puede ser que requiera medicamentos. Hay muchas opciones para tratar estas afecciones, y no todas suponen tomar insulina, pero sólo tu médico puede ayudarte a determinar cuál es el tratamiento para ti.

9. *¿Puedo saber cuál es el estado de mi glucosa sólo al evaluar cómo me siento?*

Aunque puedes haber leído que tanto la glucosa alta como la baja suelen venir acompañadas de ciertas sensaciones, como mareo, temblores, fatiga o confusión, en nuestra experiencia esos sentimientos son demasiado vagos para poder confiar en ellos. De hecho la gente nos ha dicho que a veces se siente mareada, temblorosa o cansada y está segura de que su glucosa va a estar muy baja (menos de 70 mg/dl, el límite superior para la hipoglucemia) o muy alta (más de 200 mg/dl después de una comida), sólo para descubrir que están en un rango perfectamente normal. Hay muchas razones por las que la gente se siente mareada, temblorosa, fatigada o confusa que pueden no tener nada que ver con la glucosa. Es mejor hacer la prueba y saberlo con certeza.

Si sistemáticamente observas ciertos síntomas asociados con la glucosa baja o alta y verificas que la tuya está baja o alta cuando te sientes así, quizá puedas confiar en esos sentimientos en el futuro. Esto es sólo un aspecto más del proceso de llegar a entender tus propias reacciones a los alimentos y sintonizar con ellas. Si has estado registrando lo que comes, también puedes documentar objetivamente si estos niveles más altos o más bajos y sus "síntomas" asociados se presentan sistemáticamente después de ciertas comidas. Tendrás la oportunidad de anotar estas clases de respuestas en la app, o bien puedes llevar tú solo tu registro.

10. **Si mantengo controlada la glucosa, ¿puedo comer todo lo que quiera y bajar de peso?**

Por supuesto que no. Si ingieres mucha más energía de la que tu cuerpo necesita, independientemente de la glucosa, almacenarás como grasa la sobrante. Si lo haces con regularidad, a la larga empezarás a subir de peso. Aunque explicamos por qué no todas las calorías son iguales (véase la página 96), es importante recordar que, si bien ingerir comidas que causan menores subidas de glucosa es mejor para evitar subir de peso y ayudar a adelgazar, eso no significa que la cantidad de energía de lo que comas (i. e., calorías) no es para nada importante. Para empezar, es más probable que la ingesta excesiva provoque un pico de glucosa. Quizá descubras que si comes una ración moderada de un alimento que te guste no te sobrevendrá un pico de glucosa, pero si comes una ración muy grande de eso mismo puede ser que sí. El tamaño de la ración afecta la subida de glucosa, y en nuestro estudio vimos una correlación entre contenido calórico y respuesta del azúcar después de comer. Pero incluso si una gran cantidad de ciertos alimentos no se traduce para ti en un pico glucémico, de todas formas puede traer como resultado que ingieras mucha energía. Mantener una dieta equilibrada en lo que toca a vitaminas y minerales y comer raciones moderadas de acuerdo con tus necesidades energéticas, en vez de comer mucho más que eso, también te servirá para la salud y para evitar subir de peso. Una vez más, no queremos que te concentres demasiado en las calorías, y esto siempre es una tentación porque a quienes se ponen a dieta los han condicionado a contarlas. Sin embargo, queremos que prestes más atención a los alimentos específicos que te están ocasionando un problema. Eso será más fácil de hacer si tu ingesta de calorías es moderada. Contener tus subidas de glucosa y reducir aunque sea un poco las raciones con las que mantienes tu peso puede incluso ayudarte a adelgazar con facilidad.

11. **He visto la prueba HbA1c en la farmacia con los suministros para analizar la glucosa. ¿Debo también hacerla?**

La prueba HbA1c es una de las principales pruebas para diagnosticar diabetes. Muestra tu control general de glucosa en los dos meses anteriores. Puedes elegir hacer una prueba casera si te preocupa la posibilidad de tener prediabetes o diabetes. Es una prueba que normalmente haría tu médico, aunque puede ser que el seguro no la cubra si no tienes ningún síntoma (como alta glucosa en ayunas) que la justifique. Si no tienes una razón médica para hacértela, puedes comprarla en una farmacia y verificarlo tú mismo. Como con la prueba de glucosa, se requiere pinchar el dedo, pero sólo una vez, y la prueba sólo tiene que repetirse más o menos a los tres o seis meses. Cuesta aproximadamente 40 dólares.

Si decides que quieres intentar, un nivel de HbA1c por debajo de 5.7% se considera normal; uno de entre 5.7 y 6.5% se considera dentro de la gama prediabética, mientras que uno de más de 6.5% se interpreta como diabetes. Si obtienes un resultado anormal, es algo que debes preguntarle a tu médico. En tal caso, él probablemente repita la prueba para asegurarse de que es precisa y correcta —no existen pruebas de sangre perfectas—. Recuerda también que, sin importar en qué punto estés —normal, prediabético o diabético—, siempre es bueno para tu salud elegir alimentos que no te provoquen niveles de glucosa altos en relación con los otros alimentos que consumes.

Por cierto, la prueba HbA1c no es de ninguna manera informativa en lo que respecta a los efectos de alimentos específicos: es un promedio de tus niveles de glucosa en los últimos dos meses, aproximadamente. Una HbA1c alta puede significar que tiendes a responder con niveles más altos de glucosa a la comida en general, pero siempre es mejor saber qué alimentos te provocan picos para que puedas tomar las mejores decisiones dietéticas. Con el tiempo, mantener estable tu nivel de glucosa probablemente te ayude a bajar una HbA1c elevada.

Si no tienes razones para sospechar, a partir de los números de tus análisis de glucosa, que podrías tener prediabetes o diabetes, definitivamente no nos preocuparía esta prueba, pues es un poco costosa en comparación con las pruebas de glucosa.

12. *¿Por qué tuve un pico de glucosa después de ingerir un alimento en una comida, y no después, cuando ingerí lo mismo en otra?*

Hay muchos factores que pueden alterar tus respuestas, como la hora del día, si antes o después de comer hiciste ejercicio, qué comiste o bebiste junto con el alimento, incluso el momento de tu ciclo hormonal. Por ejemplo, pasta con ensalada y un vaso de vino puede dar un resultado muy diferente que pasta con pan de ajo o una segunda porción de pasta. Por esta razón es útil hacer las pruebas de los alimentos y ver si provocan picos glucémicos en situaciones diversas. Hablaremos más de eso en los siguientes capítulos.

Capítulo 9

Afina tu dieta personalizada

A Amy le encanta el pan tostado. Le encanta con huevo, con mermelada, con mantequilla de cacahuate y sobre todo con mantequilla francesa cultivada. Para Amy, dos rebanadas de pan de masa madre tostado con mantequilla francesa y una taza de café con leche caliente es el desayuno ideal. Sin embargo, ella creía que debía comer menos grasa, así que, a menudo, para bajar un poco de peso, en lugar del pan tostado comía toronja y avena, se comía el pan con rebanadas de jitomate y pepino o se lo comía solo. No era lo que quería, pero sí lo que creía que debía.

Después de analizar su glucosa, Amy descubrió que la avena y la toronja le provocaban un pico muy grande por la mañana. Eso le dio cierto alivio, porque ese desayuno de todas formas nunca le había gustado tanto. Y cuando hizo la prueba de su pan tostado, sin añadirle nada, también le provocó un pico: no tan grande como el de la avena y la toronja, pero sí mayor de lo que habría querido ver. Luego decidió ver qué pasaba si le ponía al pan tostado mantequilla francesa cultivada. Tostó dos rebanadas de su pan de masa madre preferido y le untó una generosa cantidad de mantequilla. Y como ya no tenía nada que perder, decidió volverle a poner al café, que había estado tomando negro, la leche que tanto le gustaba. Disfrutó cada mordida, cada sorbo… y luego no cupo en sí de alegría al descubrir que su desayuno favorito —pan tostado con mantequilla y café con leche— no le provocaba picos de glucosa. Ni al cabo de 30 minutos ni al cabo de 60. Nada.

Sospechamos que es porque la grasa tiende a suavizar los picos de glucosa, un fenómeno que observamos en nuestro estudio. No con todo mundo pasa igual, pero para mucha gente la grasa es un aliado de la glucosa y una más de las varias formas como puedes manipular tus picos glucémicos para bajarlos y quizá poder disfrutar tus alimentos favoritos, incluso si cuando los pusiste a prueba te dispararon la glucosa. En ocasiones, comer un alimento como te gusta (y no como *crees* que debería comerse para bajar de peso o para cuidar la salud) trae como resultado una respuesta de glucosa más favorable. No siempre es así pero en ocasiones sucede. ¿No te gustaría saber si tienes esa suerte?

Cuando hayas terminado tu semana de prueba tendrás información valiosa. Sabrás qué comidas y alimentos hacen que tu glucosa suba mucho y qué comidas y alimentos provocan sólo una suave subida, o ninguna. Puede ser que quieras seguir poniendo a prueba algunas nuevas comidas y alimentos que descubras de vez en cuando; fabuloso. Mucha gente de nuestro estudio ha probado nuevos alimentos para poder seguir afinando y ajustando sus dietas de manera específica y personalizada.

Conoces tus buenos y tus malos alimentos, pero ¿y si la idea de abandonar algunos de los malos es demasiado dolorosa? ¿Te gustaría encontrar un modo de comer esos platillos que te encantan, a pesar de que te hayan subido la glucosa cuando los pusiste a prueba?

Con nuestro estudio observamos muchas regularidades en cosas que hacían que la glucosa tendiera a subir o bajar, entre ellas tipos particulares de carbohidratos, grasa añadida, fibra añadida, sal, agua, ejercicio, sueño, etcétera. Puedes probar nuestras estrategias usando nuestros descubrimientos para ver si consigues que los picos bajen. En algunos casos la comida misma puede no haber sido la causa principal del pico. Puede ser que no hayas dormido suficiente, o que le hayas echado demasiada sal, o quizá el pico sería menos pronunciado si cambiaras el tipo de carbohidrato o grasa añadida. Revisemos estas opciones para ver cómo podemos arreglar tus picos de azúcar. Si se quedan altos hagas lo que hagas, esa comida puede no ser benéfica para ti. Si, no obstante, puedes lograr que baje la glucosa, entonces puedes llevarlos de vuelta a tu rotación de alimentos sin cargo de conciencia.

En el cuadro de la página 214 hiciste un registro de todo lo que pusiste a prueba para determinar cuáles alimentos eran buenos y cuáles no tan buenos para ti en lo personal. Ahora vuelve a mirar los que te provocaron picos. Quizá puedas modificar los picos y encontrar el modo de incorporar esos alimentos nuevamente a tu dieta.

Veamos cómo, empezando por la manipulación de carbohidratos.

Carbohidratos

Los carbohidratos son moléculas de carbono, oxígeno e hidrógeno. Hay muchas clases de carbohidratos —monosacáridos, disacáridos, oligosacáridos, polisacáridos—, pero para propósitos nutricionales son básicamente almidones, azúcares y fibra. Los alimentos que tienen una alta proporción de almidón, azúcar o fibra se consideran alimentos ricos en carbohidratos.

Para la ciencia de la nutrición los carbohidratos también se consideran uno de los tres macronutrientes, o nutrientes principales, de los alimentos. Los otros dos son la proteína y la grasa. Los carbohidratos proporcionan energía, tanto rápida como almacenada. También hay ciertos tipos de carbohidratos que tu cuerpo no digiere, como la fibra y otros polisacáridos: van directamente a las bacterias intestinales, donde influyen sobre el éxito o fracaso de diversas especies de microbioma (también hacen otras cosas, como facilitar la eliminación de los productos de desecho). La gente que come dietas de las llamadas altas o ricas en carbohidratos suele tener diferentes perfiles de microbioma que la que come dietas bajas en carbohidratos. Por ejemplo, las dietas que contienen mucha azúcar (monosacáridos y disacáridos), o azúcar y grasa, tienden a propiciar bacterias intestinales que pueden tener ciertos efectos desfavorables para la salud, como un mayor almacenamiento de grasa[1] o una disminución en la flexibilidad cognitiva.[2] Las dietas que contienen carbohidratos complejos ricos en fibra (oligosacáridos y polisacáridos) normalmente tienen una mayor diversidad de microbioma[3] y pueden estar relacionadas con mejores condiciones de salud, al reducir la obesidad y disminuir la inflamación.[4, 5, 6] Ten presente que se trata nada más de tendencias y que, si bien son interesantes, no siempre son verdaderas. El microbioma es complejo e influyen sobre él muchos factores. Todavía no sabemos todo sobre aquello que le da forma y lo cambia. Es un activo campo de investigación pero es interesante observar el efecto que los carbohidratos pueden a veces tener sobre el microbioma.

Gracias a tus pruebas de glucosa puedes haber ya descubierto que algunos alimentos ricos en carbohidratos tienden a provocarte picos glucémicos y otros no. Por ejemplo, en nuestro estudio encontramos que una persona tuvo un pico de glucosa con galletas pero no con plátano, y otra tuvo un pico de glucosa con plátano pero no con galletas (véase la página 187). Por ejemplo, digamos que el plátano te provoca subidas de glucosa, pero te gusta mucho. O quizá tienes picos cuando comes arroz pero te encanta y no imaginas la vida sin él. ¿Y si el pan tostado o la avena te provoca picos glucémicos pero no quieres tener que comer huevos todas las mañanas? O tal vez sea ese coctel que tomas por las noches lo que te dispara la glucosa. ¿Tendrás que volverte abstemio?

La buena noticia es que no tienes que olvidarte por completo de la comida que te encanta. Normalmente las dietas restrictivas que te prohíben comer tus alimentos preferidos no funcionan porque son demasiado difíciles de cumplir a largo plazo. Pero ¿qué haces si quieres disfrutar una comida con carbohidratos que tienda a provocarte picos glucémicos? Una buena manera es probar esa misma comida con algún carbohidrato diferente, Llamamos a esto *trueque de carbohidratos*. Te presentamos algunas maneras de hacerlo. Toma la comida o los alimentos que quisieras poder comer, y haz lo siguiente:

- **Aísla al culpable.** Si la comida que provoca subidas contiene múltiples carbohidratos, lo primero que podrías hacer es ponerla varias veces a prueba, eliminando uno de los carbohidratos cada vez, para poder descubrir cuál (o cuáles) es el culpable. (Nuestra app contiene los valores nutricionales de todos los alimentos, así que si no estás seguro de si un alimento los contiene en abundancia, ahí puedes informarte.) Por ejemplo, digamos que quieres desayunar avena, y que habitualmente la comes con leche y azúcar, acompañada de un vaso de jugo de naranja. ¿Cuál es el carbohidrato que te está causando el problema? ¿Es la avena, la leche, el azúcar o el jugo de naranja? Podrías probar el jugo de naranja solo. Luego podrías probar la avena con pasitas en vez de azúcar. Para cada opción, analiza tu glucosa a los 30, 60, 90 y 120 minutos (o evalúa tu grado de hambre después de comerla). Así sabrás qué debes eliminar o trocar. Podrías ir registrando esos experimentos en un cuadro como éste:

COMIDA	30 min	60 min	90 min	120 min
Avena, leche descremada, azúcar, jugo de naranja				
Avena, leche de soya, pasitas				

Nada más jugo de naranja				
Avena sin leche y fruta fresca				

- **Reduce la porción.** Si acostumbras comer un gran tazón de avena (o pasta o arroz o cualquier cereal que te guste), ¿podrías contentarte con uno pequeño? Si no, entonces no hagas esta prueba, pero si crees que podrías conformarte con menos, prueba un ajuste del tamaño de la porción. Puede ser la cantidad lo que está provocando el pico y no los alimentos concretos. Podrías registrar este experimento así:

COMIDA	30 min	60 min	90 min	120 min
2 tazas de espagueti con salsa de carne				
1 taza de espagueti con salsa de carne				
½ taza de espagueti con salsa de carne				

- **Separa la comida.** Si aumentas su duración puedes reducir tu subida de glucosa. Podrías intentar comer más lento o separar una gran comida en porciones o tiempos y esperar un poco entre un tiempo y otro (para eso son las conversaciones de la cena). También podrías comer más comidas frecuentes y menos abundantes a lo largo del día en vez de menos comidas y más abundantes (esto también aprovecha las propiedades de bajar la glucosa que tienen las comidas menos abundantes).
- **Manipula tu cereal.** Si la avena es el problema (o el arroz, el trigo y el cereal que estés consumiendo en la comida problemática) intenta reemplazarlo con otro tipo diferente de cereal o sustituir la mitad de tus cereales con leguminosas (las leguminosas tienden

a provocar menos subidas de glucosa en general). Hay muchas clases de cereales y leguminosas, así que salte de la rutina y prueba con nuevos tipos. Algunas personas son muy sensibles a los carbohidratos y con ningún cereal les va bien, pero más a menudo vemos que hay algunos cereales que para la mayoría de la gente funcionan. Si el primer trueque de cereal no funciona, prueba con algún otro o incluso con alguna leguminosa o semilla. Aquí una lista de posibilidades:

- Alubia roja
- Alubias
- Amaranto
- Arroz blanco: de grano corto, basmati, jazmín, de grano largo
- Arroz integral: de grano corto, basmati, de grano largo
- Avena: a la antigua, irlandesa, cortada al acero
- Cacahuates / mantequilla de cacahuate
- Cebada
- Centeno
- Chícharo
- Escanda
- Frijol
- Frijol bayo
- Frijol cabecita negra
- Frijol negro
- Garbanzo
- Haba de Lima
- Harina de maíz / polenta
- Lenteja: café, roja, verde
- Mijo
- Quinoa
- Sorgo
- Soya
- Soya roja
- Tef
- Trigo en grano
- Trigo sarraceno
- Triticale

RAN B.

Soy un ferviente corredor de maratones y paso muchas horas entrenando. Como a mi amigo Eran Segal, siempre me ha interesado saber cómo la nutrición podría mejorar mi rendimiento atlético y mi recuperación tras el ejercicio. Muchos lugares comunes, mitos, consejos, secretos y recetas flotan en el mundo de los corredores, y en ocasiones es difícil saber qué creer. Todos sabemos que necesitamos comer para tener energía, pero además no queremos tener que cargar con peso extra cuando participamos en un maratón, un triatlón o cualquier otra competencia.

He experimentado con frecuencia con diferentes tipos de dieta para ver de qué manera influyen sobre mí. Oí que algunas personas, como Eran, habían tenido muy buen resultado con una dieta baja en carbohidratos, pero cuando yo reduje drásticamente mi consumo de carbohidratos tuve un efecto negativo inmediato: me sentía más débil durante el entrenamiento. Con todo, decidí tratar de diversificar los carbohidratos que estaba comiendo. Con frecuencia tengo que comer fuera de casa, y el arroz era el carbohidrato que elegía la mayoría de los días. Cuando experimenté y sustituí el arroz con quinoa observé un resultado casi inmediato. Tenía más energía, mi rendimiento era igual de bueno, y sin reducir las calorías bajé poco más de dos kilos. Ahora me siento más delgado, más fuerte y con más energía, sólo por haber trocado un carbohidrato por otro.

- **Aumenta la fibra.** En nuestro estudio vimos que en muchos casos, aunque añadir fibra a una comida tendía a elevar la respuesta glucémica inmediata después de comer, tendía también a reducir la respuesta de glucosa después de comer para algo consumido al día siguiente. Intenta incluir más fibra en tu comida, por ejemplo usando granos integrales y no refinados, o añadiendo salvado de trigo, salvado de avena, germen de trigo o algún otro ingrediente extra a un licuado de frutas o a un yogurt. Hazlo por varios días seguidos y luego vuelve a poner la comida a prueba.
- **Manipula la fruta.** Si descubres o sospechas que la fruta es el problema, intenta con una distinta. La fruta seca contiene azúcares concentrados, así que quizá descubras que sustituirla por fruta fresca (al ponerle arándanos a la avena en vez de pasas, por ejemplo) es un gran cambio. Si de tentempié comes fruta pero el plátano te sube la glucosa, prueba con manzana. Si la naranja

te provoca picos, ve qué tal el mango. Siempre es beneficioso diversificar la dieta, y probar con más frutas te dará también el beneficio adicional de una mayor cantidad de nutrientes. Por lo general, las bayas o frutos rojos son los que menos azúcar tienen. Quizá descubras que son la fruta que mejor te sienta, pero no lo sabrás con certeza hasta que pongas a prueba otras frutas que te gusten.

RUTI E.

Llevo años batallando con el peso. He intentado con muchas dietas; algunas funcionaron por un tiempo pero siempre volví a subir. Cuando participé en el Proyecto de Nutrición Personalizada del Instituto Weizmann descubrí que el jitomate estaba causándome enormes picos de glucosa. Jamás pensé que fuera eso. Cuando el estudio terminó me senté con uno de los coordinadores y me mostró que en todas las comidas que incluían jitomate tenía unos picos de glucosa evidentes. Las gráficas eran muy claras y no dejaban lugar a dudas. Siempre he comido mucho jitomate creyendo que me hacía un favor, pero ahora me doy cuenta de que eso podría haber contribuido de manera determinante a mis fracasos dietéticos anteriores. No era mi culpa: ¡era de los jitomates! Ahora he reducido significativamente mi consumo de jitomates y me siento con mucha más energía, algo que me sigue sorprendiendo. Ya bajé un kilo y además tengo grandes esperanzas de haber encontrado finalmente la repuesta a mi batalla con el peso.

■ **Manipula el jugo.** El jugo contiene una alta concentración de azúcar de las frutas, pero quizá podrías beber algún jugo diferente sin que se te dispare la glucosa. El jugo recién exprimido no tiene los aditivos y azúcares añadidos de muchos jugos envasados. El problema puede ser también la fruta específica. Intercambia el jugo de naranja por jugo de toronja, manzana o jitomate, y ve si la cosa cambia. Podrías también intentar comer una naranja entera en vez de beber jugo de naranja. Eso te dará más fibra, y podría modificar la reacción de la glucosa. Otra opción es eliminar el jugo, si no te importa demasiado y sólo lo bebes por hábito. Quizá sería preferible un vaso de agua: nuestra investigación nos hizo ver que si se bebía agua en una comida las reacciones de glucosa tendían a reducirse. Además, beber agua en vez de una bebida dulce significa que estás consumiendo menos energía, lo cual puede ayudar a bajar de peso o bien darte espacio para comer más comida durante el día.

- **Manuipula el azúcar añadida.** Si siempre le echas azúcar de caña a tu cereal caliente, prueba con otro endulzante, como miel, verdadero jarabe de arce o maple, azúcar de coco, azúcar de dátil o un poco de melaza. O si le pones fruta a la avena, tal vez el sabor siga gustándote sin añadirle azúcar.

- **Manipula la leche.** La leche es fuente de proteína, calcio y grasas (excepto la leche descremada), pero de lo que algunos no se dan cuenta es de que la leche también es fuente de carbohidratos por su alto contenido de lactosa (azúcar de la leche). De hecho, mientras más grasa se le quite a la leche natural, más concentrada estará su azúcar natural, así que la leche descremada es la más "azucarada". Incluso si la leche descremada no te provoca subidas de azúcar quizá descubras que añadirle leche más grasosa o crema a una comida que te provoca picos de glucosa podría modificar esto. Podrías usar 2% de leche entera o incluso un chorrito de crema. Podrías probar también con leche de soya, de almendras o de alguna otra nuez o semilla. Quizá reacciones mejor a una leche de nueces que a la de vaca, o viceversa.

Cuando intentes con un carbohidrato diferente, simplemente vuelve a poner a prueba la comida y regístrala en tu cuadro (o en la app). Luego podrás comparar las subidas de glucosa (o los grados de hambre, si estás dando seguimiento al hambre o a los cambios de peso semanales) para ver si con el trueque hubo algún cambio. Si redujo la subida de glucosa a un nivel más característico para ti, entonces puedes llevar ese alimento de regreso a tus comidas. Si no, podrías intentar un trueque distinto (o ver si las otras estrategias que se presentan en las siguientes páginas funciona). Cuántas veces tengas que manipular una comida dependerá probablemente de cuánto signifique ésta para ti, pero como puedes ver, hay muchas maneras de manipular los carbohidratos de cualquier comida. El truco está en encontrar la manipulación que reduzca tus picos de glucosa sin poner en riesgo tu disfrute de la comida.

Añade más grasa

Otra manera potente de suavizar los picos de glucosa es añadir grasa. Hemos discutido la idea falsa de que la grasa es mala, y si se trata de glucosa parece ser bastante cierto. En muchos casos, añadirle grasa a una comida rica en carbohidratos redujo el pico de glucosa, en ocasiones de manera espectacular. Quizá te alegre saberlo porque la grasa sabe bien y hace que otros alimentos sepan mejor. Si la has estado evitando por salud, quizá descubras que ya no tienes que hacerlo.

Hay muchos alimentos ricos en grasas y que son fáciles de añadir a tus comidas:

- Aceite de oliva
- Aguacates
- Cacahuates y mantequilla de cacahuate
- Carnes grasosas, como el bistec y el tocino
- Coco
- Crema
- Grasa animal, como manteca de cerdo
- Huevos enteros
- Leche entera
- Mantequilla
- Mayonesa
- Nueces y semillas (y mantequillas de nueces o semillas)
- Queso
- Salmón y otros pescados grasos
- Tahini

Piensa en todas las maravillosas maneras de hacer que tus comidas sepan mejor con grasa añadida: un poco de mantequilla en el pan tostado, un toque de mayonesa en el sándwich, aceite de oliva en la pasta, tahini en el pan pita, queso en las galletas, crema en el cereal, cafés *latte* de leche entera… Si en verdad prefieres comer un filete de costilla que pechuga asada o se te antoja un omelet de queso en vez de la de claras que siempre te obligas a pedir, quizá te sorprenda gratamente cómo la grasa puede servir para controlar la glucosa. Así, si un alimento te encanta y te provoca picos de glucosa pero no contiene ya mucha grasa, o lo has estado comiendo en su versión de poca grasa por tu salud pero parece que tu glucosa no está bajo control, ve qué pasa si añades más grasa.

Puede que así esa comida se convierta en tu debilidad. Podrías hacer un seguimiento de tu experimento de añadir grasa así:

COMIDA	30 min	60 min	90 min	120 min
Bagel sin nada				
Bagel con mantequilla				
Bagel con mantequilla de cacahuate				
Bagel con Nutella				

Cuando hagas las pruebas probablemente verás que algunos añadidos de grasa funcionan mejor que otros, y algunos pueden causar un pico más grande. No lo sabrás hasta que hagas la prueba.

¿DEBES ELEGIR UNA DIETA BAJA EN CARBOHIDRATOS O UNA DIETA CETOGÉNICA?

Después de hacerse pruebas de glucosa, mucha gente observa que suele tener picos de glucosa más altos con los alimentos ricos en carbohidratos y picos mucho más bajos con los alimentos bajos en carbohidratos. Por esta razón muchos se plantean hacer una dieta baja en carbohidratos, como la paleolítica o incluso la cetogénica. La popularidad de estas diferentes dietas viene y va, pero todas tienen algo en común: tienen menos carbohidratos y más grasa que la dieta estadounidense estándar. Como mencionamos en la primera parte de este libro, hay muchas investigaciones que apuntan a un mejor y más rápido adelgazamiento con las dietas bajas en carbohidratos que las bajas en grasa. Dietas como la Atkins y otros programas similares tienen muchos seguidores. Versiones recientes de dietas bajas en carbohidratos, como la paleodieta, usan muchos de los mismos principios, además de apoyar más los alimentos naturales que en los procesados. Las dietas cetogénicas llevan esto al extremo, prácticamente sin carbohidratos y con muchísima grasa. Se han usado tradicionalmente para tratar enfermedades con buenos resultados, sobre todo epilepsia en niños. En los últimos años se han convertido sobre todo en una moda entre gente que busca adelgazar.

Las investigaciones sobre los beneficios para la salud de estas dietas altas en grasa son variadas, aunque por lo general no hay pruebas fehacientes de que sean peligrosas. Hay muchas pruebas de que las dietas altas en azúcares son perjudiciales para la salud, así que cualquiera de éstas representaría una mejora con respecto a una dieta alta en azúcares y probablemente traería consigo un nivel de glucosa bajo y estable.

El problema es que estas dietas no le funcionan bien a todo mundo. Como pasa con todo lo demás, las reacciones de la gente a estas dietas dependen de la persona. Si quieres intentar con una dieta baja en carbohidratos / rica en grasas, adelante, pero asegúrate de probar diferentes comidas y analizar tu glucosa para ver qué te sienta bien de lo que de verdad quieras comer.

Otro problema con estas dietas es el cumplimiento. Hoy día, en nuestra sociedad, es muy difícil comer pocos carbohidratos. Piensa en todos los sitios a los que vas y las cosas que haces e imagina nunca poder comer carbohidratos en todas esas situaciones. Es muy difícil asistir a una reunión o comer en un restaurante y eludir los carbohidratos. Estarán en todas partes; son apetecibles y sabrosos, y mucha gente que hace las dietas bajas en carbohidratos o cetogénicas descubre que no puede aguantarlas mucho tiempo. Pueden desaparecer los antojos de carbohidratos al principio, pero luego resurgir y volverse irresistibles. Mucha gente señala que cuando vuelve a los alimentos ricos en carbohidratos los come en exceso y vuelve a subir los kilos que haya bajado.

Depende de ti, pero diríamos que si te gusta comer una dieta baja en carbohidratos y no tienes problemas para seguirla, y además te aseguras de que es variada y equilibrada y tiene abundantes vitaminas y minerales, entonces también para ti podría ser una gran dieta. Sin embargo, si no te gusta comer así, sobre todo por un largo periodo, no la recomendamos, pues probablemente te apartes de ella. Se sentirá demasiado restrictiva. Si te gustan los carbohidratos, mejor encuentra cuáles no causan problemas de glucosa y luego disfrútalos sin culpa.

Elige lo natural

Muchos alimentos procesados contienen aditivos que tienden a provocarle picos de glucosa a mucha gente. El más obvio son los edulcorantes artificiales, de los que hablamos largamente y pueden provocar picos de glucosa en algunos consumidores. Para esas personas susceptibles, los alimentos procesados pueden afectar la intolerancia a la glucosa en general y contribuir al desarrollo de la diabetes (aunque se necesita más investigación en humanos). Hay muchos otros ejemplos de cómo los alimentos procesados y envasados pueden provocar picos glucémicos.

Por ejemplo, tenemos una amiga a la que le encantaba pasar por una popular cadena de restaurantes y comprar desde el coche un sándwich para desayunar. Seguido pedía las versiones bajas en grasa, "saludables", con clara de huevo y tocino de pavo en pan integral, pero a veces pedía también las versiones más grasosas. Invariablemente le provocaban picos de glucosa: parecía que daba lo mismo si le ponía mantequilla, queso o carne o si elegía uno con claras de huevo y sin grasa. Lo que sí observó fue que si se hacía en casa uno de esos sándwiches como desayuno tal como le gustaban, con los huevos con todo y yema, tocino y queso, el pico de glucosa era mucho más bajo. Para experimentar, en su casa hizo la prueba con un sándwich de pan integral con clara de huevo y salchicha de pavo y tampoco tuvo un pico de glucemia.

Sospechamos que eran los conservadores y otros aditivos de la comida del lugar lo que estaba causando el pico. Muchos de los productos basados en carbohidratos que se encuentran en fondas y restaurantes están hechos con ingredientes altamente procesados, y las salsas y condimentos que se le añaden a la comida suelen contener azúcar y una cantidad muy alta de sodio, aunque no sepan dulce ni demasiado salados.

Muchos alimentos procesados han eliminado la grasa y les parece que es algo para enorgullecerse, pero para quitar la grasa y conservar un buen sabor, con frecuencia llegan el azúcar y los aditivos para ocupar el lugar vacante. Los colorantes y saborizantes artificiales también tienden a promover la inestabilidad de la glucosa, así que si es absolutamente indispensable que compres un alimento envasado particular, ve si puedes usar las estrategias de este capítulo para manipularlo hasta que te siente bien. Si no, prueba sustituirlo con algo parecido que hagas en casa, como ese desayuno de sándwich que le gusta a nuestra amiga, o intentar con una versión más natural de alimentos favoritos, como una paleta helada con no tantos ingredientes.

DORON P.

Toda la vida he hecho dietas. Estoy en la industria de la tecnología y tengo unos horarios rarísimos; así ha sido por muchos años. Por el estrés de mi vida fui incapaz de soportar la naturaleza tan restrictiva de la mayoría de las dietas y la sensación de hambre que siempre me da. Sencillamente no puedo resistir esos buenos alimentos que es tan fácil comer en mi ambiente de trabajo. Pero ahora que tengo cuarenta y tantos años debo conceder que mis esfuerzos de toda la vida por bajar de peso no están funcionando. Empezaba a preguntarme si estoy destinado a ser obeso y sufrir las complicaciones comunes de este problema cuando me inscribí en el Proyecto de Nutrición Personalizada. Sentía como si fuera mi última oportunidad. Cuando recibí mi informe me sorprendió ver que varios de los "alimentos saludables" que yo comía, como sushi, ensalada de frutas y el platillo de berenjena que tanto me gusta, de hecho no eran en absoluto buenos para mis niveles de glucosa. Otros alimentos inesperados, como vino, chocolate y crème brûlée, difícilmente afectaban mis niveles de glucosa. Por primera vez en la vida podía armarme una dieta equilibrada basada en mí mismo. Ahora puedo comer con cierta confianza y de vez en cuando los postres que van conmigo. Esto me ayuda a cumplir un plan porque no es demasiado restrictiva e incluye alimentos que me encantan y con los que es como si me consintiera. Me siento de maravilla, y al cabo de dos años de seguir la dieta he bajado nueve kilos.

Estilo de vida a tu media

Además de cambiar los alimentos que consumes, hay cambios en el estilo de vida que pueden influir sobre los picos de glucosa de uno u otro modo. No cubriremos variables que no puedas controlar diariamente, como edad, peso, IMC o mediciones como glucosa al despertar, nivel de colesterol, presión arterial o porcentaje de HbA1c, pero hay algunas otras cosas que puedes cambiar cotidianamente (o según se necesite), y puedes jugar con ellas para ver si modifican tus picos de glucosa de una manera positiva.

- **Duerme más.** En nuestro estudio observamos que dormir más se traducía en más bajas respuestas de glucosa después de comer. Específicamente, dormir de noche era más propicio para las respuestas bajas que dormir de día y estar despierto de noche. Si actualmente no estás durmiendo suficiente (las indicaciones generales dicen que debes dormir entre siete y ocho horas pero para ti puede ser distinto), ve si dormir más o ajustar tus horas de sueño tiene un impacto sobre los picos de glucosa que notas después de tus comidas favoritas.
- **Haz más ejercicio.** En general, nuestras investigaciones arrojaron una asociación entre el ejercicio y menores niveles de glucosa, lo

que demuestra que la actividad física puede ser una útil manipulación que afecte a grandes rasgos tus respuestas de glucosa. Una vez más, esto no funciona para todos, así que únicamente diremos que puedes hacer pruebas para ver si afecta tus niveles personales o no. A veces el efecto del ejercicio era inmediato y a veces descubrimos que tenían que pasar 24 horas para que surtiera efecto, así que ten esto en mente cuando hagas tus propias pruebas.

- **Ajusta los horarios de comidas.** Hay muchas variaciones en la manera como los individuos reaccionan a los horarios de comidas. Mucha gente tiene picos de glucosa más altos en la mañana y más bajos por la tarde; otros observan la tendencia contraria. Quizá descubras que consumir alimentos que provocan subidas de azúcar en un momento diferente del día puede suavizar el pico. Intenta comer tu desayuno favorito como tentempié vespertino, o el tentempié nocturno que te provoca picos como componente de tu almuerzo de mediodía para ver si así algo cambia.

- **Menos sal, más agua.** A mucha gente los alimentos salados le causaron respuestas de glucosa después de comer más altas, y tomar más agua con la comida causó respuestas de glucosa después de comer más bajas. Podrías ajustar la sal y el agua en tu comida y ver si eso ayuda.

- **Toma en cuenta tus cambios hormonales.** Las mujeres mientras menstruaban tenían, por lo general, más picos de glucosa que en otros momentos de su ciclo. Quizá no quieras hacer tu semana de pruebas de alimentos mientras menstrúas, pues los resultados quizá no sean precisos. O si quieres tomar todavía más precauciones con las elecciones alimentarias esa semana, reduciendo los carbohidratos y añadiendo grasa para así mantener más baja la glucosa.

- **Prueba con la relajación.** Nuestra investigación mostró una asociación entre el estrés y niveles de glucosa en sangre más altos, así que si recientemente tuviste una temporada estresante, tal vez tus niveles sean más altos que si no hubiera estrés. Puede ser útil practicar técnicas de administración del estrés, como respirar profundo, hacer ejercicios de relajación o meditar. Si puedes probar esto, puedes analizar tu glucosa para ver si ayuda. En algunos casos hemos visto que sí hay un cambio.

> **RON K.**
>
> Después de participar en el estudio de Weizmann sobre nutrición personalizada, que incluía un monitor continuo de glucosa que llevaba todo el tiempo conmigo, descubrí que cada vez que comía ya entrada la noche, mis niveles de glucosa eran un caos total hasta el día siguiente. Por la mañana me despertaba con niveles altos. Decidí prestar mucha más atención a lo que comía antes de irme a la cama y específicamente elegía diferentes alimentos para comer ya tarde. También probé qué pasaba si no comía tan tarde y moví unas horas mi última comida. No siempre podía hacerlo pero lo intentaba. Después del estudio sólo podía hacer las pruebas pinchándome el dedo, así que no podía estar seguro de lo que hacía mi glucosa por la noche, pero sí me di cuenta de que ciertos cambios de alimentos y de horarios me hacían sentir mucho mejor en la mañana y que mi nivel de glucosa en ayunas al despertar por lo general permanecía más bajo. Para mí eso es un éxito.

Por último, si has probado diferentes estrategias y una comida o alimento particular sigue provocándote picos de glucosa, quizá lo mejor sea retirarlos paulatinamente de tu dieta. Algunos alimentos van a provocarles picos a algunas personas pase lo que pase, y vale la pena retirar esos alimentos, o al menos comerlos con menos frecuencia, por el bien de tu salud, energía, peso y bienestar general. Simplemente, ese alimento no va contigo. Si esto parece difícil o la idea no te gusta, recuerda lo importante que es mantener niveles normales de glucosa después de comer. Esto repercutirá positivamente en tu salud y tu peso, en muchos sentidos. A la larga pueden dejar de gustarte esos alimentos y llegarás a preferir otros con efectos más favorables. De esto se trata exactamente la dieta personalizada. Ahora conoces la verdad en lo que a ti respecta. Significa que es momento de organizar tu plan de alimentos personalizado y tu estilo de vida.

Capítulo 10

Una ayudadita para organizar tu dieta

Cuando acabó nuestro estudio nos dimos cuenta de que no podíamos simplemente pasar a nuestro siguiente proyecto y dejar a nuestros sujetos de estudio sin más orientación. La gente quería saber qué hacer con la información que había descubierto a lo largo de él. Cada quien tenía sus listas de alimentos buenos y malos, pero no estaban seguros de qué hacer con ellos. ¿Cómo tenían que organizar sus comidas sabiendo lo que ahora sabían? Querían un plan. Pasamos mucho tiempo pensando en eso. ¿Qué consideraciones tendrían que tomarse en cuenta a la hora de elaborar un plan completo de comidas basado en resultados de glucosa? ¿Cómo podíamos ayudar?

Lo primero que hicimos fue considerar qué tiene que entrar en cualquier plan de comidas sólido. Por supuesto, un objetivo principal es mantener niveles de glucosa normales y estables. Hay algunas importantes consideraciones adicionales para una dieta responsable y saludable. Si quieres recuperar o mantener la buena salud y un peso saludable, sería sensato hacer lo siguiente:

- **Consume alimentos diversos.** Si tus pruebas revelaron un pequeño grupo de comidas que no te suben la glucosa, eso es información muy buena, pero si sólo comes eso probablemente no recibas toda la gama de nutrientes que necesitas. Está más allá de los objetivos de este libro decirte cuál es la ingesta apropiada de todo macronutriente, vitamina y mineral que requieras, y probablemente de todas formas eso varía según la persona, pero la mejor manera de obtener una amplia gama de nutrientes es comer una amplia variedad de alimentos. Eso significa diferentes clases de verduras, frutas, cereales y proteína. O, dicho más claramente, significa diferentes tipos de comidas: huevos, sopas, ensaladas, sándwiches, platillos de proteínas y vegetales o de pasta o arroz, etcétera. Si varías los alimentos que comes, probablemente eso beneficiará tu consumo de nutrientes. En el plan de comidas que se presenta más adelante en este capítulo te ayudaremos a categorizar tus comidas "buenas" para asegurarnos de que estás obteniendo una variedad de alimentos en la dieta. No tienes que comer toda clase de comidas todos los días, o a lo mejor nunca: si no te gusta la sopa o no eres una persona de sándwiches está muy bien, pero mientras más variedad obtengas en tus tipos de comida, más nutrientes es probable que recibas también. Si no hay una gama de los alimentos "buenos" que probaste (o incluso si la hay), te alentamos enérgicamente a seguir diversificando tu dieta, intentando con nuevas cosas y probando nuestras comidas que disfrutes. Sigue haciendo añadidos a tu lista de "buenas" comidas y alimentos, y tendrás una lista cada vez más larga de opciones seguras que te nutrirán y mantendrán bajo control tu glucosa.

- **Incluye fibra.** Recuerda que la fibra alimenta las bacterias buenas de tu microbioma y que puede aumentar su diversidad. Son importantes fuentes de fibra las verduras, las frutas, los cereales, las semillas y los suplementos de fibra, para mantener a tu microbioma bien alimentado y floreciente. Recuerda también que aunque la fibra puede en un principio llevar a niveles de glucosa más altos, tiende a bajarlos al día siguiente. Un consumo regular de fibra puede ayudarte a mantener estables tus niveles de glucosa.

- **Equilibra tus porciones.** Quizá ya experimentaste con los tamaños de las porciones cuando trabajaste para manipular algunos de tus picos de glucosa para que tendieran a bajar. Como ya explicamos, comer demasiado, incluso alimentos que no te suben la glucosa cuando se comen en moderación, en algunas personas pueden provocar picos de glucosa. Comer en exceso con regularidad puede significar también que estás metiéndote más energía (calorías) de las que necesitas, y con el tiempo eso casi seguramente se traducirá en aumento de peso.

Cuando tus niveles de glucosa se estabilicen será más probable que mantengas tu peso ingiriendo más calorías de las que comerías en una dieta de reducción calórica que no tuviera en cuenta la glucosa. ¿Recuerdas el estudio que demostró que la gente que lleva una dieta baja en carbohidratos puede bajar tanto de peso como la que lleva una baja en grasas pero consumiendo más calorías? Probablemente esa diferencia se explica por el efecto de la glucosa, pues se sabe que la elevación de la insulina después del pico contribuye al almacenamiento de grasa. Así, si bien probablemente puedas comer más y saciarte cuando tus niveles de glucosa estén controlados, hay límites.

Desde luego, hay ocasiones en que necesitas comer mucho. Tendrás más hambre en algunas ocasiones que en otras, y por supuesto que hay celebraciones, cenas familiares y comidas en restaurantes, todas las cuales suelen tener porciones más bien grandes.

Es muy útil saber, gracias a tus pruebas, qué comidas no te provocan picos de glucosa. Si hay una comida de 800 calorías que no te sube mucho el azúcar, puedes recurrir a ella cuando necesites más energía. Algo aún mejor, encuentra varias que te funcionen o que funcionen después de manipular ciertos aspectos (como el trueque de carbohidratos o el añadido de grasa). Si estás tratando de bajar de peso puedes trabajar en reducir porciones al punto de que no sientas hambre pero de todas formas bajas de peso lentamente y a un ritmo constante. Recuerda que mantener un bajo nivel de glucosa te permitirá comer más y mantener un déficit de energía. No hay manera de que nosotros (ni nadie) te digamos que cierta cantidad de calorías conllevará pérdida de peso *para ti*. Tienes que encontrar el nivel en el que empiezas a bajar de peso, así que concéntrate en encontrar tus mejores alimentos estabilizadores de la glucosa, comiendo lo más diversamente posible dentro de ese parámetro, y comer esos alimentos en porciones moderadas.

Otra manera de ayudarte a controlar tu consumo de alimentos, ya sea para bajar de peso o para evitar subir, es clasificar tus comidas "buenas" en comidas o tentempiés grandes (más de 500 calorías), moderadas (entre 200 y 500 calorías) y pequeñas (menos de 200 calorías) y equilibrarlos a lo largo del día. Puedes decidir atenerte a las comidas moderadas y los tentempiés pequeños, o equilibrar las comidas grandes y pequeñas a lo largo del día (o de la semana). Este enfoque tendría que funcionar muy bien y no requiere que se cuenten calorías. Recuerda que si no tienes suficientes opciones "buenas" en ninguna categoría, puedes seguir haciendo pruebas para descubrir otras opciones. Recomendamos buscar siempre mayor diversidad dietética.

Mis alimentos y comidas *buenos*

El siguiente paso es crear una lista maestra de todas las comidas y alimentos que calificaste de "buenos" en el cuadro de la página 214. Esto fungirá como tu menú de dietas personalizadas y de esa lista elegirás los alimentos que comas cotidianamente. Incluye las comidas y alimentos que en un principio no te provocaron picos de glucosa o que pudiste modificar para eliminar un pico de glucosa inicial.

Mis alimentos y comidas buenos
Desayuno:
Almuerzo:
Cena:
Tentempiés:
Alimentos varios:

Ahora que tienes organizados todos tus "buenos" alimentos, puedes crear tu plan de comidas. Esto debería ser para ti completamente individual, tomando en cuenta lo que te gusta, qué tan frecuentemente te gusta comer, qué tantos alimentos necesitas, y otros factores, como qué alimentos están de temporada, tu presupuesto, etcétera. Usa tu lista de "buenos alimentos" como tu guía maestra.

Por supuesto, habrá momentos en los que no puedas seguir nuestro plan. Así es la vida. Tendrás que ser flexible, y cuando ocurra lo inesperado (o el acto social programado, la cita o las vacaciones), ya tendrás las herramientas para enfrentar esa situación y tomar buenas decisiones. Llena tu plan basado en todas las comidas y tentempiés "buenos" que ya organizaste. Sobre todo, recuerda hacer lo siguiente:

- **Que tus elecciones sean variadas.** Mientras mayor sea la diversidad de lo que comes, más nutrientes recibirás. Intenta mezclar diferentes tipos de comida (por ejemplo sopa, ensalada, platillos basados en cereales, platillos basados en proteínas, etcétera).
- **Que tus porciones sean equilibradas.** Sé moderado o equilibra grandes y pequeñas comidas.
- **¡No dejes de experimentar!** El mundo está lleno de miles de alimentos diferentes, y pueden agruparse en infinitas combinaciones que podrían sentarte bien, además de ser disfrutables y ayudar a que se estabilice la glucosa. Sigue haciendo pruebas, sigue intentando con cosas nuevas y sé un aventurero de la comida, pero deja que el fundamento de tu dieta sean las comidas y alimentos que mantienen firme y estable tu glucosa. Así es como encontrarás por fin libertad dietética.

Sugerimos que copies esta plantilla y cada semana imprimas una para llenarla y que te sirva de guía. Puedes llenarla al principio de la semana, antes de ir al mercado o al súper, para tener un plan, o puedes llenarla después de cada comida, para asegurarte de que no te apartas del camino.

Cuando te acostumbres a planear así tus comidas, probablemente ya no necesites escribir los planes, aunque algunas personas prefieren hacer esto regularmente para mantenerse organizadas y tener presente lo que les sienta bien comer y lo que no. También recomendamos volver a poner a prueba cada seis meses aproximadamente alimentos que comes a menudo. Cuando cambie tu dieta cambiará también tu microbioma, y

	Desayuno	Almuerzo	Cena	Tentempié
Lunes				
Martes				
Miércoles				
Jueves				
Viernes				
Sábado				
Domingo				

con el paso del tiempo tus reacciones a determinados alimentos pueden cambiar. Los cambios probablemente no serán drásticos, pero puedes descubrir que algunos alimentos que antes no podías comer se habrán vuelto aceptables.

La esencia de la dieta personalizada es, por supuesto, que se trata de ti, así que esperamos que resistas la tentación de volver a las dietas tradicionales y mejor seguir comprometido con tus propias reacciones a los alimentos y no perder la curiosidad. Sigue analizando tu respuesta de glucosa a los alimentos y sigue probando nuevas cosas frecuentemente para expandir tus horizontes dietéticos y tu diversidad alimenticia y para alentar tu búsqueda de una mejor salud.

Capítulo 11

La dieta del futuro

Ahora formas parte de la revolución en movimiento en la ciencia de la nutrición. Estás llevando a cabo la nutrición personalizada, usando información que está a la vanguardia del conocimiento humano, y poniendo en práctica conocimientos que aún no se incorporan a las directrices dietéticas dominantes. Todavía hay mucho por saber y mucho por aprender y sin duda mucho por prever. En este último capítulo queremos permitirte un vistazo al futuro para que veas qué se está desarrollando ya, qué viene después y qué debes esperar desde el punto de vista de las nuevas investigaciones y las nuevas tecnologías que harán que la dieta personalizada sea no únicamente más fácil sino cada vez más personalizada.

Por ejemplo, mientras aprendemos a idear mejores programas de nutrición personalizada hay que considerar muchas otras mediciones aparte de la glucosa en sangre. A la larga probablemente habrá maneras fáciles de dar seguimiento a fluctuaciones de los lípidos en sangre (niveles de colesterol), cambios en la presión arterial y una vigilancia periódica y más detallada del microbioma, que incluye intervenciones directas para mejorar la configuración y la función del microbioma. Obtener mediciones individuales con el uso de sensores y enfoque de "datos masivos", como los que hemos usado en nuestra investigación sobre la glucosa en sangre, arrojará más información en el futuro cercano. Además, la personalización relacionada con la genética está en pañales y podemos esperar mucho más de la investigación en este campo en los años por venir.

Grandes compañías alimentarias están también mirando las posibilidades de personalizar los alimentos en el futuro. Por ejemplo, Nestlé está trabajando en una máquina, similar a una de Nespressso, que, al presionar un botón, hace café expreso con cápsulas que pueden personalizar una comida, bebida o suplemento, con base en tus personales deficiencias y requisitos nutritivos.[1]

Otro campo emocionante de crecimiento estriba en los avances tecnológicos para conocer y dar seguimiento a tus propios datos biométricos. Hay muchos nuevos aparatos que uno se pone y sensores que pueden dar seguimiento a mediciones de salud como el pulso, el ritmo cardiaco, la glucosa y más. Pronto puede ser que también haya un aparato para medir en casa la composición del microbioma. Todas estas nuevas tecnologías se convertirán en una importante herramienta para favorecer la conciencia de los consumidores sobre cómo los cuerpos individuales responden a decisiones alimentarios y de estilo de vida.

Algunos de estos avances siguen en etapa de especulación, pero presentamos a continuación algunas tecnologías ya muy desarrolladas o que hace poco están disponibles y que podrían mejorar tu dieta personalizada ahora o pronto.

Sistemas de medición continua de la glucosa no invasivos

Hay monitores continuos de glucosa que no requieren que uno se pinche el dedo. La compañía Abbott acaba de sacar uno llamado Libre Pro. Los viejos monitores requerían que cuatro veces al día uno se pinchara el dedo para calibrar. Los nuevos modelos se consideran "mínimamente invasivos" porque requieren que se inserte en la piel una aguja miniatura pero no se requiere pinchar el dedo para la calibración continua. Un lector cuesta como 80 dólares y puede usarse muchas veces. Un sensor cuesta aproximadamente 80 dólares y puede usarse una vez por un periodo de dos semanas, después de lo cual debe reemplazarse con otro sensor. El problema es que actualmente esos monitores sólo se consiguen con receta para gente a la que le han diagnosticado diabetes, pero al menos una empresa está trabajando en la producción de un producto similar dirigido al público general. Creemos que cuando aumente la demanda y más gente monitoree su glucosa sin tener un diagnóstico de diabetes, estos aparatos estarán disponibles para cualquiera y bajarán los precios.

Análisis del microbioma

Después de completarse nuestro estudio, el Instituto Weizmann de Ciencias (nuestro instituto de investigaciones) dio autorización para usar nuestro algoritmo a una compañía llamada DayTwo (que no financió nuestro estudio). DayTwo puede analizar muestras de heces fecales y proporcionar un informe completo sobre la composición del microbioma. La compañía toma la información del microbioma y usa nuestro algoritmo para predecir cómo responderá a diferentes alimentos y comidas la persona que dio la muestra. La principal diferencia entre este método y los análisis de glucosa es que DayTwo usa datos avanzados basados en el contenido de microbioma de una muestra de heces fecales para *predecir* cómo reaccionarás a las comidas. No hace falta ninguna prueba de glucosa. Aunque explicar la naturaleza y el contenido exactos de estos algoritmos está más allá de los objetivos de este libro, baste decir que el producto de DayTwo integra una caracterización de microbioma sumamente detallada y una enorme base de datos con información biométrica recabada de miles de personas para generar sus sumamente precisas predicciones de respuestas personalizadas a alimentos particulares, combinaciones de alimentos y comidas diversas. Los resultados que puedes obtener de esta compañía son muy potentes.

Pero, desde luego, no tienes que comprar ese producto. Como se explicó en este libro, hacer pruebas de glucosa toma más tiempo pero sí te da una manera directa, fácil y accesible de ver tu respuesta inmediata a las comidas específicas que de hecho comes. De todas formas suponemos que muchos lectores se interesarán en esa prueba, así que puedes averiguar más sobre ella en www.daytwo.com.

Sensores portátiles

Estamos viendo a más compañías de alta tecnología desarrollando diferentes clases de aparatos para el automonitoreo. Muchos ya están disponibles. Algunos dan seguimiento a la cantidad de pasos, calorías quemadas y ritmo cardiaco (como Fitbit y Apple Watch), y cada nuevo lanzamiento parece agregar nuevas características, como seguimiento del sueño y presión arterial. Estos aparatos, que se llevan puestos por ejemplo en la muñeca, te dan información, aunque no te dan consejos sobre qué hacer con ella. En el terreno de la medicina hay más aparatos portátiles que esperamos que a la larga lleguen hasta la población general: dispositivos para monitorear irregularidades del corazón, actividad cerebral, actividad muscular, temperatura corporal, apnea del sueño, tasa de sudor, así como actividad relacionada con el estrés y alteraciones mentales.[2] Algún día (y creemos que más temprano que tarde) estas tecnologías podrán ayudar a los consumidores generales a vigilar su propia salud y detectar o detener con anticipación procesos de enfermedad, además de vigilar el éxito relativo de intervenciones dietéticas y otras relacionadas con el estilo de vida.

Enfoques "ómicos"

Una de las revoluciones más emocionantes que se están llevando a cabo en la ciencia y la medicina es el uso de plataformas computacionales avanzadas que ahora pueden analizar cantidades interminables de datos masivos y aplicarlos a múltiples facetas y aspectos de la salud y la enfermedad. Algunos ejemplos son el secuenciamiento del genoma humano (genómica) y la medición de los niveles de bacterias intestinales (microbiómica), niveles de producto bacteriano (metabolómica) y actividad genética en el nivel del ARN (transcriptómica). Otros ejemplos son los análisis de sangre exhaustivos y secuencias de diversas mediciones por imagen. Estas nuevas capacidades, que hace apenas unos años se consideraban ciencia ficción, ahora nos permiten analizar el cuerpo humano con una precisión y una exactitud nunca antes vistas.

Algunas compañías ya están ofreciendo un subconjunto de éstos (por ejemplo, sólo genomas humanos o sólo bacterias intestinales), mientras que otros tienen objetivos más elevados con evaluaciones más amplias. Ahora mismo esto sigue en la fase de medición, y los datos que está arrojando no se han asociado claramente con acciones que la gente pueda realizar basada en la información. Esperamos que mientras más datos se acumulen, más recomendaciones claras podrán extraerse de ahí, algo que podría beneficiar a las personas. Eso tomará tiempo, y cuando la clase de investigación amplia que hemos hecho con la glucosa demuestre tener un efecto positivo en cualquier consejo de acción, el potencial de reducir la incidencia de la enfermedad, mejorar la salud y dar tratamientos individualizados mandados a hacer para la gente basándose en sus mediciones será una de las principales direcciones de la medicina y la ciencia. Quizá algún día cercano cualquiera podrá obtener información detallada sobre su perfil molecular que dará como resultado una estrategia de salud y enfermedad hecha a la medida.

Como puedes ver, estamos entrando en una era de recolección masiva y análisis de datos. La conducta, el estilo de vida, la nutrición, la genética, el microbioma y los datos moleculares podrán quizá pronto converger con información que ya tenemos acerca de la incidencia de enfermedades y la aparición de marcadores clínicos para muchas diferentes afecciones. A la larga, el análisis de estos datos nos permitirá aprender las "reglas" del cuerpo humano y crear algoritmos más predictivos para muchas situaciones y escenarios diferentes. Algún día, quizá antes de lo que creemos, cada uno puede llevar consigo o en su interior un "médico" automatizado, quizá con forma de app o de aparato portátil o incluso un implante, que constantemente tomará mediciones e información sobre nosotros y nos alertará antes de que pueda presentarse una situación de salud negativa. Podría advertirnos *antes* de un infarto o un derrame cerebral, antes de que el cáncer sea incurable, antes incluso de que comience la obesidad o de que se vuelva difícil de controlar. Ese día no es tan lejano y lo que sabemos hoy en día, en este momento, sobre la glucosa y la nutrición personalizada es tan sólo un paso más en esa dirección.

A lo largo de este libro hemos mencionado a muchas personas, entre ellas amigos, colegas y la gente que formó parte de nuestra investigación, cuya vida ha cambiado al personalizar sus dietas con base en sus respuestas de glucosa. Sólo el tiempo dirá si la nutrición personalizada cambiará el curso de la epidemia de obesidad y el aumento de enfermedades metabólicas, pero por supuesto que esperamos que le dé la vuelta a esta tendencia y vuelva a poner la salud humana en la dirección correcta. Si la nutrición personalizada señala, en efecto, el comienzo de un cambio en nuestra manera de ver nuestra propia salud, estilo de vida y decisiones alimentarias, entonces nos alegra haber contribuido a eso y te damos la bienvenida como participante para unirte en este cambio de paradigma. Mientras mejora tu salud, mejora también la salud de nuestro mundo.

Notas

Introducción. Bienvenido al futuro de las dietas

1. M. Bergman *et al.*, "One-Hour Post-Load Plasma Glucose Level during the OGTT Predicts Mortality: Observations from the Israel Study of Glucose Intolerance, Obesity and Hypertension", *Epidemiology* 33, núm. 8 (2016): 1060-1066. http://onlinelibrary.wiley.com/doi/10.1111/dme.13116/abstract.

Capítulo 1. Una historia sobre el pan

1. A. Aubrey y M. Godoy, "75 Percent of Americans Say They Eat Healthy— Despite Evidence to the Contrary", The Salt: NPR.org, 3 de agosto de 2016. http:// www.npr.org/sections/thesalt/2016/08/03/487640479/75-per cent-of-americans-say-they-eat-healthy-despite-evidence-to-the-contrary.
2. FAOSTAT statistics database, Food and Agriculture Organization of the United Nations, 1998.
3. D. Zeevi *et al.*, "Personalized Nutrition by Prediction of Glycemic Responses", *Cell* 163, núm. 5 (2015): 1079-1094. http://www.cell.com/abs tract/S0092-8674(15)01481-6.
4. F. Salamini *et al.*, "Genetics and Geography of Wild Cereal Domestication in the Near East", *Nature Reviews Genetics* 3 (2002): 429-441. http:// www.nature.com/nrg/journal/v3/n6/full/nrg817.html.
5. J. L. Slavin *et al.*, "The Role of Whole Grains in Disease Prevention", *Journal of the American Dietetic Association* 101, núm. 7 (2001): 780-785. https:// www.ncbi.nlm.nih.gov/pubmed/11478475.
6. *Ibid.*
7. C. A. Batt y M. Tortorelo, "Encyclopedia of Food Microbiology", Academic Press, 10 de junio de 2014.
8. F. Minervini *et al.*, "Ecological Parameters Influencing Microbial Diversity and Stability of Traditional Sourdough", *International Journal of Food*

Microbiology 171 (2014): 136-146. https://www.ncbi.nlm.nih.gov/pub
med/24355817.

9. E. K. Arendt *et al.*, "Impact of Sourdough on the Texture of Bread", *Food Microbiology* 24, núm. 2 (2007): 165-174. http://www.sciencedirect.com/science/article/pii/S0740002006001614.

10. M. Bach Kristensen *et al.*, "A Decrease in Iron Status in Young Healthy Women after Long-Term Daily Consumption of the Recommended Intake of Fibre-Rich Wheat Bread", *European Journal of Nutrition* 44, núm. 6 (2005): 334-340. https://www.ncbi.nlm.nih.gov/pubmed/15349738.

11. D. Aune *et al.*, "Whole Grain Consumption and Risk of Cardiovascular Disease, Cancer, and All Cause and Cause Specific Mortality: Systematic Review and Dose-Response Meta-Analysis of Prospective Studies", *British Medical Journal* 2016: 353. http://www.bmj.com/content/353/bmj.i2716.

12. D. R. Jacobs *et al.*, "Whole-Grain Intake and Cancer: An Expanded Review and Meta-Analysis", *Nutrition and Cancer* 30, núm. 2 (1998): 85-96. https://www.ncbi.nlm.nih.gov/pubmed/9589426.

13. P. B. Mellen *et al.*, "Whole Grain Intake and Cardiovascular Disease: A Meta-Analysis", *Nutrition, Metabolism, and Cardiovascular Diseases* 18, núm. 4 (2008): 283-290. https://www.ncbi.nlm.nih.gov/pubmed/17 449231.

14. J. S. L. de Munter *et al.*, "Whole Grain, Bran, and Germ Intake and Risk of Type 2 Diabetes: A Prospective Cohort Study and Systematic Review", *PLoS Medicine*, 28 de agosto de 2007. http://journals.plos.org/plosmedici ne/article?id=10.1371/journal.pmed.0040261.

15. P. L. Lutsey *et al.*, "Whole Grain Intake and Its Cross-Sectional Association with Obesity, Insulin Resistance, Inflammation, Diabetes and Subclinical CVD: The MESA Study", *British Journal of Nutrition* 98, núm. 2 (2007): 397-405. https://www.ncbi.nlm.nih.gov/pubmed/17391554.

16. M. A. Pereira *et al.*, "Effect of Whole Grains on Insulin Sensitivity in Overweight Hyperinsulinemic Adults", *American Journal of Clinical Nutrition* 75, núm. 5 (2002): 848-855. https://www.ncbi.nlm.nih.gov/pub med/11976158.

17. R. Giacco *et al.*, "Effects of the Regular Consumption of Wholemeal Wheat Foods on Cardiovascular Risk Factors in Healthy People", *Nutrition, Metabolism, and Cardiovascular Diseases* 20, núm. 3 (2010): 186-194. https:// www.ncbi.nlm.nih.gov/pubmed/19502018.

18. P. Tighe *et al.*, "Effect of Increased Consumption of Whole-Grain Foods on Blood Pressure and Other Cardiovascular Risk Markers in Healthy Middle-Aged Persons: A Randomized Controlled Trial", *American Journal of Clinical Nutrition* 92, núm. 4 (2010): 733-740. https://www.ncbi.nlm.nih.gov/pubmed/20685951.

19. H. I. Katcher *et al.*, "The Effects of a Whole Grain-Enriched Hypocaloric Diet on Cardiovascular Disease Risk Factors in Men and Women with

Metabolic Syndrome", *American Journal of Clinical Nutrition* 87, núm. 1 (2008): 79-90. http://ajcn.nutrition.org/content/87/1/79.full.

20. J. Montonen *et al.*, "Consumption of Red Meat and Whole-Grain Bread in Relation to Biomarkers of Obesity, Inflammation, Glucose Metabolism and Oxidative Stress", *European Journal of Nutrition* 52, núm. 1 (2013): 337-345. https://www.ncbi.nlm.nih.gov/pubmed/22426755.

21. R. Giacco *et al.*, "Effects of the Regular Consumption of Wholemeal Wheat Foods on Cardiovascular Risk Factors in Healthy People", *Nutrition, Metabolism, and Cardiovascular Diseases* 20, núm. 3 (2010): 186-194 https:// www.ncbi.nlm.nih.gov/pubmed/19502018.

22. M. K. Jensen *et al.*, "Whole Grains, Bran, and Germ in Relation to Homocysteine and Markers of Glycemic Control, Lipids, and Inflammation 1", *American Journal of Clinical Nutrition* 83, núm. 2 (2006): 275-283. https:// www.ncbi.nlm.nih.gov/pubmed/16469984.

23. F. Sofi *et al.*, "Effects of Short-Term Consumption of Bread Obtained by an Old Italian Grain Variety on Lipid, Inflammatory, and Hemorheological Variables: An Intervention Study", *Journal of Medicinal Food* 13, núm. 3 (2010): 615-620. https://www.ncbi.nlm.nih.gov/pubmed/20438321.

24. P. Tighe *et al.*, "Effect of Increased Consumption of Whole-Grain Foods on Blood Pressure and Other Cardiovascular Risk Markers in Healthy Middle-Aged Persons: A Randomized Controlled Trial", *American Journal of Clinical Nutrition* 92, núm. 4 (2010): 733-740. https://www.ncbi.nlm. nih.gov/pubmed/20685951.

25. P. Vitaglione *et al.*, "Whole-Grain Wheat Consumption Reduces Inflammation in a Randomized Controlled Trial on Overweight and Obese Subjects with Unhealthy Dietary and Lifestyle Behaviors: Role of Polyphenols Bound to Cereal Dietary Fiber", *American Journal of Clinical Nutrition* 101, núm. 2 (2015): 251-261. https://www.ncbi.nlm.nih.gov/pubmed/25 646321.

26. A. Andersson *et al.*, "Whole-Grain Foods Do Not Affect Insulin Sensitivity or Markers of Lipid Peroxidation and Inflammation in Healthy, Moderately Overweight Subjects", *Journal of Nutrition* 137, núm. 6 (2007): 1401-1407. https://www.ncbi.nlm.nih.gov/pubmed/17513398.

27. I. A. Brownlee *et al.*, "Markers of Cardiovascular Risk Are Not Changed by Increased Whole-Grain Intake: The WHOLEheart Study, a Randomised, Controlled Dietary Intervention", *British Journal of Nutrition* 104, núm. 1 (2010): 125-134. https://www.ncbi.nlm.nih.gov/pubmed/20 307353.

28. A. Costabile *et al.*, "Whole-Grain Wheat Breakfast Cereal Has a Prebiotic Effect on the Human Gut Microbiota: A Double-Blind, Placebo-Controlled, Crossover Study", *British Journal of Nutrition* 99, núm. 1 (2008): 110-120. https://www.ncbi.nlm.nih.gov/pubmed/17761020.

29. R. Giacco *et al.*, "Effects of the Regular Consumption of Wholemeal Wheat Foods on Cardiovascular Risk Factors in Healthy People", *Nutrition, Metabolism, and Cardiovascular Diseases* 20, núm. 3 (2010): 186-194. https:// www.ncbi.nlm.nih.gov/pubmed/19502018.

30. A. J. Tucker *et al.*, "The Effect of Whole Grain Wheat Sourdough Bread Consumption on Serum Lipids in Healthy Normoglycemic/Normoinsulinemic and Hyperglycemic/Hyperinsulinemic Adults Depends on Presence of the APOE E3/E3 Genotype: A Randomized Controlled Trial", *Nutrition & Metabolism* 7, núm. 37 (2010). https://www.ncbi.nlm.nih.gov/pub med/20444273.

31. B. Chassaing *et al.*, "Dietary Emulsifiers Impact the Mouse Gut Microbiota Promoting Colitis and Metabolic Syndrome", *Nature* 519, núm. 7541 (2015): 92-96. https://www.ncbi.nlm.nih.gov/pubmed/25731162.

32. J. Lappi *et al.*, "Sourdough Fermentation of Wholemeal Wheat Bread Increases Solubility of Arabinoxylan and Protein and Decreases Postprandial Glucose and Insulin Responses", *Journal of Cereal Science* 51, núm. 1 (2010): 152-158. http://www.sciencedirect.com/science/article/pii/S07 33521009001738.

33. K. Poutanen *et al.*, "Sourdough and Cereal Fermentation in a Nutritional Perspective", *Food Microbiology* 26, núm. 7 (2009): 693-699. https:// www.ncbi.nlm.nih.gov/pubmed/19747602.

Capítulo 2. Problemas (de salud) modernos

1. "Achievements in Public Health, 1900-1999: Control of Infectious Diseases", *Morbidity and Mortality Weekly Report, Centers for Disease Control and Prevention* 48, núm. 29 (1999): 621-629. http://www.cdc.gov/mmwR/preview/mmwrhtml/mm4829a1.htm.

2. H. A. Coller, "Is Cancer a Metabolic Disease?", *American Journal of Pathology* 184, núm. 1 (2014): 4-17. http://ajp.amjpathol.org/article/S0002-9440(13)00653-6/fulltext.

3. H. Cai *et al.*, "Metabolic Dysfunction in Alzheimer's Disease and Related Neurodegenerative Disorders", *Current Alzheimer Research* 9, núm. 1 (2012): 5-17. https://www.ncbi.nlm.nih.gov/pubmed/22329649.

4. P. Zhang y B. Tian, "Metabolic Syndrome: An Important Risk Factor for Parkinson's Disease", *Oxidative Medicine and Cellular Longevity* 2014, article ID 729194. https://www.hindawi.com/journals/omcl/2014/72 9194/cta.

5. P. Paschos y K. Paletas, "Non Alcoholic Fatty Liver Disease and Metabolic Syndrome", *Hippokratia* 13, núm. 1 (2009): 9-19. https://www.ncbi.nlm. nih.gov/pmc/articles/PMC2633261.

6. "Overweight & Obesity Statistics", National Institute of Diabetes and Digestive and Kidney Diseases, octubre de 2012. https://www.niddk.nih.

gov/health-information/health-statistics/Pages/overweight-obesity-statis tics.aspx#top.

7. "Obesity and Overweight Fact Sheet", World Health Organization, junio de 2016. http://www.who.int/mediacentre/factsheets/fs311/en.

8. "Diabetes Fact Sheet". World Health Organization, julio de 2017. http://www.who.int/mediacentre/factsheets/fs312/en.

9. "Diabetes Latest", Centers for Disease Control and Prevention, junio de 2014. https://www.cdc.gov/features/diabetesfactsheet.

10. "Heart Disease, Stroke and Research Statistics At-a-Glance", American Heart Association, American Stroke Association, diciembre de 2015. http://www.heart.org/idc/groups/ahamah-public/@wcm/@sop/@smd/do cuments/downloadable/ucm_480086.pdf.

11. J. Worland, "More Than a Third of U.S. Adults Have Metabolic Syndrome", *Time Health*, 19 de mayo de 2015. http://time.com/3887131/metabolic-syndrome- obesity.

12. "Cancer Facts & Figures 2017", American Cancer Society, 2017. https://www.cancer.org/content/dam/cancer-org/research/cancer-facts-and-statis tics/annual-cancer-facts-and-figures/2017/cancer-facts-and-figures-2017.pdf.

13. "Heart Disease and Stroke Statistics—At-a-Glance", American Heart Association, American Stroke Association, 2015. https://www.heart.org/idc/groups/ahamah-public/@wcm/@sop/@smd/documents/downloadable/ucm_470704.pdf.

14. M. Ahmed, "Non-alcoholic Fatty Liver Disease in 2015", *World Journal of Hepatology* 7, núm. 11 (2015): 1450-1459. https://www.ncbi.nlm.nih.gov/pmc/articles/PMC4462685.

15. "Liver Disease: The Big Picture", American Liver Foundation, octubre de 2013. http://www.liverfoundation.org/education/liverlowdown/ll1013/bigpicture.

16. "2017 Alzheimer's Disease Facts and Figures", Alzheimer's Association, 2017. http://www.alz.org/facts.

17. "Parkinson's Disease Q&A", Parkinson's Disease Foundation, 2016. http://www.pdf.org/pdf/pubs_parkinson_qa_16.pdf.

18. "Long-Term Trends in Diabetes", Centers for Disease Control and Prevention, Division of Diabetes Translation, abril de 2016. https://www.cdc.gov/diabetes/statistics/slides/long_term_trends.pdf.

19. "Four-Decade Study: Americans Taller, Fatter", *Live Science*, 27 de octubre de 2004. http://www.livescience.com/49-decade-study-americans-taller-fatter.html.

20. R. Dotinga, "The Average Americans' Weight Change since the 1980s Is Startling", CBS News, 3 de agosto de 2016. http://www.cbsnews.com/news/americans-weight-gain-since-1980s-startling.

21. "Life Expectancy Increases Globally as Death Toll Falls from Major Diseases", Institute for Health Metrics and Evaluation, 2014. http://www.healthdata.org/news-release/life-expectancy-increases-globally-death-toll-falls-major-diseases.

22. V. Dengler *et al.*, "Disruption of Circadian Rhythms and Sleep in Critical Illness and Its Impact on Innate Immunity", *Current Pharmaceutical Design* 21, núm. 24 (2015): 3469-3476. https://www.ncbi.nlm.nih.gov/pubmed/26144943.

23. T. Eckle, "Health Impact and Management of a Disrupted Circadian Rhythm and Sleep in Critical Illnesses", *Current Pharmaceutical Design* 21, núm. 24 (2015): 3428-3430. https://www.ncbi.nlm.nih.gov/pmc/articles/PMC4673005/#R9.

24. U. Schibler, "The Daily Rhythms of Genes, Cells and Organs", *EMBO Reports* 6, S1 (2005): S67-S62. http://embor.embopress.org/content/6/S1/S9.

25. A. J. Lewy *et al.*, "Light Suppresses Melatonin Secretion in Humans", *Science* 210, núm. 4475 (1980): 1267-1269. https://www.ncbi.nlm.nih.gov/pubmed/7434030.

26. K. Wulff *et al.*, "Sleep and Circadian Rhythm Disruption in Psychiatric and Neurodegenerative Disease", *Nature Reviews Neuroscience* 11 (2010): 589-599. http://www.nature.com/nrn/journal/v11/n8/full/nrn2868.html.

27. R. B. Costello *et al.*, "The Effectiveness of Melatonin for Promoting Healthy Sleep: A Rapid Evidence Assessment of the Literature", *Nutrition Journal* 13, núm. 106 (2014). https://www.ncbi.nlm.nih.gov/pmc/articles/PMC4273450/.

28. A. Grundy *et al.*, "Shift Work, Circadian Gene Variants and Risk of Breast Cancer", *Cancer Epidemiology* 37, núm. 5 (2013): 606-612. https://www.ncbi.nlm.nih.gov/pubmed/23725643.

29. F. C. Kelleher *et al.*, "Circadian Molecular Clocks and Cancer", *Cancer Letters* 342, núm. 1 (2014): 9-18. https:www.ncbi.nlm.nih.gov/pubmed/24099911.

30. R. G. Stevens, "Circadian Disruption and Breast Cancer: From Melatonin to Clock Genes", *Epidemiology* 16, núm. 2 (2005): 254-258. http://journals.lww.com/epidem/Abstract/2005/03000/Circadian_Disruption_and_Breast_Cancer__From.16.aspx.

31. K. Wulff *et al.*, "Sleep and Circadian Rhythm Disruption in Psychiatric and Neurodegenerative Disease", *Nature Reviews Neuroscience* 11, núm. 8 (2010): 589-599. https://www.ncbi.nlm.nih.gov/pubmed/20631712.

32. J. Emens *et al.*, "Circadian Misalignment in Major Depressive Disorder", *Psychiatry Research* 168, núm. 3 (2009): 259-261. http://www.psy-journal.com/article/S0165-1781(09)00161-9/abstract.

33. B. P. Hasler *et al.*, "Phase Relationships between Core Body Temperature, Melatonin, and Sleep Are Associated with Depression Severity: Further

Evidence for Circadian Misalignment in Non-Seasonal Depression", *Psychiatry Research* 178, núm. 1 (2010): 205-207. http://www.psy-journal.com/article/S0165-1781(10)00186-1/fulltext.

34. T. Eckle, "Health Impact and Management of a Disrupted Circadian Rhythm and Sleep in Critical Illnesses", *Current Pharmaceutical Design* 21, núm. 24 (2015): 3428-3430. https://www.ncbi.nlm.nih.gov/pmc/arti cles/PMC4673005/#R9.

35. S. K. Davies *et al.*, "Effect of Sleep Deprivation on the Human Metabolome", Proceedings of the National Academy of Sciences of the United States of America 111, núm. 29 (2014): 10761-10766.

36. A. W. McHill *et al.*, "Impact of Circadian Misalignment on Energy Metabolism during Simulated Nightshift Work", Proceedings of the National Academy of Sciences of the United States of America 111, núm. 48 (2014): 17302-17307.

37. *Ibid.*

38. *Ibid.*

39. *Ibid.*

40. M. A. Grandner *et al.*, "The Use of Technology at Night: Impact on Sleep and Health", *Journal of Clinical Sleep Medicine* 9, núm. 12 (2013): 1301-1302. http://www.aasmnet.org/jcsm/ViewAbstract.aspx?pid=29250.

41. J. Schmerler, "Q&A: Why Is Blue Light before Bedtime Bad for Sleep?", *Scientific American*, 1 de septiembre de 2015. https://www.scientificameri-can.com/article/q-a-why-is-blue-light-before-bedtime-bad-for-sleep.

42. "International Tourist Arrivals Up 4% in the First Half of 2016", United Nations World Tourism Organization, 29 de septiembre de 2016. Comunicado de prensa núm. 16067. http://media.unwto.org/press-release/2016-09-26/international-tourist-arrivals-4-first-half-2016.

43. "What's Changed in Air Travel Since 1960?", *International Association for Medical Assistance to Travelers*, 22 de junio de 2015. https://www.iamat.org/blog/whats-changed-in-air-travel-since-1960.

44. K. Cho *et al.*, "Chronic Jet Lag Produces Cognitive Deficits", *Journal of Neuroscience* 20, núm. RC66 (2000): 1-5. http://www.jneurosci.org/con tent/20/6/RC66.long.

45. E. Filipski *et al.*, "Effects of Chronic Jet Lag on Tumor Progression in Mice", *Cancer Research* 64, núm. 21 (2004): 7879-7885. https://www.ncbi.nlm.nih.gov/pubmed/15520194.

46. "Labor Movement", History Channel. http://www.history.com/topics/labor.

47. A. Sifferlin, "Working Too Hard? Physically Demanding Jobs Tied to Higher Risk of Heart Disease", *Time*, 19 de abril de 2013. http://healthland.time.com/2013/04/19/physically-demanding-jobs-are-linked-to-higher-risk-of-heart-disease.

48. G. Reynolds, "Sit Less, Live Longer?", *The NYT Well Blog*, 17 de septiembre de 2014. http://well.blogs.nytimes.com/2014/09/17/sit-less-live-lon ger/?_r=1.

49. N. Owen *et al.*, "Sedentary Behavior: Emerging Evidence for a New Health Risk", *Mayo Clinic Proceedings* 85, núm. 12 (2010): 1138-1141. https://www.ncbi.nlm.nih.gov/pmc/articles/PMC2996155.

50. *Ibid.*

51. J. K. Goodrich *et al.*, "Human Genetics Shape the Gut Microbiome", *Cell* 159, núm. 4 (2014): 789-799. https://www.ncbi.nlm.nih.gov/pubmed/ 25417156.

52. M. Chopra *et al.*, "A Global Response to a Global Problem: The Epidemic of Overnutrition", *Bulletin of the World Health Organization* 80, núm. 12 (2002). http://www.scielosp.org/scielo.php?script=sci_arttext&pid =S0042-96862002001200009.

Capítulo 3. La autopista de la desinformación

1. C. E. Kearns, *et al.*, "Sugar Industry and Coronary Heart Disease Research: A Historical Analysis of Internal Industry Documents", *JAMA Internal Medicine* 176, núm. 11 (2016): 1680-1685. http://jamanetwork.com/ jour nals/jamainternalmedicine/article-abstract/2548255.

2. R. B. McGandy *et al.*, "Dietary Fats, Carbohydrates and Atherosclerotic Vascular Disease", *New England Journal of Medicine* 3, núm. 277:245-247. https:// www.ncbi.nlm.nih.gov/pubmed/5339699.

3. A. O'Connor, "How the Sugar Industry Shifted Blame to Fat", *New York Times*, 12 de septiembre de 2016. http://www.nytimes.com/2016/09/13/ well/eat/how- the-sugar-industry-shifted-blame-to-fat. html?_r=1.

4. M. Nestle, "Food Lobbies, the Food Pyramid, and U.S. Nutrition Policy", *International Journal of Health Services* 23, núm. 3 (1993): 483-496. https://www.ncbi.nlm.nih.gov/pubmed/8375951.

5. C. Choi, "AP Exclusive: How Candy Makers Shape Nutrition Science", *Associated Press*, 2 de junio de 2016. http://bigstory.ap.org/article/f948 3d554430445fa6566bb0aaa293d1/ap-exclusive-how-candy-makers-shape-nutrition-science.

6. *Ibid.*

7. M. Nestle, "Six Industry-Funded Studies. The Score for the Year: 156/12", *Food Politics*, 18 de marzo de 2016. http://www.foodpolitics.com/2016/ 03/six-industry-funded- studies-the- score-for-the-year-15612.

8. A. Nevala-Lee, "Albert Einstein on Asking the Right Questions", *Wordpress*, junio de 2011. https://nevalalee.wordpress.com/2011/06/12/albert-einstein-on-asking-the-right-questions.

Capítulo 4. Todo lo que creías saber sobre la nutrición podría estar equivocado

1. "The Food Guide Pyramid", United States Department of Agriculture, Center for Nutrition Policy and Promotion, octubre de 1996. https://www.cnpp.usda.gov/sites/default/files/archived_projects/FGPPamphlet.pdf.

2. H. Antecol y K. Bedard, "Unhealthy Assimilation: Why Do Immigrants Converge to American Health Status Levels?", *Demography* 43, núm. 2 (2006): 337-360. http://link.springer.com/article/10.1353/dem.2006.0011.

3. C. H. Barcenas *et al.*, "Birthplace, Years of Residence in the United States, and Obesity among Mexican-American Adults", *Obesity* 15, núm. 4 (2007): 1043-1052. http://onlinelibrary.wiley.com/doi/10.1038/oby.2007.537/full.

4. W. P. Frisbie *et al.*, "Immigration and the Health of Asian and Pacific Islander Adults in the United States", *American Journal of Epidemiology* 153, núm. 4 (2001): 372-380. https://www.ncbi.nlm.nih.gov/pubmed/11207155.

5. M. Sanghavi Goel *et al.*, "Obesity among US Immigrant Subgroups by Duration of Residence", JAMA 292, núm. 23 (2004): 2860-2867. http://jamanetwork.com/journals/jama/fullarticle/199990.

6. R. D. Mattes y B. M. Popkin, "Nonnutritive Sweetener Consumption in Humans: Effects on Appetite and Food Intake and Their Putative Mechanisms", *American Journal of Clinical Nutrition* 89, núm. 1 (2009): 1-14. http://ajcn.nutrition.org/content/89/1/1.full.

7. J. Suez *et al.*, "Artificial Sweeteners Induce Glucose Intolerance by Altering the Gut Microbiota", *Nature* 514, núm. 7521 (2014): 181-186. http://www.nature.com/nature/journal/v514/n7521/full/nature13793.html.

8. G. L. Austin *et al.*, "Trends in Carbohydrate, Fat, and Protein Intakes and Association with Energy Intake in Normal-Weight, Overweight, and Obese Individuals: 1971-2006", *American Journal of Clinical Nutrition* 93, núm. 4 (2011): 836-843. http://ajcn.nutrition.org/content/93/4/836.full.

9. V. L. Veum *et al.*, "Visceral Adiposity and Metabolic Syndrome After Very High-Fat and Low-Fat Isocaloric Diets: A Randomized Controlled Trial", *American Journal of Clinical Nutrition*, 30 de noviembre de 2016. http://ajcn.nutrition.org/content/early/2016/11/30/ajcn.115.123463.abstract.

10. P. J. Turnbaugh *et al.*, "An Obesity-Associated Gut Microbiome with Increased Capacity for Energy Harvest", *Nature* 444, núm. 7122 (2006): 1027-1031. https://www.ncbi.nlm.nih.gov/pubmed/17183312.

11. "Majority of Studies of High-Fat Diets in Mice Inaccurately Portrayed", *UC Davis Health System*. http://www.ucdmc.ucdavis.edu/welcome/features/20080702_diet_warden.

12. C. Nierenberg, "Trans Fat Linked to Heart Disease, Huge Study Review Concludes", *Live Science*, 11 de agosto de 2015. http://www.livescience.com/51823-trans-fat-heart-disease.html.

13. M. U. Jakobsen *et al.*, "Major Types of Dietary Fat and Risk of Coronary Heart Disease: A Pooled Analysis of 11 Cohort Studies", *American Journal of Clinical Nutrition* 89, núm. 5 (2009): 1425-1432. https://www.ncbi.nlm.nih.gov/pmc/articles/PMC2676998.

14. M. U. Jakobsen *et al.*, "Intake of Carbohydrates Compared with Intake of Saturated Fatty Acids and Risk of Myocardial Infarction: Importance of the Glycemic Index", *American Journal of Clinical Nutrition* 91, núm. 6 (2010): 1764-1768. https://www.ncbi.nlm.nih.gov/pubmed/20375186.

15. R. Buettner *et al.*, "Defining High-Fat-Diet Rat Models: Metabolic and Molecular Effects of Different Fat Types", *Journal of Molecular Endocrinology* 36, núm. 3 (2006): 485-501. https://www.ncbi.nlm.nih.gov/pubmed/16720718.

16. R. J. de Souza *et al.*, "Intake of Saturated and Trans Unsaturated Fatty Acids and Risk of All Cause Mortality, Cardiovascular Disease, and Type 2 Diabetes: Systematic Review and Meta-Analysis of Observational Studies", *British Medical Journal*, 12 de agosto de 2015. http://www.bmj.com/content/351/bmj.h3978.

17. L. A. Bazzano *et al.*, "Effects of Low-Carbohydrate and Low-Fat Diets: A Randomized Trial", *Annals of Internal Medicine* 161, núm. 5 (2014): 309-318. http://annals.org/aim/article/1900694/effects-low-carbohydrate-low-fat-diets- randomized-trial.

18. P. W. Siri-Tarino *et al.*, "Meta-Analysis of Prospective Cohort Studies Evaluating the Association of Saturated Fat with Cardiovascular Disease", *American Journal of Clinical Nutrition*, 13 de enero de 2010. http://ajcn.nutrition.org/content/early/2010/01/13/ajcn.2009.27725.abstract.

19. I. Shai *et al.*, "Weight Loss with a Low-Carbohydrate, Mediterranean, or Low-Fat Diet", *New England Journal of Medicine* 359, núm. 3 (2008): 229-241. https://www.ncbi.nlm.nih.gov/pubmed/18635428.

20. Nurses' Health Study. http://www.nurseshealthstudy.org.

21. Framingham Heart Study. https://www.framinghamheartstudy.org.

22. R. Chowdhury *et al.*, "Association of Dietary, Circulating, and Supplement Fatty Acids with Coronary Risk: A Systematic Review and Meta-analysis", *Annals of Internal Medicine* 160, núm. 6 (2014): 398-406. http://annals.org/aim/article/1846638/association-dietary-circulating-supplement-fatty-acids-coronary-risk-systematic-review.

23. F. B. Hu *et al.*, "Dietary Saturated Fats and Their Food Sources in Relation to the Risk of Coronary Heart Disease in Women", *American Journal of Clinical Nutrition* 70, núm. 6 (1999): 1001-1008. https://www.ncbi.nlm.nih.gov/pubmed/10584044.

24. "The American Heart Association's Diet and Lifestyle Recommendations", American Heart Association, 24 de octubre de 2016. http://www.heart. org/HEARTORG/HealthyLiving/HealthyEating/Nutrition/The-American-Heart-Associations-Diet-and-Lifestyle-Recommendations_UCM_305855_Article.jsp#.WEBp8eYrKUk.

25. L. R. Freeman *et al.*, "Damaging Effects of a High-Fat Diet to the Brain and Cognition: A Review of Proposed Mechanisms", *Nutritional Neuroscience* 17, núm. 6 (2014): 241-251. https://www.ncbi.nlm.nih.gov/pmc/articles/PMC4074256.

26. S. Kalmijn *et al.*, "Dietary Fat Intake and the Risk of Incident Dementia in the Rotterdam Study", *Annals of Neurology* 42, núm. 5 (1997): 776-782. https://www.ncbi.nlm.nih.gov/pubmed/9392577.

27. A. H. Lichtenstein y L. Van Horn, "Very Low Fat Diets", *Circulation* 8, núm. 9 (1998): 935-939. http://circ.ahajournals.org/content/98/9/935.

28. N. A. Graudal *et al.*, "Effects of Sodium Restriction on Blood Pressure, Renin, Aldosterone, Catecholamines, Cholesterols, and Triglyceride: A Meta-analysis", *JAMA* 279, núm. 17 (1998): 1383-1391. http://jamanetwork.com/journals/jama/article-abstract/187486.

29. S. J. Ley *et al.*, "Long-Term Effects of a Reduced Fat Diet Intervention on Cardiovascular Disease Risk Factors in Individuals with Glucose Intolerance", *Diabetes Research and Clinical Practice* 63, núm. 2 (2004): 103-112. http://www.diabetesresearchclinicalpractice.com/article/S0168-8227(03)00218-3/abstract.

30. N. Mansoor *et al.*, "Effects of Low-Carbohydrate Diets v. Low-Fat Diets on Body Weight and Cardiovascular Risk Factors: A Meta-analysis of Randomized Controlled Trials", *British Journal of Nutrition* 115, núm. 3 (2016): 466-479. https://www.ncbi.nlm.nih.gov/pubmed/26768850.

31. S. J. Ley *et al.*, "Long-Term Effects of a Reduced Fat Diet Intervention on Cardiovascular Disease Risk Factors in Individuals with Glucose Intolerance", *Diabetes Research and Clinical Practice* 63, núm. 2 (2004): 103-112. http:// www.diabetesresearchclinicalpractice.com/article/S0 168-8227(03)00218-3/abstract.

32. *Ibid.*

33. A. H. Lichtenstein y L. Van Horn, "Very Low Fat Diets", *Circulation* 98, núm. 9 (1998): 935-939. http://circ.ahajournals.org/content/98/9/935.

34. E. J. Schaefer *et al.*, "The Effects of Low Cholesterol, High Polyunsaturated Fat, and Low Fat Diets on Plasma Lipid and Lipoprotein Cholesterol Levels in Normal and Hypercholesterolemic Subjects", *American Journal of Clinical Nutrition* 34, núm. 9 (1981): 1758-1763. http://ajcn.nutrition.org/content/34/9/1758?ijkey=f83315783c84ba9ee2a161b04e572d5d292 5add0&keytype2=tf_ipsecsha.

35. J. M. Lattimer y M. D. Haub, "Effects of Dietary Fiber and Its Components on Metabolic Health", *Nutrients* 2, núm. 12 (2010): 1266-1289. https://www.ncbi.nlm.nih.gov/pmc/articles/PMC3257631.

36. Q. Yang *et al.*, "Added Sugar Intake and Cardiovascular Diseases Mortality among US Adults", JAMA *Internal Medicine* 174, núm. 4 (2014): 516-524. http://jamanetwork.com/journals/jamainternalmedicine/fullarticle/1819573.

37. L. S. Gross *et al.*, "Increased Consumption of Refined Carbohydrates and the Epidemic of Type 2 Diabetes in the United States: An Ecologic Assessment", *American Journal of Clinical Nutrition* 79, núm. 5 (2004): 774-779. http://ajcn.nutrition.org/content/79/5/774.full.

38. S. S. Jonnalagadda *et al.*, "Putting the Whole Grain Puzzle Together: Health Benefits Associated with Whole Grains—Summary of American Society for Nutrition 2010 Satellite Symposium", *Journal of Nutrition* 141, núm. 5 (2011): 1011S-1022S. https://www.ncbi.nlm.nih.gov/pmc/arti cles/PMC3078018.

39. Q. Yang *et al.*, "Added Sugar Intake and Cardiovascular Diseases Mortality among US Adults", JAMA *Internal Medicine* 174, núm. 4 (2014): 516-524. http://jamanetwork.com/journals/jamainternalmedicine/fullarticle/1819573.

40. L. R. Vartanian *et al.*, "Effects of Soft Drink Consumption on Nutrition and Health: A Systematic Review and Meta-analysis", *American Journal of Public Health* 97, núm. 4 (2007): 667-675. https://www.ncbi.nlm.nih.gov/pmc/articles/PMC1829363.

41. L. S. Gross *et al.*, "Increased Consumption of Refined Carbohydrates and the Epidemic of Type 2 Diabetes in the United States: An Ecologic Assessment", *American Journal of Clinical Nutrition* 79, núm. 5 (2004): 774-779. http://ajcn.nutrition.org/content/79/5/774.full.

42. S. Apple, "An Old Idea, Revived: Starve Cancer to Death", *New York Times Magazine*, 12 de mayo de 2016. http://www.nytimes.com/2016/05/15/maga zine/warburg-effect-an-old-idea-revived-starve-cancer-to-death.html?_r=2.

43. "The Framingham Diet Study: Diet and the Regulation of Serum Cholesterol", U.S. Department of Health, Education, and Welfare, Public Health Service, National Institutes of Health, 1971. https://books.google.com.au/books/about/The_Framingham_diet_study.html?id=-JzIHAAACAAJ.

44. E. Fothergill *et al.*, "Persistent Metabolic Adaptation 6 Years after 'The Biggest Loser' Competition", *Obesity* 24, núm. 8 (2016): 1612-1619. http://onlinelibrary.wiley.com/doi/10.1002/oby.21538/full#oby21538-bib-0038.

45. K. H. Pietiläinen *et al.*, "Does Dieting Make You Fat? A Twin Study", *International Journal of Obesity* 36 (2012): 456-464. http://www.nature.com/ijo/journal/v36/n3/full/ijo2011160a.html.

46. A. E. Field *et al.*, "Relation Between Dieting and Weight Change Among Preadolescents and Adolescents", *Pediatrics* 112, núm. 4 (2003). http://pediatrics.aappublications.org/content/112/4/900.

47. D. Neumark-Sztainer *et al.*, "Obesity, Disordered Eating, and Eating Disorders in a Longitudinal Study of Adolescents: How Do Dieters Fare 5 Years Later?", *Journal of the American Dietetic Association* 106, núm. 4 (2006): 559-568. https://www.ncbi.nlm.nih.gov/pubmed/16567152.

48 G. C. Patton *et al.*, "Onset of Adolescent Eating Disorders: Population Based Cohort Study over 3 Years", *British Medical Journal* 318 (1999): 765. http://www.bmj.com/content/318/7186/765?view=long&pmid=10 082698.

Capítulo 5. Un universo en tu intestino
(y por qué es importante)

1. F. Marineli *et al.*, "Mary Mallon (1869-1938) and the History of Typhoid Fever", *Annals of Gastroenterology* 26, núm. 2 (2013): 132-134. https://www.ncbi.nlm.nih.gov/pmc/articles/PMC3959940/pdf/AnnGastroenterol-26-132.pdf.

2. "Typhoid Fever", WebMD. http://www.webmd.com/a-to-z-guides/typhoid-fever#1.

3. T. Hesman Saey, "Body's Bacteria Don't Outnumber Human Cells So Much after All", *Science News*, 8 de enero de 2016. https://www.sciencenews.org/article/body%E2%80%99s-bacteria-don%E2%80%99t-outnumber-human-cells-so-much-after-all.

4. *Ibid.*

5. J. Debelius *et al.*, "Tiny Microbes, Enormous Impacts: What Matters in Gut Microbiome Studies?", *Genome Biology*, 19 de octubre de 2016. http://genomebiology.biomedcentral.com/articles/10.1186/s13059-016-10 86-x#CR1.

6. "Fast Facts about the Human Microbiome", Center for Ecogenetics & Environmental Health, enero de 2014. https://depts.washington.edu/ceeh/downloads/FF_Microbiome.pdf.

7. P. J. Turnbaugh *et al.*, "An Obesity-Associated Gut Microbiome with Increased Capacity for Energy Harvest", *Nature* 444 (2006): 1027-1031. http://www.nature.com/nature/journal/v444/n7122/abs/nature05414.html.

8. *Ibid.*

9. "Beneficial Gut Bacteria That Produce Vitamins B2, B9, B12 and K2", *Eupedia*, 14 de febrero de 2016. http://www.eupedia.com/forum/threads/31 972-Beneficial-gut-bacteria-that-produce-vitamins-B2-B9-B12-and-K2.

10. *Ibid.*

11. *Ibid.*

12. "The Human Microbiome, Diet, and Health: Workshop Summary", Institute of Medicine, Health and Medicine Division, 2013. https://www.ncbi.nlm.nih.gov/books/NBK154098.

13. "Microbiome 101: Understanding Gut Microbiota", Prescript-Assist. http://www.prescript-assist.com/intestinal-health/gut-microbiome.

14. V. K. Ridaura *et al.*, "Gut Microbiota from Twins Discordant for Obesity Modulate Metabolism in Mice", *Science* 341, núm. 6150 (2013). http://science.sciencemag.org/content/341/6150/1241214.

15. J. K. Goodrich *et al.*, "Human Genetics Shape the Gut Microbiome", *Cell* 159, núm. 4 (2014): 789-799. http://www.cell.com/cell/fulltext/S0092-8674(14)01241-0.

16. M. Noval Rivas *et al.*, "A Microbiota Signature Associated with Experimental Food Allergy Promotes Allergic Sensitization and Anaphylaxis", *Journal of Allergy and Clinical Immunology* 131, núm. 1 (2013): 201-212. http:// www.jacionline.org/article/S0091-6749(12)01694-6/abstract.

17. A. D. Kostic *et al.* "The Dynamics of the Human Infant Gut Microbiome in Development and in Progression toward Type 1 Diabetes", *Cell Host & Microbiome* 17, núm. 2 (2015): 260-273. http://www.cell.com/cell-host-microbe/fulltext/S1931-3128(16)30264-5.

18. X. Zhang *et al.*, "The Oral and Gut Microbiomes Are Perturbed in Rheumatoid Arthritis and Partly Normalized after Treatment", *Nature Medicine* 21 (2015): 895-905. http://www.nature.com/nm/journal/v21/n8/full/nm.3914.html.

19. M. E. Costello *et al.*, "Brief Report: Intestinal Dysbiosis in Ankylosing Spondylitis", *Arthritis & Rheumatology* 67, núm. 3 (2015): 686-691. http://onlinelibrary.wiley.com/doi/10.1002/art.38967/abstract.

20. M. C. de Goffau *et al.*, "Fecal Microbiota Composition Differs between Children with β-Cell Autoimmunity and Those Without", *Diabetes* 62, núm. 4 (2013): 1238-1244. http://diabetes.diabetesjournals.org/content/62/4/1238.

21. A. Giongo *et al.*, "Toward Defining the Autoimmune Microbiome for Type 1 Diabetes", ISME *Journal* 5 (2011): 82-91. http://www.nature.com/ismej/journal/v5/n1/full/ismej201092a.html.

22. S. Michail *et al.*, "Alterations in the Gut Microbiome of Children with Severe Ulcerative Colitis", *Inflammatory Bowel Diseases* 18, núm. 10 (2012): 1799-1808. https://www.ncbi.nlm.nih.gov/pubmed/22170749.

23. R. A. Luna y J. A. Foster, "Gut Brain Axis: Diet Microbiota Interactions and Implications for Modulation of Anxiety and Depression", *Current Opinion in Biotechnology* 32 (2015): 35-41. https://www.ncbi.nlm.nih.gov/pubmed/25448230.

24. S. Dash *et al.*, "The Gut Microbiome and Diet in Psychiatry: Focus on Depression", *Current Opinion in Psychiatry* 28, núm. 1 (2015): 1-6. https://www.ncbi.nlm.nih.gov/pubmed/25415497.

25. S. C. Kleinman *et al.*, "The Intestinal Microbiota in Acute Anorexia Nervosa and During Renourishment: Relationship to Depression, Anxiety, and Eating Disorder Psychopathology", *Psychosomatic Medicine* 77, núm. 9 (2015): 969-981. https://www.ncbi.nlm.nih.gov/pubmed/26428446.

26. E. Castro-Nallar *et al.*, "Composition, Taxonomy and Functional Diversity of the Oropharynx Microbiome in Individuals with Schizophrenia and Controls", *PeerJ*, agosto de 2015. https://peerj.com/articles/1140.

27. A. Keshavarzian *et al.*, "Colonic Bacterial Composition in Parkinson's Disease", *Movement Disorders* 30, núm. 10 (2015): 1351-1360. http://onlinelibrary.wiley.com/doi/10.1002/mds.26307/abstract.

28. J. M. Hill *et al.*, "Pathogenic Microbes, the Microbiome, and Alzheimer's Disease (AD)", *Frontiers in Aging Neuroscience* 6 (2014): 127. https://www.ncbi.nlm.nih.gov/pmc/articles/PMC4058571.

29. Y. Zhao y W. J. Lukiw, "Microbiome-Generated Amyloid and Potential Impact on Amyloidogenesis in Alzheimer's Disease (AD)", *Journal of Nature and Science* 1, núm. 7 (2015). https://www.ncbi.nlm.nih.gov/pubmed/26097896.

30. Z. Wang *et al.*, "Gut Flora Metabolism of Phosphatidylcholine Promotes Cardiovascular Disease", *Nature* 472, núm. 7341 (2011): 57-63. http://www.nature.com/nature/journal/v472/n7341/full/nature09922.html.

31. W. Tang *et al.*, "Intestinal Microbial Metabolism of Phosphatidylcholine and Cardiovascular Risk", *New England Journal of Medicine* 368 (2013): 1575-1584. http://www.nejm.org/doi/full/10.1056/NEJMoa1109400.

32. N. T. Mueller *et al.*, "The Infant Microbiome Development: Mom Matters", *Trends in Molecular Medicine* 21, núm. 2 (2015): 109-117. https://www.ncbi.nlm.nih.gov/pmc/articles/PMC4464665.

33. P. W. O'Toole e I. B. Jeffery, "Gut Microbiota and Aging", *Science* 350, núm. 6265 (2015): 1214-1215. https://www.ncbi.nlm.nih.gov/pubmed/26785481.

34. E. D. Sonnenburg *et al.*, "Diet-Induced Extinctions in the Gut Microbiota Compound over Generations", *Nature* 529, núm. 7585 (2016): 212-215. http://www.nature.com/nature/journal/v529/n7585/full/nature16504.html.

35. "Low-Fiber Diet May Cause Irreversible Depletion of Gut Bacteria over Generations", Stanford University Medical Center, 13 de enero de 2016. https://www.sciencedaily.com/releases/2016/01/160113160657.htm.

36. R. J. Perry *et al.*, "Acetate Mediates a Microbiome-Brain-β-Cell Axis to Promote Metabolic Syndrome", *Nature* 534, núm. 7606 (2016): 213-217. https://www.ncbi.nlm.nih.gov/pubmed/27279214.

37. F. De Vadder *et al.*, "Microbiota-Produced Succinate Improves Glucose Homeostasis via Intestinal Gluconeogenesis", *Cell Metabolism* 24, núm. 1 (2016): 151-157. https://www.ncbi.nlm.nih.gov/pubmed/27411015.

38. A. Vrieze *et al.*, "Transfer of Intestinal Microbiota from Lean Donors Increases Insulin Sensitivity in Individuals with Metabolic Syndrome", *Gastroenterology* 143, núm. 4 (2012): 913-916. http://www.gastrojournal. org/article/S0016-5085(12)00892-X/abstract.

39. R. A. Koeth *et al.*, "Intestinal Microbiota Metabolism of L-carnitine, a Nutrient in Red Meat, Promotes Atherosclerosis", *Nature Medicine* 19 (2013): 576-585. http://www.nature.com/nm/journal/v19/n5/full/nm. 3145.html.

40. C. Woolston, "Red Meat + Wrong Bacteria = Bad News for Hearts", *Nature*, 7 de abril de 2013. http://www.nature.com/news/red-meat-wrong-bacte ria-bad-news-for-hearts-1.12746.

41. "Researchers Find New Link between Red Meat and Heart Disease", Cleveland Clinic, 11 de noviembre de 2014. https://health.clevelandclinic. org/2014/11/researchers-find-new-link-between-red-meat-and-heart-disease-video.

42. "Fast Facts about the Human Microbiome", Center for Ecogenetics & Environmental Health, enero de 2014. https://depts.washington.edu/ ceeh/downloads/FF_Microbiome.pdf.

43. P. J. Turnbaugh *et al.*, "An Obesity-Associated Gut Microbiome with Increased Capacity for Energy Harvest", *Nature* 444 (2006): 1027-1031. http:// www.nature.com/nature/journal/v444/n7122/abs/nature05414.html.

44. V. K. Ridaura *et al.*, "Cultured Gut Microbiota from Twins Discordant for Obesity Modulate Adiposity and Metabolic Phenotypes in Mice", *Science* 341, núm. 6150 (2013). https://www.ncbi.nlm.nih.gov/pmc/articles/PMC 3829625.

45. C. A. Thaiss *et al.*, "Persistent Microbiome Alterations Modulate the Rate of Post-Dieting Weight Regain", *Nature* 540, núm. 7634 (2016): 544-551. http://www.nature.com/nature/journal/v540/n7634/full/nature20796. html.

46. R. E. Ley *et al.*, "Worlds within Worlds: Evolution of the Vertebrate Gut Microbiota", *Nature Reviews Microbiology* 6 (2008): 776-788. http:// www. nature.com/nrmicro/journal/v6/n10/full/nrmicro1978.html.

47. F. Godoy-Vitorino *et al.*, "Comparative Analyses of Foregut and Hindgut Bacterial Communities in Hoatzins and Cows", ISME *Journal* 6 (2012): 531-541. http://www.nature.com/ismej/journal/v6/n3/full/ismej2011 131a.html.

48. J. G. Sanders *et al.*, "Baleen Whales Host a Unique Gut Microbiome with Similarities to Both Carnivores and Herbivores", *Nature* 6, núm. 8285 (2015). http://www.nature.com/articles/ncomms9285.

49. L. Zhu *et al.*, "Evidence of Cellulose Metabolism by the Giant Panda Gut Microbiome", *PNAS* 108, núm. 43 (2011): 17714-17719. http://www.pnas.org/content/108/43/17714.

50. T. Yatsunenko *et al.*, "Human Gut Microbiome Viewed across Age and Geography", *Nature* 486, núm. 7402 (2012): 222-227. http://www.nature.com/nature/journal/v486/n7402/full/nature11053.html.

51. J. E. Koenig *et al.*, "Succession of Microbial Consortia in the Developing Infant Gut Microbiome", *PNAS* 108 (2010). http://www.pnas.org/content/108/Supplement_1/4578.

52. F. Bäckhed *et al.*, "Dynamics and Stabilization of the Human Gut Microbiome during the First Year of Life", *Cell Host & Microbe* 17, núm. 5 (2015): 852. http://www.cell.com/cell-host-microbe/fulltext/S1931-3128(15)00216-4.

53. T. Yatsunenko *et al.*, "Human Gut Microbiome Viewed across Age and Geography", *Nature* 486, núm. 7402 (2012): 222-227. http://www.nature.com/nature/journal/v486/n7402/full/nature11053.html.

54. J. C. Clemente *et al.*, "The Microbiome of Uncontacted Amerindians", *Science Advances* 1, núm. 3 (2015). http://advances.sciencemag.org/content/1/3/e1500183.

55. I. Cho *et al.*, "Antibiotics in Early Life Alter the Murine Colonic Microbiome and Adiposity", *Nature* 488, núm. 7413 (2012): 621-626. http://www.nature.com/nature/journal/v488/n7413/full/nature11400.html.

56. K. Korpela *et al.*, "Intestinal Microbiome Is Related to Lifetime Antibiotic Use in Finnish Pre-School Children", *Nature Communications* 7, núm. 10410 (2016). http://www.nature.com/articles/ncomms10410.

57. H. E. Jakobsson *et al.*, "Short-Term Antibiotic Treatment Has Differing Long-Term Impacts on the Human Throat and Gut Microbiome", *PLoS One* 5, núm. 3 (2010). http://journals.plos.org/plosone/article?id=10.1371/journal.pone.0009836.

58. L. Dethlefsen y D. A. Relman, "Incomplete Recovery and Individualized Responses of the Human Distal Gut Microbiota to Repeated Antibiotic Perturbation", *PNAS*, 17 de agosto de 2010. http://www.pnas.org/content/108/Supplement_1/4554.

59. G. D. Wu *et al.*, "Linking Long-Term Dietary Patterns with Gut Microbial Enterotypes", *Science* 334, núm. 6052 (2011): 105-108. http://science.sciencemag.org/content/334/6052/105.

60. E. D. Sonnenburg *et al.*, "Diet-Induced Extinctions in the Gut Microbiota Compound over Generations", *Nature* 529, núm. 7585 (2016): 212-215. http://www.nature.com/nature/journal/v529/n7585/full/nature16504.html.

61. C. F. Maurice *et al.*, "Xenobiotics Shape the Physiology and Gene Expression of the Active Human Gut Microbiome", *Cell* 152, núms. 1-2 (2013): 39-50. http://www.cell.com/cell/fulltext/S0092-8674(12)01428-6.

62. M. A. Jackson *et al.*, "Proton Pump Inhibitors Alter the Composition of the Gut Microbiota", *Gut* 65, núm. 5 (2015): 749-756. http://gut.bmj.com/content/65/5/749.

63. D. E. Freedberg *et al.*, "Proton Pump Inhibitors Alter Specific Taxa in the Human Gastrointestinal Microbiome: A Crossover Trial", *Gastroenterology* 149, núm. 4 (2015): 883-885. http://www.gastrojournal.org/article/S0016- 5085(15)00933-6/fulltext.

64. K. Forslund *et al.*, "Disentangling Type 2 Diabetes and Metformin Treatment Signatures in the Human Gut Microbiota", *Nature* 528, núm. 7581 (2015): 262-266. http://www.nature.com/nature/journal/v528/n7581/full/nature15766.html.

65. M. G. Rooks *et al.*, "Gut Microbiome Composition and Function in Experimental Colitis during Active Disease and Treatment-Induced Remission", ISME *Journal* 8 (2014): 1403-1417. http://www.nature.com/ismej/journal/v8/n7/full/ismej20143a.html.

66. E. Mendes, "Personalized Cancer Care: Where It Stands Today", *American Cancer Society* (2015). https://www.cancer.org/latest-news/personalized-cancer-care-where-it-stands-today.html.

67. J. K. Goodrich *et al.*, "Human Genetics Shape the Gut Microbiome", *Cell* 159, núm. 4 (2014): 789-799. http://www.cell.com/cell/fulltext/S0092-8674(14)01241-0.

68. P. J. Turnbaugh *et al.*, "A Core Gut Microbiome in Obese and Lean Twins", *Nature* 457 (2009): 480-484. http://www.nature.com/nature/journal/v457/n7228/full/nature07540.html.

69. N. Kodaman *et al.*, "Human and Helicobacter pylori Coevolution Shapes the Risk of Gastric Disease", *PNAS* 111, núm. 4 (2013): 1455-1460. http://www.pnas.org/content/111/4/1455.

70. S. S. Kang *et al.*, "Diet and Exercise Orthogonally Alter the Gut Microbiome and Reveal Independent Associations with Anxiety and Cognition", *Molecular Neurodegeneration* 9, núm. 36 (2014). http://molecularneurodegeneration.biomedcentral.com/articles/10.1186/1750-1326-9-36.

71. S. F. Clarke *et al.*, "Exercise and Associated Dietary Extremes Impact on Gut Microbial Diversity", *Gut* 63, núm. 12 (2014): 1913-1920. http://gut.bmj.com/content/63/12/1913.

72. J. E. Lambert *et al.*, "Exercise Training Modifies Gut Microbiota in Normal and Diabetic Mice", *Applied Physiology, Nutrition, and Metabolism* 40, núm. 7 (2015): 749-752. http://www.nrcresearchpress.com/doi/abs/10.1139/apnm-2014-0452#.WEL9tfkrLIU.

73. S. J. Song *et al.*, "Cohabiting Family Members Share Microbiota with One Another and with Their Dogs", *eLife*, 16 de abril de 2013. https://elifesciences.org/content/2/e00458.

74. G. D. Wu *et al.*, "Linking Long-Term Dietary Patterns with Gut Microbial-Enterotypes", *Science* 334, núm. 6052 (2011): 105-108. http://science.sciencemag.org/content/334/6052/105.

75. L. A. David *et al.*, "Diet Rapidly and Reproducibly Alters the Human Gut Microbiome", *Nature* 505, núm. 7484 (2014): 559-563. http://www.nature.com/nature/journal/v505/n7484/full/nature12820.html.

76. C. A. Thaiss *et al.*, "Transkingdom Control of Microbiota Diurnal Oscillations Promotes Metabolic Homeostasis", *Cell* 159, núm. 3 (2014): 514-529. http://www.cell.com/abstract/S0092-8674(14)01236-7.

77. A. Park, "Why Shift Work and Sleeplessness Lead to Weight Gain and Diabetes", *Time*, 12 de abril de 2012. http://healthland.time.com/2012/04/12/why-shift-work-and-sleeplessness-lead-to-weight-gain-and-diabetes.

78. L. Blue, "It's Called the Graveyard Shift for a Reason", *Time*, 27 de julio de 2012. http://healthland.time.com/2012/07/27/its-called-the-graveyard-shift-for-a-reason.

79. A. Park, "Working the Night Shift May Boost Breast Cancer Risk", *Time*, 29 de mayo de 2012. http://healthland.time.com/2012/05/29/working-the-night-shift-may-boost-breast-cancer-risk.

80. A. Park, "Why Working the Night Shift May Boost Your Risk of Diabetes", *Time*, 7 de diciembre de 2011. http://healthland.time.com/2011/12/07/why-working-the-night-shift-may-boost-your-risk-of-diabetes.

81. C. A. Thaiss *et al.*, "Transkingdom Control of Microbiota Diurnal Oscillations Promotes Metabolic Homeostasis", *Cell* 159, núm. 3 (2014): 514-529. http://www.cell.com/abstract/S0092-8674(14)01236-7.

82. *Ibid.*

83. J. Suezetal, "Artificial Sweeteners Induce Glucose Intolerance by Altering the Gut Microbiota", *Nature* 514, núm. 7521 (2014): 181-186. http://www.nature.com/nature/journal/v514/n7521/full/nature13793.html.

84. "Non-nutritive Sweeteners: A Potentially Useful Option—with Caveats", American Heart Association, American Diabetes Association, 9 de julio de 2012. http://www.diabetes.org/newsroom/press-releases/2012/ada-aha-sweetener-statement.html.

Capítulo 6. Glucosa en sangre: el indicador definitivo

1. "What Is Diabetes?", Texas Diabetes Council. http://www.preventtype2.org/what-is-diabetes.php.

2. A. Gastaldelli *et al.*, "Beta-Cell Dysfunction and Glucose Intolerance: Results from the San Antonio Metabolism (sam) Study", *Diabetologia* 47, núm. 1 (2004):31-39. http://link.springer.com/article/10.1007/s00125-003-1263-9?LI=true.

3. A. E. Butler *et al.*, "β-Cell Deficit and Increased β-Cell Apoptosis in Humans with Type 2 Diabetes", *Diabetes* 52, núm. 1 (2003): 102-110. http://diabetes.diabetesjournals.org/content/52/1/102.full.

4. A. G. Tabák *et al.*, "Prediabetes: A High-Risk State for Developing Diabetes", *Lancet* 379, núm. 9833 (2012): 2279-2290. https://www.ncbi.nlm.nih.gov/pmc/articles/PMC3891203.

5. E. Selvin *et al.*, "Glycemic Control and Coronary Heart Disease Risk in Persons with and without Diabetes: The Atherosclerosis Risk in Communities Study", *Archives of Internal Medicine* 165, núm. 16 (2005): 1910-1916. https://www.ncbi.nlm.nih.gov/pubmed/16157837?dopt=Abstract.

6. K. T. Khaw *et al.*, "Association of Hemoglobin A1c with Cardiovascular Disease and Mortality in Adults: The European Prospective Investigation into Cancer in Norfolk", *Annals of Internal Medicine* 141, núm. 6 (2004): 413-420. https://www.ncbi.nlm.nih.gov/pubmed/15381514.

7. "Blood Sugar 101: What They Don't Tell You about Diabetes", http://www.phlaunt.com/diabetes/14046669.php.

8. L. Monnier *et al.*, "Activation of Oxidative Stress by Acute Glucose Fluctuations Compared with Sustained Chronic Hyperglycemia in Patients with Type 2 Diabetes", JAMA 295, núm. 14 (2006): 1681-1687. https://www.ncbi.nlm.nih.gov/pubmed/16609090.

9. "Research Connecting Organ Damage with Blood Sugar Level", *Blood Sugar 101*. http://www.phlaunt.com/diabetes/14045678.php.

10. B. Kaur *et al.*, "The Impact of a Low Glycaemic Index (GI) Diet on Simultaneous Measurements of Blood Glucose and Fat Oxidation: A Whole Body Calorimetric Study", *Journal of Clinical & Translational Endocrinology* 4 (2016): 45-52. http://www.sciencedirect.com/science/article/pii/S2214623716300060.

11. D. B. Pawlak *et al.*, "Effects of Dietary Glycaemic Index on Adiposity, Glucose Homeostasis, and Plasma Lipids in Animals", *Lancet* 364, núm. 9436 (2004): 778-785. https://www.ncbi.nlm.nih.gov/pubmed/15337404.

12. N. Torbay *et al.*, "Insulin Increases Body Fat Despite Control of Food Intake and Physical Activity", *American Journal of Physiology* 248, núm. 1 pt. 2 (1985):R120-R124. https://www.ncbi.nlm.nih.gov/pubmed/3881983.

13. M. Bergman *et al.*, "One-Hour Post-Load Plasma Glucose Level during the OGTT Predicts Mortality: Observations from the Israel Study of Glucose Intolerance, Obesity and Hypertension", *Diabetic Medicine* 33, núm. 8 (2016): 1060-1066. http://onlinelibrary.wiley.com/doi/10.1111/dme.13116/abstract.

14. F. Cavalot *et al.*, "Postprandial Blood Glucose Predicts Cardiovascular Events and All-Cause Mortality in Type 2 Diabetes in a 14-Year Follow-Up", *Diabetes Care* 34, núm. 10 (2011): 2237-2243. http://care.diabetesjournals.org/content/34/10/2237.

15. G. Bardini *et al.*, "Inflammation Markers and Metabolic Characteristics of Subjects with One-Hour Plasma Glucose Levels", *Diabetes Care*, noviembre de 2009. http://care.diabetesjournals.org/content/early/2009/11/12/dc09-1342.abstract.

16. T. S. Temelkova-Kurktschiev *et al.*, "Postchallenge Plasma Glucose and Glycemic Spikes Are More Strongly Associated with Atherosclerosis Than Fasting Glucose or HbA1c Level", *Diabetes Care* 23, núm. 12 (2000): 1830-1834. https://www.ncbi.nlm.nih.gov/pubmed/11128361.

17. N. Rabbani *et al.*, "Glycation of LDL by Methylglyoxal Increases Arterial Atherogenicity", *Diabetes* 60, núm. 7 (2011): 1973-1980. http://diabetes.diabetesjournals.org/content/60/7/1973.

18. "Research Connecting Organ Damage with Blood Sugar Level", *Blood Sugar 101*. http://www.phlaunt.com/diabetes/14045678.php.

19. S. Apple, "An Old Idea, Revived: Starve Cancer to Death", *New York Times Magazine*, 12 de mayo de 2016. http://www.nytimes.com/2016/05/15/magazine/warburg-effect-an-old-idea-revived-starve-cancer-to-death.html?_r=2.

20. "Research Connecting Organ Damage with Blood Sugar Level", *Blood Sugar 101*. http://www.phlaunt.com/diabetes/14045678.php.

21. P. Stattin *et al.*, "Prospective Study of Hyperglycemia and Cancer Risk", *Diabetes Care* 30, núm. 3 (2007): 561-567. https://www.ncbi.nlm.nih.gov/pubmed/17327321.

22. M. Davies, "'Quitting Carbs Has Saved My Life': Cancer Victim Given Months to Live Refuses Chemo and Claims Diet of Meat and Dairy Is Why He's Still Alive Two Years Later", *Daily Mail*, 15 de julio de 2016. http://www.dailymail.co.uk/health/article-3691808/Quitting-carbs-saved-life-Cancer-victim-given-months-live-refuses-chemo-claims-diet-meat-dairy-s-alive- two-years-later. html.

23. V. W. Ho *et al.*, "A Low Carbohydrate, High Protein Diet Slows Tumor Growth and Prevents Cancer Initiation", *Cancer Research* 71, núm. 13 (2011): 4484-4493. http://cancerres.aacrjournals.org/content/early/2011/06/10/0008-5472.CAN-10-3973.

24. University of Texas MD Anderson Cancer Center, "Sugars in Western Diets Increase Risk for Breast Cancer Tumors and Metastasis", 4 de enero de 2016. https://www.sciencedaily.com/releases/2016/01/160104080034.htm.

25. Y. Jiang *et al.*, "Abstract 3735: Dietary Sugar Induces Tumorigenesis in Mammary Gland Partially through 12 Lipoxygenase Pathway", *Cancer Research* 75, núm. 15, Supplement. http://cancerres.aacrjournals.org/content/75/15_Supplement/3735.

26. W. Q. Zhao *et al.*, "Insulin Resistance and Amyloidogenesis as Common Molecular Foundation for Type 2 Diabetes and Alzheimer's Disease", *BBA*

Molecular Basis of Disease 1792, núm. 5 (2009): 482-496. http://www.sciencedirect.com/science/article/pii/S0925443908002093.

27. *Ibid.*

28. P. K. Crane *et al.*, "Glucose Levels and Risk of Dementia", *New England Journal of Medicine* 369 (2013): 540-548. http://www.nejm.org/doi/full/10.1056/NEJMoa1215740.

29. N. Cherbuin, "Higher Normal Fasting Plasma Glucose Is Associated with Hippocampal Atrophy", *Neurology* 79, núm. 10 (2012): 1019-1026. http://www.neurology.org/content/79/10/1019.

30. J. Robinson Singleton *et al.*, "Increased Prevalence of Impaired Glucose Tolerance in Patients with Painful Sensory Neuropathy", *Diabetes Care* 24, núm. 8 (2001): 1448-1453. http://care.diabetesjournals.org/content/24/8/1448.full.

31. C. J. Sumner *et al.*, "The Spectrum of Neuropathy in Diabetes and Impaired Glucose Tolerance", *Neurology* 60, núm. 1 (2003): 108-111. http://www.neurology.org/content/60/1/108.abstract.

32. O. P. Adams, "The Impact of Brief High-Intensity Exercise on Blood Glucose Levels", *Diabetes, Metabolic Syndrome and Obesity: Targets and Therapy* 6 (2013): 113-122. https://www.ncbi.nlm.nih.gov/pmc/articles/PMC3587394.

33. S. R. Colberg *et al.*, "Blood Glucose Responses to Type, Intensity, Duration, and Timing of Exercise", *Diabetes Care* 36, núm. 10 (2013): e177. http://care.diabetesjournals.org/content/36/10/e177.

34. M. C. Gannon y F. Q. Nuttall, "Effect of a High-Protein, Low-Carbohydrate Diet on Blood Glucose Control in People with Type 2 Diabetes", *Diabetes* 53, núm. 9 (2004): 2375-2382. http://diabetes.diabetesjournals.org/content/53/9/2375.

35. R. D. Feinman *et al.*, "Dietary Carbohydrate Restriction as the First Approach in Diabetes Management: Critical Review and Evidence Base", *Nutrition* 31, núm. 1 (2015): 1-13. http://www.sciencedirect.com/science/article/pii/S0899900714003323.

36. E. J. Mayer-Davis, "Low-Fat Diets for Diabetes Prevention", *Diabetes Care* 24, núm. 4 (2001): 613-614. http://care.diabetesjournals.org/content/24/4/613.

37. N. D. Barnard *et al.*, "A Low-Fat Vegan Diet Improves Glycemic Control and Cardiovascular Risk Factors in a Randomized Clinical Trial in Individuals with Type 2 Diabetes", *Diabetes Care* 29, núm. 8 (2006): 1777-1783. http://care.diabetesjournals.org/content/29/8/1777.

38. J. S. de Munter *et al.*, "Whole Grain, Bran, and Germ Intake and Risk of Type 2 Diabetes: A Prospective Cohort Study and Systematic Review", *PLoS Medicine* 4, núm. 8 (2007): e261. https://www.ncbi.nlm.nih.gov/pubmed/17760498.

39. "Glycemic Index and Diabetes", American Diabetes Association, 2 de octubre de 2013. http://www.diabetes.org/food-and-fitness/food/what-can-i-eat/understanding- carbohydrates/glycemic-index-and-diabetes. html.

40. G. Radulian et al., "Metabolic Effects of Low Glycaemic Index Diets", Nutrition Journal 8, núm. 5 (2009). https://www.ncbi.nlm.nih.gov/pmc/articles/PMC2654909.

41. "Healthy Eaters: Ignore Glycemic Index. Clinical Trial Shows No Beneficial Effects on Key Measures of Heart Disease and Diabetes Risk", Johns Hopkins Medicine, 16 de diciembre de 2014.

42. K. L. Knutson, "Impact of Sleep and Sleep Loss on Glucose Homeostasis and Appetite Regulation", Sleep Medicine Clinic 2, núm. 2 (2007): 187-197. https://www.ncbi.nlm.nih.gov/pmc/articles/PMC2084401.

43. N. Goyal et al., "Non Diabetic and Stress Induced Hyperglycemia [SIH] in Orthopaedic Practice: What Do We Know So Far?", Journal of Clinical and Diagnostic Research 8, núm. 10 (2014): LH01-LH03. https://www.ncbi.nlm.nih.gov/pmc/articles/PMC4253199.

44. "390 Drugs That Can Affect Blood Glucose Levels", Diabetes in Control (2016). http://www.diabetesincontrol.com/drugs-that-can-affect-blood-glucose-levels.

45. "What Medicines Can Make Your Blood Sugar Spike?", WebMD (2017). http://www.webmd.com/diabetes /tc/medicines-that-can-raise-blood-sugar-as-a-side-effect-topic-overview.

46. "Drug-Induced Low Blood Sugar", MedlinePlus (2016). https:// medline plus.gov/ency/article/000310.htm.

47. A. Chiolero et al., "Consequences of Smoking for Body Weight, Body Fat Distribution, and Insulin Resistance", American Journal of Clinical Nutrition 87, núm. 4 (2008): 801-809. http://ajcn.nutrition.org/content/87/4/801.long.

48. D. Glick, "Women's Monthly Cycle Affects Blood Glucose Control, but Not Consistently", Diabetes Health, 15 de agosto de 2009. https://www.diabeteshealth.com/womens-monthly-cycle-affects-blood-glucose-control-but-not-consistently.

49. P. Kishore, "Hypoglycemia (Low Blood Sugar)", Merck Manual. http://www.merckmanuals.com/home/hormonal-and-metabolic-disorders/diabetes-mellitus-dm-and-disorders-of-blood-sugar-metabolism/hypoglycemia.

50. K. Chang, "Artificial Sweeteners May Disrupt Body's Blood Sugar Controls", New York Times, 17 de septiembre de 2014. http://well.blogs.nytimes.com/2014/09/17/artificial-sweeteners-may-disrupt-bodys-blood-sugar-controls/?_r=0.

51. "Glycemic Index Testing & Research", The University of Sydney. http://www.glycemicindex.com/testing_research.php.

52. J. W. Conn y L. H. Newburgh, "The Glycemic Response to Isoglucogenic Quantities of Protein and Carbohydrate", *Journal of Clinical Investigation* 15, núm. 6 (1936): 665-671. https://www.ncbi.nlm.nih.gov/pmc/articles/PMC424828.

Capítulo 7. El Proyecto de Nutrición Personalizada

1. K. M. Cunningham y N. W. Read, "The Effect of Incorporating Fat into Different Components of a Meal on Gastric Emptying and Postprandial Blood Glucose and Insulin Responses", *British Journal of Nutrition* 61, núm. 2 (1989): 285-290. https://www.ncbi.nlm.nih.gov/pubmed/2650735?dopt=Abstract.

2. "What Is Obesity?", *Medical News Today*, enero de 2016. http://www.medicalnewstoday.com/info/obesity/what-is-bmi.php.

3. L. Karan, "HbA1c Explained", Type 1 Diabetes Network (2010). http://t1dn.org.au/our-stuff/all-about-type-1-articles/hba1c-explained.

4. "Tests and Diagnosis", Mayo Clinic (2014). http://www.mayoclinic.org/diseases-conditions/diabetes/basics/tests-diagnosis/con-20033091.

5. S. Xiao *et al.*, "A Gut Microbiota–Targeted Dietary Intervention for Amelioration of Chronic Inflammation Underlying Metabolic Syndrome", *FEMS Microbiology Ecology* 87, núm. 2 (2014): 357-367. https://www.ncbi.nlm.nih.gov/pubmed/24117923?dopt=Abstract.

6. S. H. Duncan *et al.*, "Reduced Dietary Intake of Carbohydrates by Obese Subjects Results in Decreased Concentrations of Butyrate and Butyrate-Producing Bacteria in Feces", *Applied and Environmental Microbiology* 73, núm. 4 (2007): 1073-1078. https://www.ncbi.nlm.nih.gov/pubmed/17189447?dopt=Abstract.

7. V. K. Ridaura *et al.*, "Gut Microbiota from Twins Discordant for Obesity Modulate Metabolism in Mice", *Science* 341, núm. 6150 (2013). https://www.ncbi.nlm.nih.gov/pubmed/24009397?dopt=Abstract.

8. P. J. Turnbaugh *et al.*, "An Obesity-Associated Gut Microbiome with Increased Capacity for Energy Harvest", *Nature* 444, núm. 7122 (2006): 1027-1031. https://www.ncbi.nlm.nih.gov/pubmed/17183312?dopt= Abstract.

Capítulo 8. Cómo analizar tus índices de glucosa

1. J. Briffa. "Study Links Blood Sugar Imbalance with Increased Appetite", Dr. Briffa. 3 de septiembre de 2007. http://www.drbriffa.com/2007/09/03/study-links-blood-sugar-imbalance-with-increased- appetite.

2. M. R. Jospe *et al.*, "Adherence to Hunger Training Using Blood Glucose Monitoring: A Feasibility Study", *Nutrition & Metabolism* 12, núm. 22 (2015). https://www.ncbi.nlm.nih.gov/pmc/articles/PMC4465140.

Capítulo 9. Afina tu dieta personalizada

1. P. J. Turnbaugh *et al.*, "The Effect of Diet on the Human Gut Microbiome: A Metagenomic Analysis in Humanized Gnotobiotic Mice", *Science Translational Medicine* 1, núm. 6 (2009). https://www.ncbi.nlm.nih.gov/pmc/articles/PMC2894525.

2. "Fat, Sugar Cause Bacterial Changes that May Relate to Loss of Cognitive Function", Oregon State University, 22 de junio de 2015. http://oregonstate.edu/ua/ncs/archives/2015/jun/fat-sugar-cause-bacterial-changes-may-relate-loss-cognitive-function.

3. J. L. Sonnenburg y F. Bäckhed, "Diet-Microbiota Interactions as Moderators of Human Metabolism", *Nature* 535, núm. 7610 (2016): 56-64. http://www.nature.com/nature/journal/v535/n7610/full/nature18846.html.

4. N. Vordeades *et al.*, "Diet and the Development of the Human Intestinal Microbiome", *Frontiers in Microbiology* 5, núm. 494 (2014). https://www.ncbi.nlm.nih.gov/pmc/articles/PMC4170138.

5. S. M. Kuo, "The Interplay between Fiber and the Intestinal Microbiome in the Inflammatory Response", *Advances in Nutrition* 4 (2013): 16-28. http://advances.nutrition.org/content/4/1/16.full.

6. K. H. Courage, "Fiber-Famished Gut Microbes Linked to Poor Health", *Scientific American*, 23 de marzo de 2015. https://www.scientificamerican.com/article/fiber-famished-gut-microbes-linked-to-poor-health1.

Capítulo 11. La dieta del futuro

1. M. Boyle, "Nestlé Wants to Personalize Your Food", Bloomberg, 26 de junio de 2014. https://www.bloomberg.com/news/articles/2014-06-26/star-trek-inspires-nestles-food-nutrition-project.

2. S. C. Mukhopadhyay, "Wearable Sensors for Human Activity Monitoring: A Review", *IEEE Sensors Journal* 15, núm. 3 (2015): 1321-1330. http://www.dreamerindia.com/IEEE/IEEE2015/Wearable%20Sensors%20for%20Human%20Activity.pdf.

Agradecimientos

La dieta personalizada es la culminación de dos años de arduo trabajo. Traduce un gran conjunto de resultados y descubrimientos derivados de una agotadora investigación científica realizada en nuestros dos laboratorios, en un relato fácil de comprender para no especialistas. Aborda, además, el mismísimo fundamento de nuestras vidas: nuestra dieta, nuestra salud, el riesgo de obesidad o diabetes y muchas otras "enfermedades modernas", y las misteriosas bacterias que viven dentro de nosotros y con nosotros y que nos hacen ser quienes somos.

Agradecemos a nuestro agente, Alex Glass, por haber reconocido que la historia debía darse a conocer al público en general, y por introducirnos, ayudarnos y guiarnos a lo largo del proceso. Estamos en deuda con Eve Adamson, que ha pasado innumerables horas haciendo lluvia de ideas, escribiendo y editando con nosotros, intentando salvar la brecha entre la ciencia y el conocimiento común y conseguir así que este libro sea accesible para todos. No lo podríamos haber hecho sin ti. Agradecemos a nuestra casa editora, Grand Central Publishing, por creer en nosotros y llevar esta idea desde su estado más puro, paso a paso, por todo el trayecto de la creación de un libro. Estamos especialmente agradecidos con Sarah Pelz y Sheila Curry Oakes por sus brillantes aportaciones y ayuda en la edición del libro.

Damos las gracias al Instituto Weizmann de Ciencias por habernos dado toda la libertad académica para realizar investigaciones movidas únicamente por nuestra curiosidad y explorar lo desconocido de la manera que más interesante nos parece. Es este ambiente sin límites ni fronteras lo que otorga a un científico en computación y un inmunólogo la libertad de decidir estudiar la nutrición. La infraestructura de vanguardia y el apoyo de nuestro instituto nos permiten explorar nada menos que los secretos de la vida.

Estamos profundamente agradecidos con los muchos estudiantes, posdoctorantes, investigadores adjuntos, técnicos y otros miembros de los laboratorios de Segal y Elinav que desde distintas partes del mundo se han unido a este proyecto para estudiar la nutrición, el microbioma y cómo ambos interactúan con el cuerpo humano para potenciar la salud o el riesgo de enfermedad. Desde secretarias y estudiantes que trabajan algunas horas hasta personal encargado del autoclave o científicos de planta, todos son parte de nuestro equipo. Su creatividad, empuje, inteligencia, diligencia, motivación y sus esfuerzos incansables nos están impulsando en nuestra búsqueda para curar las enfermedades humanas. Es una suerte estar trabajando con un equipo tan talentoso como el que ustedes conforman. Los relatos de este libro también son de ustedes.

Yo quisiera agradecer a Eran Elinav por ser un colaborador y amigo tan cercano, y por simplemente estar ahí día y noche para responder consultas o dar consejos sobre asuntos pequeños y grandes. Las destrezas y conocimiento diferentes y complementarios que tú aportas complementan los míos, me dan una perspectiva fresca y diferente y ayudan a que el resultado sea mucho mejor, además de muy disfrutable el camino para llegar ahí. (Eran Segal.)

Yo quisiera agradecerle a mi cómplice, Eran Segal, por haber sido tanto tiempo pareja científica, colega y, algo no menos importante, amigo. Has tenido una formación diferente y hablas otra lengua científica, pero logras que nuestra interacción sea una experiencia intelectual y personal alegre y plena. (Eran Elinav.)

Los dos quisiéramos agradecer al profesor Eran Hornstein, tocayo nuestro y amigo mutuo, por haber reconocido nuestros intereses científicos en común y por presentarnos en una fría tarde de 2012 en New Haven; ése fue el comienzo de lo que sigue siendo una larga y fructífera asociación.

Y por último pero no menos importante, estamos profundamente agradecidos con nuestras amadas familias. Nuestros padres, Rachel y Yoffi Segal, y Rivka y Yankale Elinav; nuestras esposas, Keren Segal y Hila Elinav; y nuestros hijos, Shira, Yoav y Tamar Segal, y Shira, Omri e Ingal Elinav. Por muchos años los hemos visto muy poco, y durante la escritura de este libro menos aún, pero su amor, su compañerismo y su apoyo constante son nuestra mayor motivación (y de nuestro microbioma también). Keren: aunque alguna vez no le hice caso, finalmente entendí tu interés entusiasta de las últimas dos décadas y se ha vuelto una parte central de mi mundo. Agradezco eso, así como las interminables discusiones contigo sobre el tema y las recomendaciones que me has dado. Hila, tu sabiduría, sentido común, sano escepticismo y (como especialista en enfermedades infecciosas) tu infinito conocimiento sobre los microbios han sido para mí decisivos. Nunca dejaremos de discutir sobre el papel de los microbios y las excreciones humanas (sí, en la cena y enfrente de los niños) y de reírnos con eso. Keren e Hila, sin ustedes dos no habríamos podido hacer nada de esto.